新编 实用刮痧疗法

主 编

李 戈

编著者

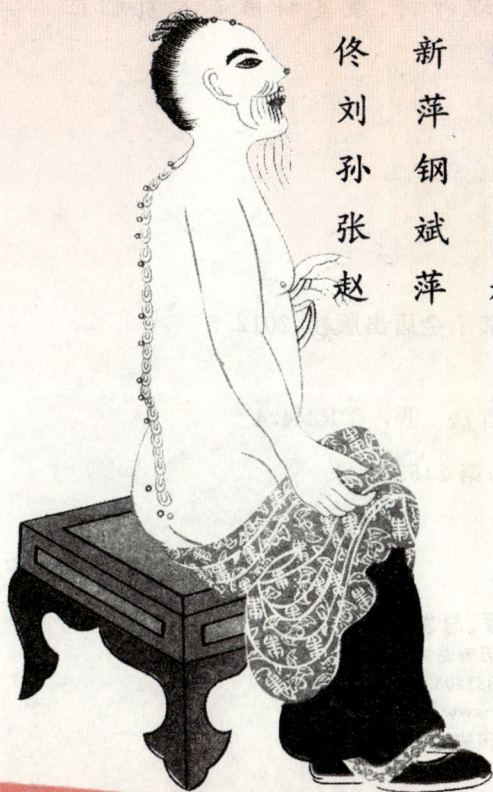

佟	新	张	拓	张 杰	白雅君
刘	萍	刘一江	夏 欣	韩艳艳
孙	钢	李 楠	刘志伟	孙学良
张	斌	李 涛	杨俊贤	邵佳锋
赵	萍	赵 漫	黄莉莉	田 野

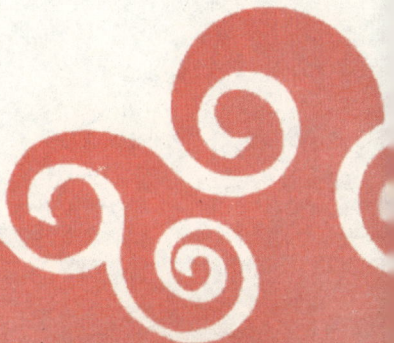

金盾出版社

内容提要

　　本书共分九章,简要介绍了刮痧疗法的基础知识,详细阐述了内科、外科、妇科、五官科、儿科及保健、美容美体刮痧的具体操作方法。书中配有350多幅穴位图和操作演示图,能让您轻轻松松学会刮痧。全书以科学性、实用性、可操作性、安全性为一体,既可供读者家庭用于保健美容、防病治病,也可供基层理疗科、康复科医务人员临证参考。

图书在版编目(CIP)数据

新编实用刮痧疗法/李戈主编. -- 北京 : 金盾出版社,2012.6
ISBN 978-7-5082-7298-6

Ⅰ.①新… Ⅱ.①李… Ⅲ.①刮搓疗法 Ⅳ.①R244.4

中国版本图书馆 CIP 数据核字(2011)第 245335 号

金盾出版社出版、总发行
北京太平路5号(地铁万寿路站往南)
邮政编码:100036　电话:68214039　83219215
传真:68276683　网址:www.jdcbs.cn
封面印刷:北京印刷一厂
正文印刷:北京燕华印刷厂
装订:北京燕华印刷厂
各地新华书店经销
开本:705×1000 1/16　印张:15.5　字数:187 千字
2012 年 6 月第 1 版第 1 次印刷
印数:1~6 000 册　定价:39.00 元

前　言

　　刮痧疗法是在古代"砭石"的基础上和劳动人民长期与疾病抗争的过程中发明的，又经医家不断研究、总结，并结合针灸、按摩疗法的原理演变、改进而发展起来的较为完善的一种物理刺激疗法。

　　刮痧疗法，源远流长。数千年来，一直在我国民间流传，最早见于战国时期的《扁鹊传》中。唐朝时期，人们就已运用苎麻刮治疾病。发展到明代，刮痧治病的记录更具体。到了清代，刮痧操作方法记载不仅更加详尽，如郭志邃在《痧胀玉衡》中就记载有各种痧证的辨证。在具体操作中提出："刮痧法，背脊颈骨上下，又胸前胁肋两背、肩、臂痧，用铜钱蘸香油刮之或用刮舌抿子蘸香油刮之；头额、腿上痧用棉纱线或麻线蘸香油刮之。"吴师机在《理瀹骈文》中也记载了刮痧的运用："阳痧腹痛，莫妙以瓷汤匙蘸香油刮脊，盖五脏之系，咸在于脊，刮之则邪气随降，病自松解。"著名医学家张景岳对刮痧曾有过这样的记述："余忽忆当年，曾得秘传刮痧法……于病者背心，轻轻向下刮之，以渐加重。良久，始见宽舒……遂大泻如倾，其痛遂减，幸而得活。"

　　随着现代医学在临床实践中遇到越来越多的与药物治疗作用并存的不良反应，世界卫生组织近年来不断地呼吁慎用药物，要求在医疗保健时力求"回归自然"、"返璞归真"，越来越多的人也意识到了非药物疗法的重要性，而且被越来越多的人们所接受。所以，刮痧疗法倍受人们的青睐，成为一种开展自我保健、家庭医疗的重要手段，并且逐渐发展成为一门独特的临床治疗保健学科。

　　刮痧疗法有广义和狭义之分，广义上有刮痧、撮痧、放痧、挑痧等；狭义上专指刮痧。其主要通过利用边缘光滑的工具，如动物角质、石片、瓷器、竹木片、硬币，或用手、麻线、棉线等蘸取润滑剂在施术部位体表反复刮拭，使皮下出现充血或瘀血的红、紫、黑色痧斑来达到治疗疾病和保健美容的目的。刮痧可以激发人体的经气，纠正体内阴阳失衡的状态，使人体内的正气得到充盛，起到扶正祛邪，邪去正安，增强抗病能力的作用。同时刮痧疗法具有疗效显著，操作简便，易学易用，经济安全等优点，很受基层医务人员和患者喜爱，适合于自我保健和慢性病的防治，更适合家庭应用。是一种值得大力推广和普及的绿色疗法、自然疗法。

由于本书涉及内容广泛，虽经全体编者反复修改，但由于水平和能力有限，难免有不妥之处，恳请广大读者多提宝贵意见。

李　戈

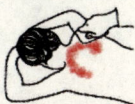

目 录

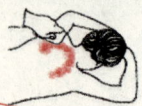

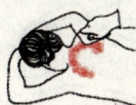

第三章 内科常见病刮痧治疗

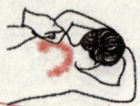

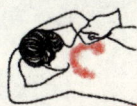

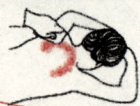

第九章　刮痧美容美体

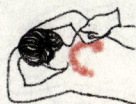

第一章 刮痧疗法基础知识

一、刮痧疗法的起源及发展

刮痧疗法是中医学的一部分，属外治法范畴，活跃于民间，发明于何朝何代不详，但确知它在春秋战国时期就已经很盛行。

刮痧治病的病历记录最早见于战国时期的《扁鹊传》中。唐朝时期人们就已运用苎麻来刮治疾病。刮痧发展到明代，刮痧治病的记录更详尽、更具体，《医学正传》中记载，"治痧证，或先用热水蘸搭臂膊而以苎麻刮之，甚者针刺十指出血，或以香油灯照视胸背，有红点处皆烙之"。古时又称刮痧疗法为"戛法"，古人注解说："戛，历刮也。"可见，戛就是刮的意思，即利用表面光滑的硬物作为工具，配合一定的介质，在人体表面特定部位如经络、穴位、疾病反应点等进行反复刮拭，以刮出"痧疹"从而达到防治疾病目的的一种自然疗法。到了清代，刮痧操作方法记载更加详尽，而且还有刮痧的运用及各种痧证的辨证。郭志邃在《痧胀玉衡》中就记载有各种痧证的辨证。

此外，刮痧疗法还见于《松峰说疫》、《串雅外编》、《七十二种痧证救治法》、《养生镜》、《验方新编》等书中。在这些论著中，介绍了刮痧治疗的不同施术方法，主要有刮痧、放痧、扯痧、焠痧、拍痧等。有些方法至今仍被广泛应用于临床实践并一直在民间流传，如灯火灸（焠痧疗法）治疗腮腺炎具有效果佳、疗程短、花钱少等优点。

17世纪至20世纪初，刮痧疗法不仅在民间广泛地流传和应用，而且开始为医学界不少名家所重视，使其治疗范围不断扩大，治疗方

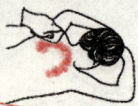

法不断改进和丰富。20世纪70年代,台湾中医学家吕季儒先生在前人的基础上,改进发展了刮痧疗法,并改良了刮痧工具,创造了"循经走穴刮痧健康法",并向世界推广了刮痧疗法。随后的张应勤女士又在此基础上创立了"全息经络刮痧法",她将现代的全息理论应用到传统的经络刮痧疗法上,扩展了刮痧疗法的内容,提高了疗效。

近几年来,以维护人的自然生理状态、无不良反应、操作简便且疗效显著的绿色疗法成为医学发展的主流。所以,刮痧疗法被推为首选,受到人们的青睐,成为一种开展自我保健、家庭医疗的治疗保健良法,并且逐步发展成为一门独特的临床保健治疗学科。

随着人民生活水平的提高,人们不仅仅是对疾病的治疗有了更高的要求,而且对于保健养生的要求也进一步地提高了。尤其是近些年来,人们对美容美体的要求更加迫切,随之出现的刮痧美容美体研究也逐渐深入。刮痧美容美体因为简便、安全、易于操作等特点,越来越成为了爱美人士的首选,刮痧保健也正在进一步向前不断地发展之中,并将越来越受到人们的欢迎和认可。

二、痧的现象及临床意义

(一)痧的现象

痧有两种含义:一是指痧疹的征象,即经过刮痧后,皮肤出现呈片状或散在人体不同部位的鲜红或紫红色的疹痧,红点如粟,突出皮肤,触之碍手。这是寄居络脉的病邪被排出体外的现象。二是痧证,又称痧气,痧证不是一种独立的疾病,而是许多疾病在发展过程中出现的共同证候。故有"百病皆可发痧"之说。痧,在人体中的表现形式分深层痧(隐形痧)和浅层痧(显形痧)。痧证的主要特点有两个:一是痧点,二是酸胀感。痧,可如实地反映某些病情,故往往有"有病

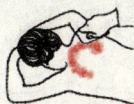

必有痧"之说。如病情重、病程长，则刮
出的痧呈青紫色、紫黑色；如病情轻、病
程短，则刮出的痧为淡红色斑点，像疹
粒散布在上面(图1-1)。

(二)痧的临床意义

痧证是一种现象，也是一种症状，
还是一类病的原因。刮拭后出现红色、
紫色、密密麻麻一片痧疹点就称为痧
证。痧证有急性期和慢性期之分。急
性发作属中医辨证的火证、热证，也是
实证、阳证，刮痧疗法一般认为属于泻

法。痧证是微循环障碍，新陈代谢产物堆积，经络瘀塞，血液瘀滞的
表现。大面积痧证急性发作期，按中医辨证属热证和火证，上火为病
因。由于大面积微循环障碍，可引起大量缺氧。

痧像是指治疗后病变部位的皮肤出现潮红、紫红或紫黑色瘀斑，
以及小点状紫红色的疹子。痧像可反映疾病的性质，疾病的轻重与
疾病的预后等情况。一般而言，出痧越多，病情越重，痧色鲜红呈点
状，像疹粒散布在上面，多为表证，病情轻、病程短，预后较好；刮出的
痧常呈暗红，青紫色，呈斑片状或瘀块状，多为里证；病情重、病程长，
则预后较差；痧色紫黑，多为寒证，多与寒湿之邪入侵人体有关；病程
较长，可见面色苍白、怕寒、口不渴、大便稀薄、小便清长等症状。在
刮痧过程中，若痧像颜色由暗变红，由斑块变成散点，由多变少，说明
病情在好转，治疗有效。

痧像可直观地反映病位，刮痧治疗时一般在病源之处可见痧像，
病位面积小，痧像少；病位面积大，痧像多；无病者或属减肥、美容及
保健刮痧者，多无明显痧像。

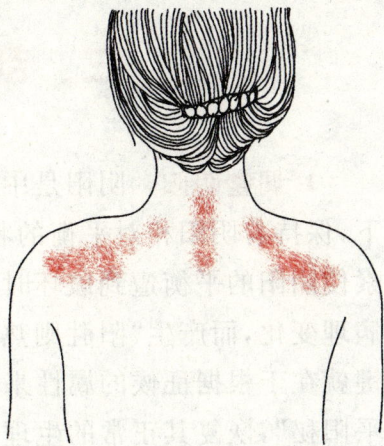

三、刮痧疗法的作用

1. 调整阴阳　阴阳是中医理论的基本核心。人体在正常的情况下,保持着阴阳相对平衡的状态。如果因七情、六淫及跌仆损伤等因素使阴阳的平衡遭到破坏时,就会导致"阴胜则阳病,阳胜则阴病"等病理变化,而产生"阳胜则热,阴胜则寒"等临床证候。刮痧治疗的关键就在于根据证候的属性来调节阴阳的偏胜偏衰,使机体转归于"阴平阳秘",恢复其正常的生理功能,从而达到治愈疾病的目的。

刮痧调和阴阳的作用,基本上是通过腧穴配伍和刮痧手法治疗来实现的。例如:病在经络、皮肉者属表,刮痧宜轻刮;病在脏腑、筋骨者属里,宜重刮。刮痧对阴阳平衡的调节呈双向性,如血压不稳者,经刮拭躯干、四肢腧穴后,偏低的血压可升高,偏高的血压亦可降低。

2. 活血化瘀通络　经络是气血运行的通道,人体肌肉、韧带、骨骼受到损伤时,在局部则产生瘀血,使经络气血流通不畅,如果瘀血不消,则出现"不通则痛"的现象。此时,若不及时治疗,或是治疗不彻底,损伤组织可形成不同程度的粘连、纤维化或瘢痕化,以致不断地发出有害的冲动,加重疼痛、压痛和肌肉收缩紧张,继而又可在周围组织引起继发性疼痛病灶,形成新陈代谢障碍。刮拭局部或相应的腧穴,可调节局部肌肉的收缩和舒张,使组织间压力得到调节,促进刮拭组织周围的血液循环,增加血流量,从而起到活血化瘀、祛瘀生新、通络止痛的作用。

3. 清热消肿　根据中医治法中"热则疾之"的原理,通过刮痧手法的刺激,使热邪疾出,以达清热之目的,使内部阳热之邪透达体表,最终排出体外,以清体内之郁热、肿毒。

4. 排除毒素、扶正祛邪　毒素是人体新陈代谢的废物和病理产

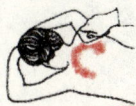

物,包括由痰湿所致的体表包块及风证,通过刮痧、挑痧、放痧等综合手法的治疗,刮治病变相应腧穴的皮肤,使之出现青、紫充血的痧痕,将滞于经络腧穴及相应组织、器官内的风、寒、痰、湿、瘀血、火热、脓毒等各种邪气,以痧的形式使体内邪气(细菌、病毒)透出体外。使局部组织形成高度充血,血管神经受到刺激使血管扩张,血流及淋巴液增快,吞噬作用及搬运力量加强,使体内废物、毒素加速排除,使腠理宣畅,痰热脓毒外泄,祛痰解痉,软坚散结。从而使组织细胞得到营养,血液得到净化,增强了全身抵抗力,可以减轻病势,促进康复。

5. 自体溶血　刮痧出痧的过程是一种血管扩张渐至毛细血管破裂,血流外溢,皮肤局部形成瘀血斑的现象,这种血凝块(出痧)不久之后即能消散,而起自体溶血作用,形成一种新的刺激素,能加强局部的新陈代谢,有消炎作用。自体溶血是一个延缓的良性弱刺激过程,它不但可以刺激免疫功能,使其得到调整,还可以通过向心性神经作用于大脑皮质,继续起到调节大脑的兴奋与抑制过程和内分泌系统的平衡,提高机体的应激能力和组织的修复能力。所以,通过刮痧疗法可提高机体消除异物的能力,增强免疫功能。

6. 信息调整　人体的各个脏器都有其特定的生物信息,当脏器发生病变时,有关的生物信息就会发生变化。通过各种刺激或各种能量传递的形式,作用于体表的特定部位,产生一定的生物信息,通过信息传递系统输入到有关脏器,对失常的生物信息加以调整,从而起到对病变脏器的调整作用。这样一来,用刮痧疗法在皮肤上一刮,就可以清楚地知道有没有病,病的位置、病情的严重性,都会准确地在体表呈现出来。

另外,当人体正气虚时,外邪易乘虚而入,通过补虚泻实之法刮拭相关腧穴部位,可使虚弱的脏腑功能得以增强,可与外邪相抵抗,使机体恢复正常状态。

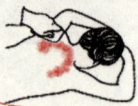

四、刮痧疗法的工具

(一)刮 痧 板

随着时代的发展,人们常用的刮痧工具也发生了很大的变化,从古代一些较常用的刮具,如石器、陶器、苎麻、小蚌壳、硬币、木器板、棉纱线、头发等,发展到现在人们常用的刮痧板。

刮痧板是刮痧的主要器具。目前市面上的刮痧板形状有矩形、匙形、鱼形和多棱形,适用于人体各部位的刮拭,以及集多种功能的刮痧梳。其中有水牛角制品,也有玉制品。水牛角质地坚韧,光滑耐用,药源丰富,加工简便,具有发散行气、清热解毒、活血化瘀的作用。玉则性味甘平,入肺经,润心肺,清肺热。

图1-2所示为水牛角刮痧板,形状为长方形,长10厘米,宽6厘米,厚的一边为0.5厘米,薄的一边为0.2厘米。其边缘光滑、四角钝圆,宽侧的一边呈凹形。

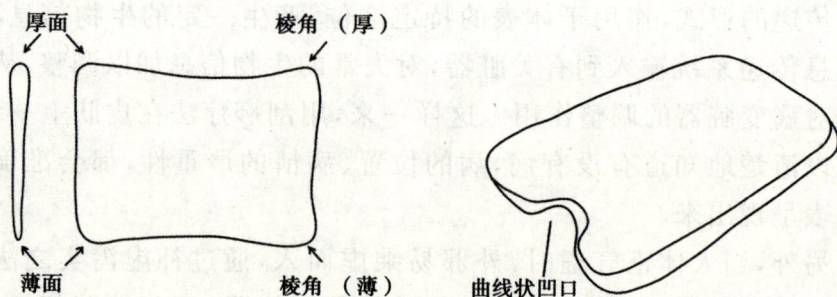

厚面　　　　棱角（厚）

薄面　　　　棱角（薄）　　　曲线状凹口

〰〰〰图1-2　水牛角刮痧板〰〰〰

刮痧板的薄面用于人体平坦部位的治疗刮痧,凹陷的厚面用于保健刮痧。半凹陷的一侧,用于刮按脊柱部位,四肢的手指、足趾等

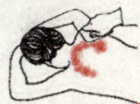

部位。钝圆的四角则用于按压经脉、穴位、痛敏感点等部位。

水牛角和玉制品的刮痧扳,刮拭完毕可用肥皂水洗净擦干或以酒精擦拭消毒。为防交叉感染,最好固定专人专板使用。水牛角刮板如长时间置于潮湿之地,或浸泡在水中,或长时间暴露于干燥的空气中,均可发生裂纹,影响其使用寿命。因此,刮板洗净后应立即擦干,最好放在塑料袋或皮套内保存。玉质板在保存时要避免磕碰,以防弄碎。

(二)刮痧介质

刮痧时,为了避免皮肤损伤,并且减少刮痧的阻力,增强刮痧的疗效,一般会在操作前,给刮痧部位涂上一层介质。常用的刮痧介质有以下几种。

1. 水剂　以凉开水或温开水作为刮痧介质,热证用凉开水,寒证用温开水。

2. 刮痧油　指专门配制的,用于刮痧的油剂。一般由芳香药物的挥发油与植物油经提炼浓缩而成,具有祛风除湿、行气开窍、止痛等作用。刮痧油也可以用红花油和紫草油代替。

3. 刮痧活血剂　多由血竭、白芷、红花、麝香、穿山甲等经提炼浓缩配制而成。具有活血化瘀,促进血液循环,扩张毛细血管,通经活络,止痛,促进出痧等作用。

4. 植物油　香油、菜油、色拉油、大豆油、花生油、橄榄油等均可作为刮痧介质,起润滑健肤的作用。

五、刮痧板的应用及操作方法

(一)刮痧板的应用

1. 持板法　操作时一手横握刮痧板,刮板一底边横靠手心部位,

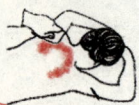

拇指与另四指分别置于刮板两侧,手指弯曲,做到手感自如,用力适中,运板灵活(图1-3)。

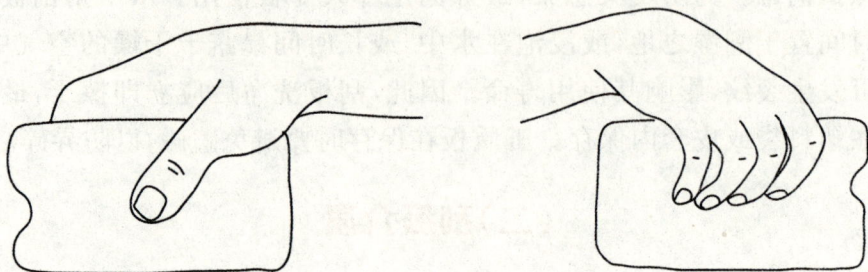

〰️〰️图1-3 持板法〰️〰️

2.刮拭角度 刮痧板与刮拭方向保持45°～90°进行刮痧。用力要均匀,由上而下或由中线向两侧刮拭。治疗病症时用刮板薄的一侧刮拭,保健强身时用其厚的一侧刮拭(图1-4)。

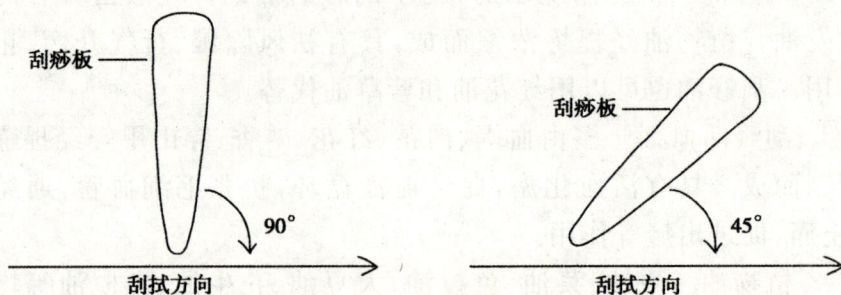

刮痧板

90°

刮拭方向

刮痧板

45°

刮拭方向

〰️〰️图1-4 刮拭角度〰️〰️

(二)刮痧板的操作方法

1.刮拭方法 一手持刮痧板,蘸上刮痧油,在施术部位按一定方向刮拭,直至皮下呈现痧痕为止。刮拭时手腕要用力,且力度应均匀,同时要根据病情和病人的反应,随时调整刮拭力度,轻而不浮,重而不滞,以患者能耐受为度。

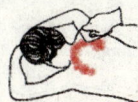

2. 基本手法

（1）按揉法：用刮板角部与皮肤呈 20°倾斜按压在穴位上，做柔和的旋转运动。刮板角平面始终不可离开所接触的皮肤，速度较慢，用力平稳，按揉力度应深透至皮下组织或肌肉，以患者有明显的酸、麻、胀、痛感为宜。该法适用于对脏腑有调节和强壮作用的穴位（图 1-5）。

（2）角刮法：用刮板角部着力于病灶点或穴位上，由上而下刮拭，使之产生持续均匀的压力作用于经络、穴位及病灶点，刮板面与刮拭皮肤呈 45°倾斜。该法适用于人体较小面积的刮拭，或体表沟、窝、凹陷处的刮拭（图 1-6）。

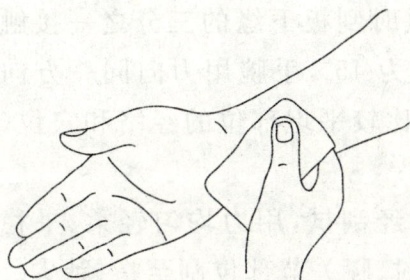

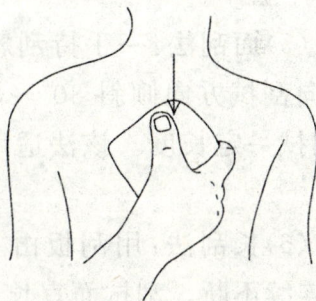

✕✕✕✕图 1-5　按揉法✕✕✕✕　　　✕✕✕✕图 1-6　角刮法✕✕✕✕

（3）点按法：以刮板的棱角着力于施治穴位或部位，用力按压深层组织的手法。刮板角与穴位呈 90°垂直，本法刺激较强，由轻到重，逐渐加力按压，片刻后迅速抬起，使肌肉复原，多次重复，使患者产生强烈的酸、麻、胀、痛感为度，手法连贯。该法适用于人体骨骼凹陷处和无骨骼的软组织部位（图 1-7）。

（4）拍打法：拍打前应在拍打部位涂上润滑油，然后以单手紧握刮板一端，在腕关节自然屈伸的带动下，一起一落有节奏地拍打体表部位的经穴。该法适用于人体肩背部、腰部及四肢，特别是肘窝和腘窝处，可治疗四肢疼痛、麻木和心、肺疾病。着力大小应均匀、

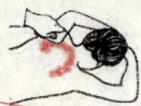
适中,切忌不可忽快忽慢。操作时不宜用暴力,小儿及年老体弱者慎用(图1-8)。

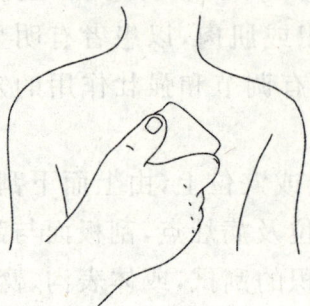

✕✕✕✕图1-7　点按法✕✕✕✕

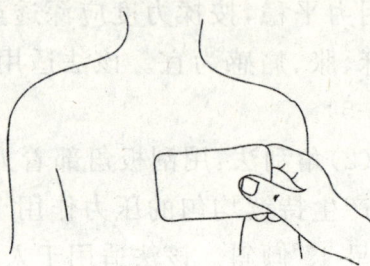

✕✕✕✕图1-8　拍打法✕✕✕✕

(5)面刮法:一手持刮痧板,刮拭时刮板下缘的三分之一接触皮肤,向刮拭方向倾斜30°～60°,一般为45°,手腕用力向同一方向多次刮拭一定长度。该法适用于人体比较平坦部位的经络和穴位(图1-9)。

(6)长刮法:用刮板由上而下循经刮拭,用力均匀轻柔、平稳和缓、连续不断。刮拭面宜长,一般从肘、膝关节部位刮至指、趾尖。该法适用于对经络进行整体调理的刮痧治疗和放松肌肉、消除疲劳的保健刮痧(图1-10)。

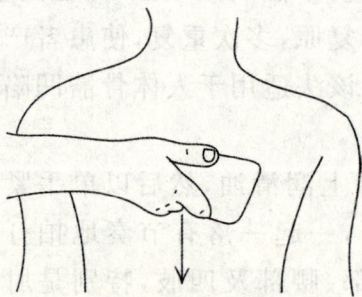

✕✕✕✕图1-9　面刮法✕✕✕✕

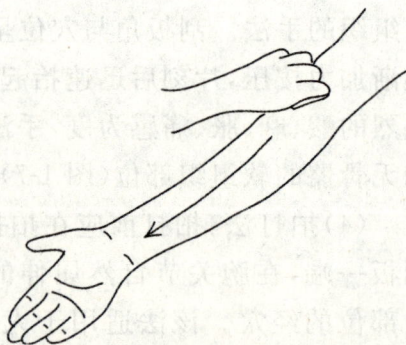

✕✕✕✕图1-10　长刮法✕✕✕✕

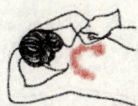

(7)厉刮法:用刮板角与皮肤呈 90°垂直刮拭,刮板始终不可离开皮肤,着力需均匀,用力轻而适中,来回往返刮拭较短长度(约 1 寸)。该法适用于头部全息穴区(图 1-11)。

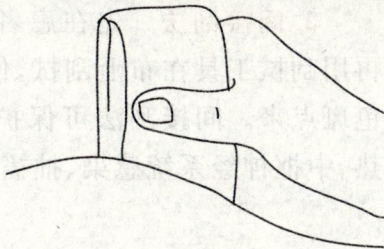

✕✕✕✕图 1-11   厉刮法✕✕✕✕

六、刮痧疗法的种类

按照操作者所用刮具的不同,刮痧方法可分为刮痧法(用刮具)、撮痧法(用手指)、放痧法(用针具)和挑痧法(用针具)。应根据病情选用相应的刮痧方法,以达到最佳刮痧治疗效果。

(一)刮 痧 法

刮痧法是用刮痧器具蘸取刮痧介质后在患者体表的特定部位反复刮拭,使皮肤出现"痧痕"的一种操作方法,其在刮痧疗法中最为常用。操作时要按顺序进行刮拭,刮拭时用力要均匀,一般采用腕部力量,同时要根据患者的反应随时调整刮拭的力量以达到预期的治疗效果。根据临床应用不同,分为直接刮法和间接刮法两种。

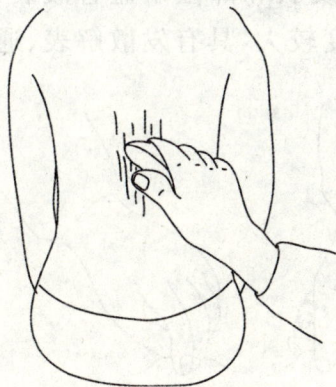

✕✕✕✕图 1-12   直接刮法✕✕✕✕

1. 直接刮法   患者取坐位或俯伏位,施术者用热毛巾擦洗患者被刮部位的皮肤,刮板蘸取刮痧介质。然后持刮痧工具作用于人体一定部位的皮肤上,通过直接刮拭人体皮肤,使皮肤发红、发紫,出现痧痕。该法多用于体质比较强壮、痛症属于实盛的患者(图 1-12)。

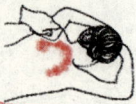

2. 间接刮法 先在患者将要刮拭的部位铺盖毛巾或薄布,然后再用刮拭工具在布上刮拭,使局部皮肤发红、发紫、充血,呈现出紫红色斑点来。间接刮法可保护皮肤,适用于儿童、年老体弱者,以及高热、中枢神经系统感染、抽搐、某些皮肤病的患者(图1-13)。

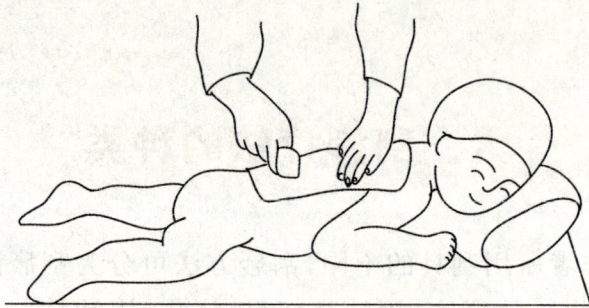

✕✕✕✕图 1-13 间接刮法✕✕✕✕

(二)撮 痧 法

撮痧法是指施术者用手指代替刮具,在患者体表的一定部位,用手指扯、挟、挤、抓,直至出现红紫痧痕为止的一种方法。根据不同的指法和力度可分为扯痧法、挟痧法、挤痧法和抓痧法。

1. 扯痧法 用食指、拇指提扯患者的皮肤和一定的部位,做上下或旋转的动作,如此进行3~5次,使表浅的皮肤和部位小血管破裂,进而出现紫红色或暗红色的痧点。此法力度较大,具有发散解表、通经疏郁的功效,力度以患者能忍受为度。扯痧法多用于头部、颈项、背部、面部的太阳穴和印堂穴(图1-14)。

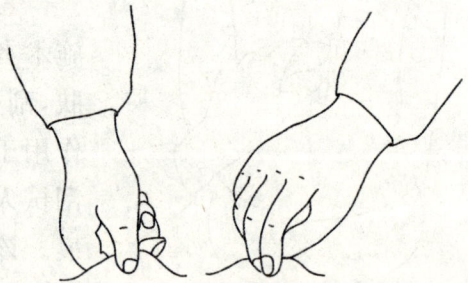

2. 挟痧法 施术者五指屈曲,用食、中指的第二指节对准挟痧部位,把皮肤与肌肉挟起,然后松开,这样一挟一放,反复进行,

✕✕✕✕图 1-14 扯痧法✕✕✕✕

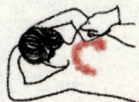

并连连发出"叭叭"声响。在同一部位可连续操作 6～7 遍,这时被挟起的部位就会出现痧痕。由于揪的作用对皮肤有较强的牵引力,所以常引起局部或全身反应,使施术部位的皮肤潮红,且稍有疼痛感,但痧被揪出,局部出痧血后,患者就会感到周身舒展。挟痧法多选择在腧穴上,适用于皮肤张力不大的头部及腹、颈、肩、背等处。具有通经活络、活血止痛、调和阴阳、引血下行的功效(图 1-15)。

3. 挤痧法 施术者用两手食、拇指或单手食、拇两指,在治疗部位用力挤压,连续操作 3～5 次,直到挤出一块块或一小排紫红痧斑为止。挤痧法多选用体表各个腧穴操作,一般用于头额部位(图 1-16)。

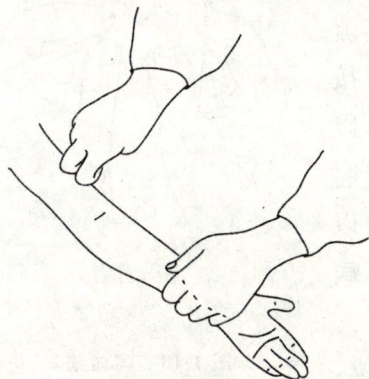

❂❂❂❂图 1-15 挟痧法❂❂❂❂

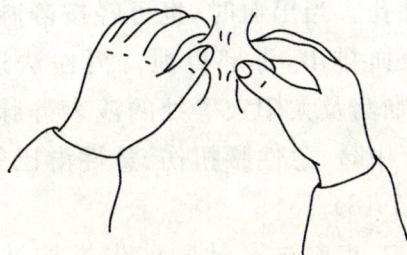

❂❂❂❂图 1-16 挤痧法❂❂❂❂

4. 抓痧法 施术者以拇指、食指和中指三指对抗用力,在患者抓痧部位体表游走,交替、反复、持续、均匀地提起施治的部位或穴位。被着力的局部在手指的不断对合转动下提夹,以手指的自然滑动,使皮肉随手指滑行移动,至出现痧痕为止。抓痧法具有疏通经络、健脾和胃、调和气血、行气活血之功效(图 1-17)。

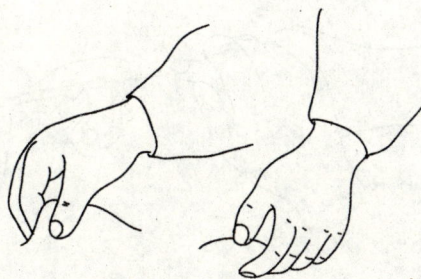

❂❂❂❂图 1-17 抓痧法❂❂❂❂

（三）放 痧 法

放痧法又称刺络疗法,本法刺激性强,多用于重症急救。该法具有清泻痧毒、通脉开窍、急救复苏等功效,主要用于四肢末端穴位、口腔内穴位、五官部位的部分穴位,以及一些不能施以刮痧法的部位,或是为了增强效果而配合使用。放痧法分为泻血法和点刺法两种。

1. 泻血法 常规消毒,左手拇指压在被刺部位的下端,上端用橡皮管扎紧,右手持三棱针对准被刺部位的静脉,迅速刺入静脉中 1.5～3 毫米深,然后出针,使其流出少量血液,出血停止后,用消毒干棉球按压针孔。当出血时,也可轻按静脉上端,以助瘀血排出,毒邪得泄。泻血法适用于肘窝、腘窝及太阳穴等处的浅表静脉,可用以治疗中暑、急性腰扭伤、急性淋巴管炎等病（图1-18）。

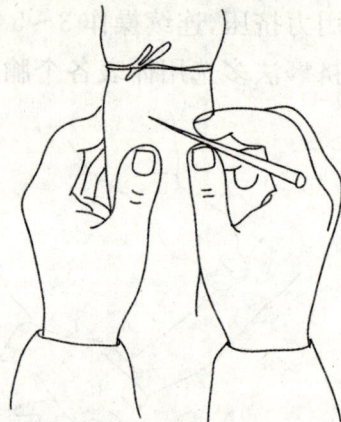

××××图 1-18 泻血法××××

2. 点刺法 针刺前先推按被刺部位,使血液积聚于针刺部位,经常规消毒后,左手拇、食、中三指夹紧被刺部位或穴位的皮肉,右手持针,对准穴位迅速刺入 2～5 毫米深,随即将针退出,轻轻挤压针孔周围,使少量出血,然后用消毒干棉球按压针孔。点刺法多用于手指或足趾末端穴位,如十宣、十二井穴和头面部的太阳、印堂、攒竹、上星等穴（图1-19）。

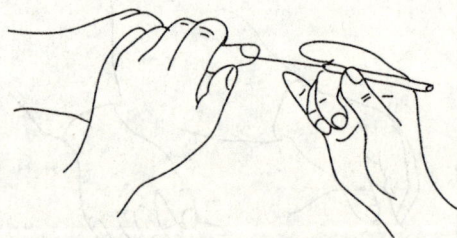

××××图 1-19 点刺法××××

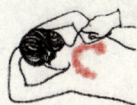

(四)挑痧法

挑痧法是用针具在人体体表的一定部位或穴位上刺入皮下,挑断纤维丝或挤出点滴瘀血治疗疾病的方法。该法主要用于头、颈、胸、腰、背和四肢等处,可治疗暗痧、宿痧、郁痧、闷痧等病症。

先用酒精棉球消毒挑刺部位,用左手捏起挑刺部位的皮肉,右手持三棱针,最好是对准皮下有青筋的部位,将针横向刺入皮肤,挑破皮肤 0.2～0.3 厘米后,再深入皮下,挑断皮下白色纤维组织或青筋,有白色纤维组织的部位挑尽为止。如果有青筋,就要挑 3 下,同时要用双手挤出暗紫色的瘀血。施术后,一定要注意用碘酊消毒,覆盖无菌纱布,并用胶布固定(图 1-20)。

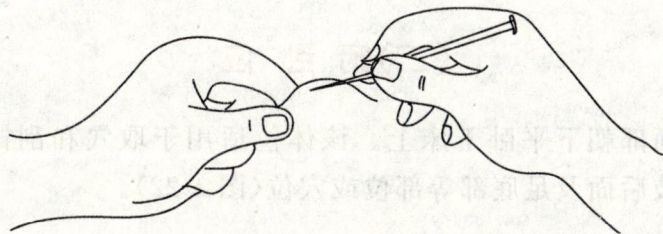

××××图 1-20 挑痧法××××

七、刮痧时常用的体位

刮痧和针灸、拔罐等疗法一样也必须根据治疗需要选择合适的体位,以便使病人在治疗过程中舒适、安全,并便于术者操作,提高治疗效果。另外,还应根据患者的年龄、体质等情况综合考虑。一般老年人、体弱久病者、小儿、妇女等或初次接受刮痧治疗者,应首选仰卧位治疗。

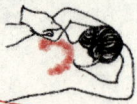

（一）仰 卧 位

患者面部朝上，平卧于床上，暴露腹部及上肢内侧部。该体位适用于取穴和刮拭头部、胸部、腹部和上肢内侧、前侧，下肢前侧及外侧等部位或穴位（图1-21）。

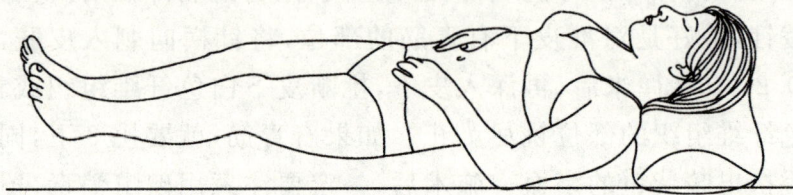

✕✕✕✕图 1-21　仰卧位✕✕✕✕

（二）俯 卧 位

患者面部朝下平卧于床上。该体位适用于取穴和刮拭背部、腰骶部和下肢后面及足底部等部位或穴位（图1-22）。

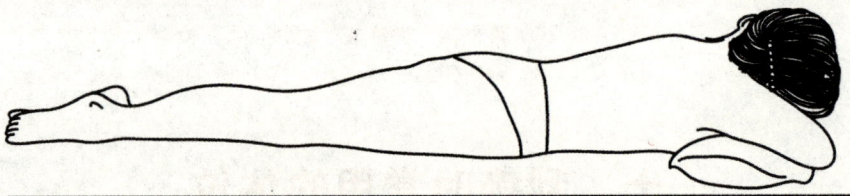

✕✕✕✕图 1-22　俯卧位✕✕✕✕

（三）侧 卧 位

患者侧卧于床上，两膝微微弯曲，双上肢屈曲放于身体的前侧。该体位适用于取穴和刮拭一侧的面部、肩胛部、四肢的外侧部和胸部肋间隙、背部肋间隙及身体侧面穴位（图1-23）。

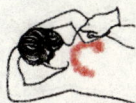

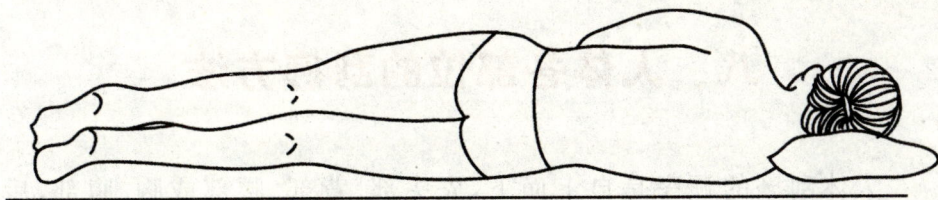

（四）俯伏坐位

患者俯伏而坐，暴露后背及项部。该体位适用于取穴，刮拭脊柱两侧、头颈的后面、肩胛部、背部、腰骶部及臀部等部位或穴位，是进行检查脊柱两侧的体位（图 1-24）。

（五）仰靠坐位

患者仰首靠坐于椅子上，暴露下颌缘以下、喉骨等部位。该体位适用于取穴和刮拭头面部、颈前及喉骨两旁、胸部肋骨间隙等部位或穴位（图 1-25）。

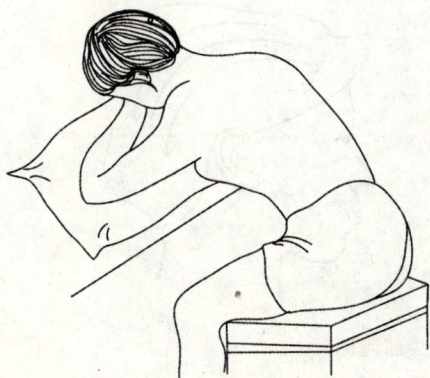

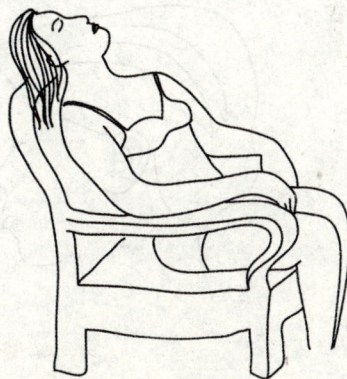

✕✕✕✕图 1-24　俯伏坐位✕✕✕✕　　　✕✕✕✕图 1-25　仰靠坐位✕✕✕✕

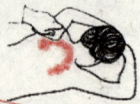

八、人体各部位的刮痧方法

人体刮痧的顺序是自上而下，先头部、背部、腰部或胸、腹部，后四肢。背部、腰部及胸、腹部可根据病情决定刮拭的先后顺序。每个部位一般先刮阳经，后刮阴经，先刮拭身体左侧，后刮拭身体右侧。

（一）头部刮痧法

【功　效】刮拭头部具有改善头部血液循环、疏通全身阳气的功效。经常刮拭头部可以预防和治疗脑栓塞、脑血管意外后遗症、头痛、眩晕、神经衰弱、记忆力衰退、感冒、脱发、高血压等疾病。

【刮拭方法】头部有头发覆盖，刮拭前不需涂润滑油，采用平补平泻法刮拭。为了增强效果，可用刮板薄面边缘、棱角或梳状刮板刮拭，每个部位刮拭约 30 次，刮至头皮有发热感为止。

（1）刮拭头部两侧：从头部两侧太阳穴开始至风池穴，经过的穴位有头维、颔厌、悬颅、悬厘、率谷、天冲、浮白、脑空等（图 1-26）。

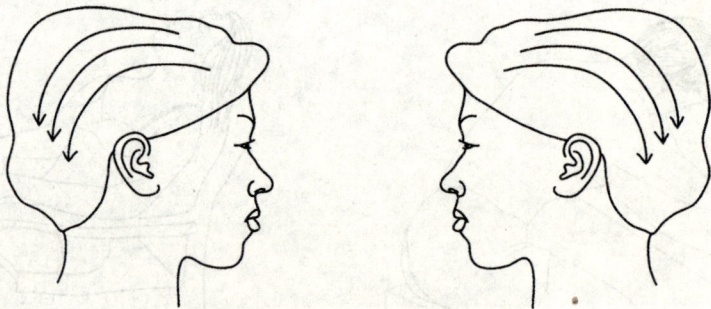

◇◇◇◇图 1-26　刮拭头部两侧◇◇◇◇

（2）刮拭前头部：从百会穴开始至前发际，经过的穴位有前顶、通天、囟会、上星、神庭、承光、五处、曲差、正营、头临泣等（图 1-27）。

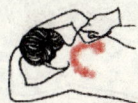

(3)刮拭后头部:从百会穴开始到后发际,经过的穴位有后顶、络却、强间、脑户、玉枕、脑空、风府、哑门、天柱等(图1-28)。

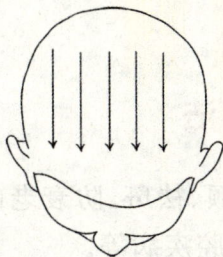

⋉⋉⋉⋉图 1-27 刮拭前头部⋉⋉⋉⋉   ⋉⋉⋉⋉图 1-28 刮拭后头部⋉⋉⋉⋉

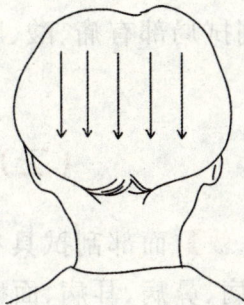

(4)刮拭全头部:以百会穴为中心呈放射状的方向向全头部刮拭。经过全头穴位和运动区、感觉区、言语区、晕听区、视区、胃区、胸腔区、生殖区等(图1-29)。

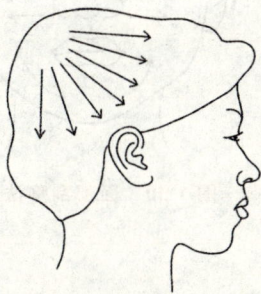

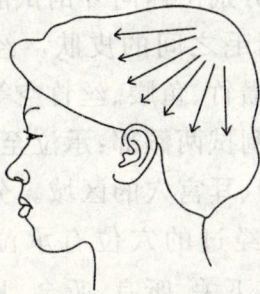

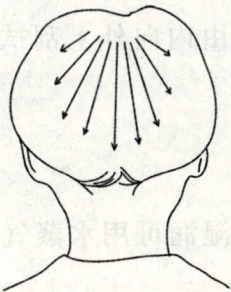

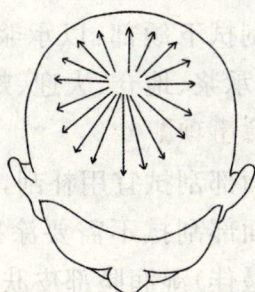

⋉⋉⋉⋉图 1-29 刮拭全头部⋉⋉⋉⋉

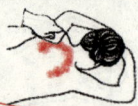

【注意事项】

（1）刮拭时，施术者一手持刮板，另一手应扶住患者头部，保持头部刮拭时的稳定。

（2）若刮拭局部有痛、酸、胀、麻等感觉，是正常现象，坚持刮拭即可消失。

（二）面部刮痧法

【功　　效】面部刮拭具有美容、养颜、祛斑、防衰老的功效。可用于治疗眼病、鼻病、耳病、面瘫、痤疮、口腔疾病等。

【刮拭方法】根据肌肉的走向，从眼、鼻、口的中线向面部两侧刮拭，手法宜轻柔缓慢，切勿用重力大面积刮拭（图1-30）。

（1）刮拭前额部：前额由正中线分开，两侧分别由内向外刮拭前额包括前发际与眉毛之间的皮肤。经过的穴位有印堂、攒竹、鱼腰、丝竹空等。

（2）刮拭两颧部：承泣至巨髎穴，迎香至耳门、耳宫穴的区域。分别由内向外刮拭，经过的穴位有承泣、四白、颧髎、巨髎、下关、听宫、听会、耳门等。

×××图1-30　面部刮痧法×××

（3）刮拭下颌部：以承浆穴为中心，分别由内向外上刮拭。经过的穴位有承浆、地仓、大迎、颊车等。

【注意事项】

（1）面部刮拭宜用补刮，禁用泻刮。

（2）面部刮拭不需要涂抹活血油。若需湿润可用水蒸气或清水（以温热最佳）湿润脸部皮肤。

（3）面部刮拭宜用刮板棱角或前缘1/3的部位刮拭，便于掌握刮

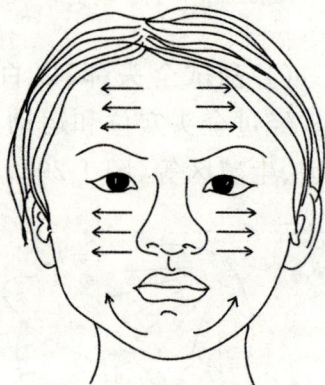

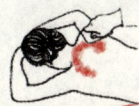

拭部位而不损伤皮肤。

(4)面部刮拭以疏通经络、促进血液循环为主,不必出痧。

(5)面部刮痧采用时间短、力量轻而次数多,即一天数次的刮拭方法。

(三)颈部刮痧法

【功　　效】刮拭颈部可治疗颈、项病变如颈椎病,还可治疗头脑、眼睛、咽喉等病症,如感冒、头痛、咽炎、近视等。

【刮拭方法】可刮拭颈部正中线和两侧(图1-31)。

(1)刮拭颈部正中线(督脉颈部循行部分),从哑门穴开始至大椎穴。

(2)刮拭颈部两侧到肩上,从风池穴开始至肩井、巨骨穴。经过的穴位包括肩中俞、肩外俞、天髎、秉风等。

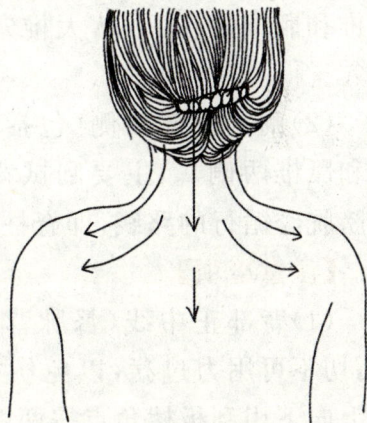

【注意事项】

(1)颈部正中线(督脉颈部循行部分)刮痧时尤其在第七颈椎大椎穴处,用补法刮拭,用力切不可过重,手法要轻柔。如患者颈椎棘突突出,也可用刮板棱角点按在两棘突之间刮拭。

✕✕✕✕图1-31　颈部刮痧法✕✕✕✕

(2)刮拭颈部两侧到肩上时,一般应尽量拉长刮拭,即从风池穴一直刮到肩井穴附近,中途不可停顿。由于颈部到肩上的肌肉比较丰富,一般用平补平泻手法较多,即用力重、频率慢的手法。

(四)背部刮痧法

【功　　效】刮拭背部可以治疗五脏六腑的病症,如刮拭肺俞穴

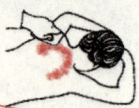

可治疗肺疾病,如咳嗽、支气管哮喘、肺气肿等;刮拭心俞穴可治疗心脏疾病,如冠心病、心律失常、心绞痛、心肌梗死等。

【刮拭方法】刮拭方向一般为由上而下,通常先刮后背正中线的督脉,再刮两侧的膀胱经和夹脊穴(图1-32)。

(1)刮拭背部正中线(督脉胸椎、腰椎和骶椎部位)。从大椎穴刮至长强穴。

(2)刮拭背部两侧(包括胸椎、腰椎和骶椎两侧)。主要刮拭背部足太阳膀胱经循行的路线,即脊柱旁开1.5寸和3寸的位置。

×××× 图1-32 背部刮痧法 ××××

【注意事项】

(1)背部正中线(督脉背部循行部分)刮拭时用补法,手法应轻柔,切不可用力过猛,以免伤害脊椎。身体瘦弱脊椎棘突突出者,可由上向下用刮板棱角点按两棘突之间刮拭。

(2)背部两侧刮拭可视病人体质、病情用泻法刮或平补平泻的刮法,用力均匀,尽量拉长刮拭。

(3)背部刮痧不但可以治病而且可以诊断疾病。如刮拭背部在心俞穴部位出现明显压痛,或出现大量痧斑,即表示心脏有病变或预示心脏即将出现问题。

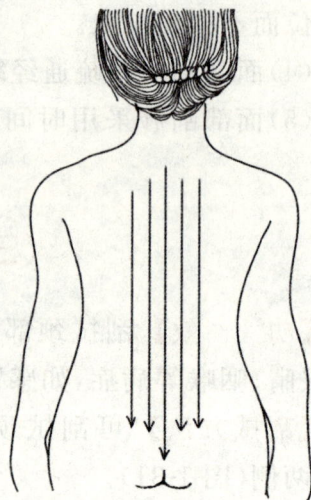

(五)胸部刮痧法

【功　效】胸部刮痧可用于预防和治疗妇女乳腺小叶增生、乳腺炎、乳腺癌等,还可治疗心、肺疾病,如冠心病、心绞痛、心律失常、慢性支气管炎、支气管哮喘、肺气肿等。

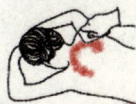

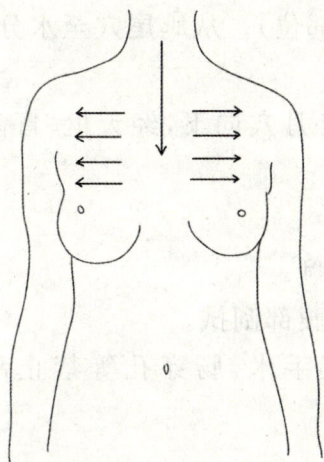

◇◇◇◇图 1-33 胸部刮痧法◇◇◇◇

【刮拭方法】胸部正中线任脉天突穴到膻中穴,应用刮板角部由上而下刮拭;胸部两侧应向左右(先左后右)用刮板整个边缘由内而外沿肋骨走向刮拭;中府穴应用刮板角部由上而下刮拭(图 1-33)。

(1)刮拭胸部正中线(任脉胸部循行部分)。从天突穴经膻中至鸠尾穴,从上向下刮。

(2)刮拭胸部两侧。从正中线由内向外刮拭。

【注意事项】

(1)刮拭胸部正中线时应用力轻柔,不可用力过大。

(2)胸部两侧刮拭一般用平补平泻或补法。对于久病、体弱、胸部肌肉瘦削的患者,刮拭时可用刮板棱角沿着两肋间隙之间刮拭。

(3)妇女乳头处禁刮。

(六)腹部刮痧法

【功　　效】刮拭腹部主治肝胆、脾胃、肾与膀胱、大肠、小肠的病变,如慢性肝炎、胆囊炎、胃与十二指肠溃疡、胃痛、呕吐、消化不良、慢性肾炎、前列腺炎、便秘、泄泻、月经不调、卵巢囊肿、更年期综合征等。

【刮拭方法】由上而下刮拭,用刮板一边三分之一边缘,从左侧依次排刮至右侧,有内脏下垂的患者应由下而上刮拭(图 1-34)。

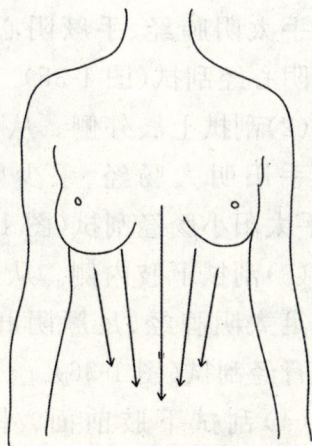

◇◇◇◇图 1-34 腹部刮痧法◇◇◇◇

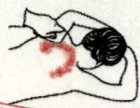

（1）刮拭腹部正中线（腹部任脉循行部位）。从鸠尾穴至水分穴，从阴交穴至曲骨穴。

（2）刮拭腹部两侧。从幽门、不容、日月穴向下，经天枢、肓俞至气冲、横骨穴。

【注意事项】

（1）脐中即神阙穴禁止涂刮痧油和刮痧。

（2）空腹或饭后半个小时以内禁止在腹部刮拭。

（3）肝硬化腹水、胃出血、腹部新近手术、肠穿孔等禁止刮拭腹部。

（七）四肢刮痧法

【功　　效】 四肢刮拭可治疗全身病症，如手太阴肺经主治肺脏病症，足阳明胃经主治消化系统病症等。四肢肘、膝以下穴位可治疗全身疾病。

【刮拭方法】 由近端向远端刮拭，下肢静脉曲张及下肢水肿患者，应从肢体末端向近端刮拭，关节骨骼凸起部位应顺势减轻力度。

（1）刮拭上肢内侧。从上向下经过手太阴肺经、手厥阴心包经、手少阴心经刮拭（图1-35）。

（2）刮拭上肢外侧。从上向下经过手阳明大肠经、手少阳三焦经、手太阳小肠经刮拭（图1-35）。

（3）刮拭下肢内侧。从上向下经过足太阴脾经、足厥阴肝经、足少阴肾经刮拭（图1-36）。

（4）刮拭下肢前面、外侧、后面。从上向下经过足阳明胃经、足

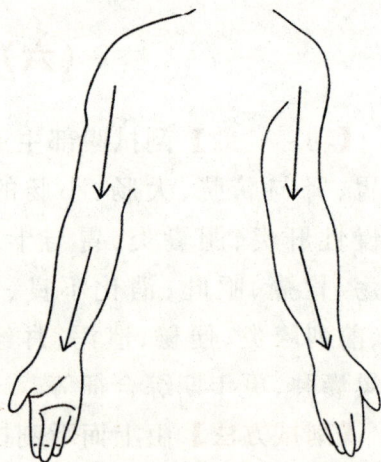

（1）刮拭上肢内侧　　（2）刮拭上肢外侧
图1-35　刮拭上肢

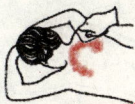

少阳胆经、足太阳膀胱经刮拭(图1-36)。

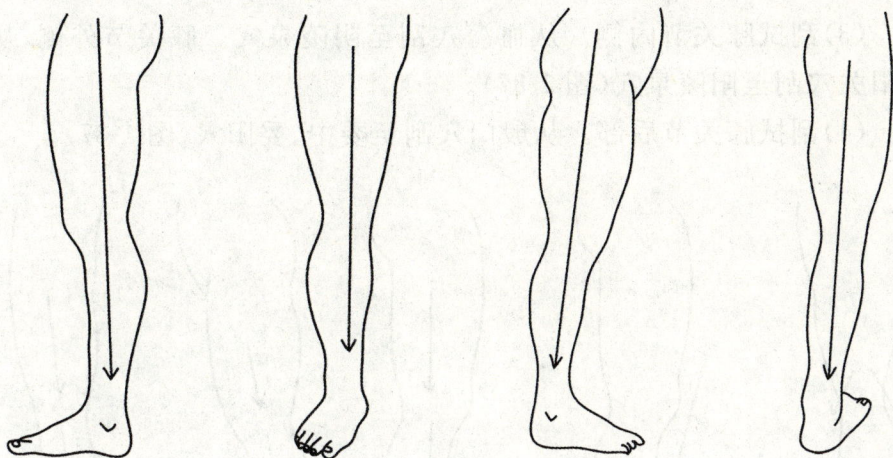

(1)刮拭下肢内侧　　(2)刮拭下肢前面　　(3)刮拭下肢外侧　　(4)刮拭下肢后面

✕✕✕✕ 1-36　刮拭下肢 ✕✕✕✕

【注意事项】

(1)四肢刮拭应尽量拉长,遇到关节部位不可强力重刮。

(2)下肢静脉曲张、水肿患者,刮痧时应从下向上刮拭。

(3)四肢有急性骨关节创伤、挫伤的部位,不宜刮痧。

(4)四肢皮下有不明原因的包块、感染病灶、皮肤溃破、痣瘤等处,应避开刮拭。

(八)膝关节刮痧法

【功　　效】膝关节刮痧可治疗膝关节疾病,如风湿性关节炎、增生性膝关节炎、膝关节韧带及肌腱劳损、髌骨软化等。另外,刮拭膝关节对腰背部疾病、胃肠疾病有一定的疗效。

【刮拭方法】

(1)刮拭膝眼部。用刮板棱角先点按下肢内外两膝眼凹陷处,然后向外刮出(图1-37)。

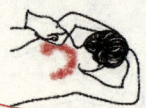

　　(2)刮拭膝关节前部。膝关节以上部分从伏兔穴经阴市穴刮至梁丘穴,膝关节以下部分从犊鼻穴刮至足三里穴(图1-37)。

　　(3)刮拭膝关节内侧。从血海穴刮至阴陵泉穴。膝关节外侧,从膝阳关穴刮至阳陵泉穴(图1-37)。

　　(4)刮拭膝关节后部。从殷门穴刮至委中、委阳穴(图1-37)。

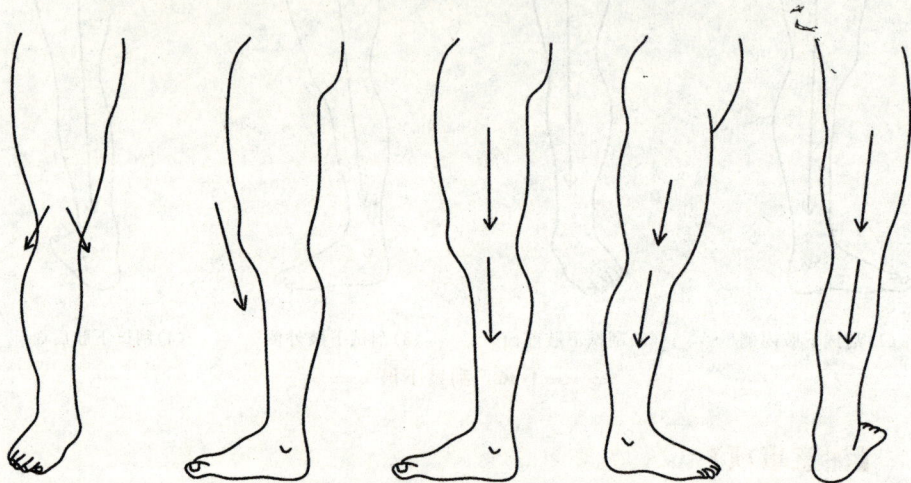

(1)刮拭膝眼部　(2)刮拭膝关节前部　(3)刮拭关节内侧　(4)刮拭膝关节外侧　(5)刮拭膝关节后部

✕✕✕✕图1-37　膝关节刮痧法✕✕✕✕

　　【注意事项】

　　(1)膝关节结构复杂,刮痧时宜用刮板棱角刮拭,以利于掌握刮痧正确的部位、方向,而不致损伤关节。

　　(2)膝关节内积水的患者,不宜局部刮痧,可选用远端部位或穴位刮拭。

　　(3)膝关节后方及下端刮痧时易起痧疱,疱起时宜轻刮或遇曲张之静脉可改变方向,由下向上刮。

　　(4)年老体弱、关节畸形、肌肉萎缩者宜用补刮法,即力量小、速度慢的刮法刮拭。

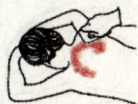

九、刮痧疗法的适应证与禁忌证

1. 适应证 刮痧疗法在临床应用广泛,适用于内、外、妇、儿、五官等科和各系统疾病的治疗,还有预防疾病和保健强身美容的功效。

(1)内科病症:如发热、感冒、中暑、头痛、咳嗽、呕吐、腹泻、急慢性支气管炎、哮喘、急慢性胃炎、便秘、肝炎、水肿、胆囊炎、心脑血管疾病、高血压病、糖尿病、甲状腺疾病、各种神经痛、脏腑痉挛性疼痛等。

(2)外科病症:如急性扭伤,风寒湿邪引起的各种软组织疼痛、坐骨神经痛,肩周炎,慢性腰痛,落枕,风湿性关节炎,颈椎、腰椎、膝关节骨质增生,股骨头坏死,痔疮,皮肤瘙痒,荨麻疹,痤疮,湿疹,脱发等。

(3)妇科病症:如月经不调、痛经、闭经、带下病、盆腔炎、外阴瘙痒、乳腺增生、各种产后病等。

(4)儿科病症:如食欲缺乏、营养不良、消化不良、发育迟缓、感冒发热、腹泻、遗尿、小儿麻痹症、小儿疳积、惊风呕吐等。

(5)五官科病症:如白内障、青光眼、假性近视、迎风流泪、耳聋耳鸣、鼻炎、牙痛、急慢性咽炎、急慢性扁桃体炎、急性结膜炎、口腔溃疡等。

(6)健身美容:如减肥保健、消除疲劳、促进病后恢复、养颜美容等。

2. 禁忌证

(1)部位

①孕妇的腹部、腰骶部,经期者的下腹部,禁止刮痧。

②体表有疖肿、破溃、疮痈、斑疹,化脓性炎症、渗出溃烂之局部皮肤表面,以及传染性皮肤病的病变部位,不明原因包块及恶性肿瘤

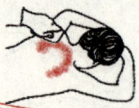

处禁止刮痧。

③急性扭伤、创伤的疼痛部位或骨折部位禁止刮痧。

④眼睛、口唇、舌体、耳孔、鼻孔、乳头、肚脐等部位禁止刮痧。

⑤新发生的骨折患部不宜刮痧。

⑥外科手术瘢痕处两个月后方可局部刮痧;恶性肿瘤术后、瘢痕处不要刮痧。

(2)疾病

①严重心脑血管疾病、肾功能不全、全身水肿者禁止刮痧。

②接触性皮肤病传染者禁止刮痧。

③有出血倾向的疾病,如白血病、过敏性紫癜、血小板减少性紫癜等应禁止刮痧。过度饥饱、过度疲劳、醉酒者不可接受重力、大面积刮痧。饭前、饭后1小时内不宜进行刮痧。

十、刮痧疗法的注意事项

1. 刮痧治疗前

(1)刮痧应选在宽敞明亮的室内,空气清新、流通,使患者在治疗时有一个良好的治疗环境。施术时应注意避风、保暖,若室温较低,则应少暴露部位。夏季不可在电扇前、空调风口前或有过堂风处刮痧,冬季应避寒冷和风口。

(2)刮痧治疗的房间要保持安静,无噪声,有利于稳定患者情绪,配合治疗。

(3)检查刮痧器具是否有损伤,并应对其进行清洁和消毒,施术者的双手也应保持清洁。

(4)选择合适的刮痧体位,充分暴露患者刮痧部位的皮肤,并擦洗干净。

2. 刮痧治疗中

(1)刮痧过程中,应注意基本操作,特别是手持刮板的方法,治疗

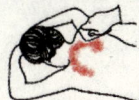

时刮板厚的一面对手掌,保健时刮板薄的一面对手掌。

(2)刮痧过程中,应找准敏感点,这种敏感点因人或病情而异。此外,还应保持用力均匀并掌握正确的补泻手法,适当的力度因人或病情而异。

(3)刮痧部位应根据病情选择,一般情况下,每个部位可刮2～4条或4～8条血痕,每条血痕长6～9厘米。按部位不同,血痕可刮成直条或弧形。前一次刮痧部位的痧斑未退之前,不可在原处进行再次刮拭出痧。

(4)用泻法或平补平泻法进行刮痧,每个部位一般应刮3～5分钟;用补法进行刮痧,每个部位一般应刮5～10分钟。夏季室温过高时,应严格控制刮痧时间。对于保健刮痧,并无严格的时间限制,自我感觉良好即可。再次刮痧时间需间隔3～6天,以皮肤上痧痕退去为标准。

(5)刮痧过程中应一边刮拭一边观察患者的反应变化,并不时与患者交谈,以免出现晕刮情况。如遇晕刮者或者患者出现疼痛异常,发热且出汗不止,烦躁不安,脉搏搏动较快等情况时,应立即停止刮痧,嘱其平卧,休息片刻,并饮热糖水,一般会很快好转。若不奏效,可采用刮百会、内关、涌泉等穴位以急救。

(6)刮痧时,出痧多少受多方面因素影响,不可片面追求出痧。一般而言,虚证、寒证出痧较少,实证、热证出痧较多;服药多者特别是服用激素类药物者,不易出痧;肥胖的人和肌肉丰满的人不易出痧;阴经较阳经不易出痧;室温过低不易出痧。出痧多少与治疗效果不完全成正比。只要掌握正确的刮拭方法和部位,就有治疗效果。

3. 刮痧治疗后

(1)刮痧完毕,用干净的医用棉球擦干患者身上的油质、刮痧油等,让患者穿好衣服之后休息一会儿。

(2)刮痧使汗孔开泄,邪气外排,要消耗体内部分的津液,所以应

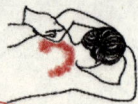

喝热水,最好为淡糖盐水或姜汤。

(3)刮痧后不可吹电扇等,以免邪风乘毛孔舒张侵入人体。如想沐浴,须待皮肤毛孔闭合恢复原状后,一般约 3 小时。

(4)对于某些复杂危重的病人,除用刮痧治疗外,更应配合其他诸如药物治疗,以免延误病情。

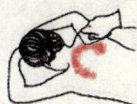

第二章 经络穴位与刮痧疗法

一、经络系统的组成

经络系统由经脉和络脉组成。经络是体内脏腑与体表肌肤、四肢、五官、九窍相互联系的通道,所以经络有"运行气血、联络脏腑、沟通内外、贯穿上下"的作用,并借以行气血,营阴阳,昼夜运行,如环无端,周流不息,使人体各部的功能活动和整个机体都保持了共济和协调。其中经脉包括十二经脉、奇经八脉,以及附属于十二经脉的十二经别、十二经筋、十二皮部;络脉有十五络、孙络、浮络。

经络系统以十二经脉为主体,它们相互连接,组成一个周而复始的联络系统(图2-1)。

二、刮痧用经脉穴位

穴位和人体经络系统紧密相连,穴位不仅是经络、脏腑、气血在体表、皮肉、筋骨间汇集的部位,它还是疾病的反应点,也是刮痧治疗的刺激部位。采用刮痧治疗时,必须在一定的穴位上及周围顺次刮痧,才可以收到良好的效果。

(一)手太阴肺经经穴

手太阴肺经经脉循行于腹部中焦,向下与大肠联络。然后沿着

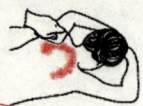

胃的上口向上通过膈肌入胸,归属于肺脏。由肺沿气管上行,继而横行出于腋窝下面,再行经于上肢掌面桡侧至手,止于拇指端桡侧少商穴。由腕后分出的一个支脉,走向食指端,与大肠经相通(图2-2)。

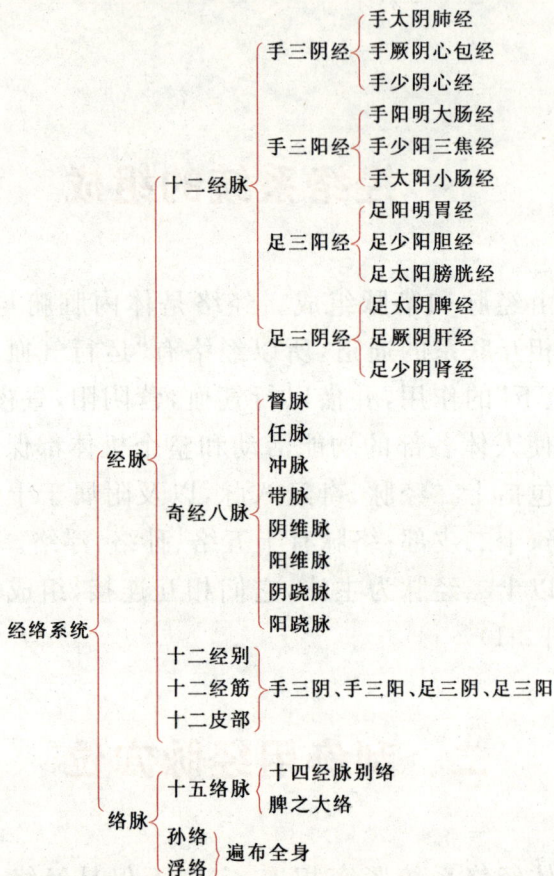

十二经脉
　手三阴经
　　手太阴肺经
　　手厥阴心包经
　　手少阴心经
　手三阳经
　　手阳明大肠经
　　手少阳三焦经
　　手太阳小肠经
　足三阳经
　　足阳明胃经
　　足少阳胆经
　　足太阳膀胱经
　足三阴经
　　足太阴脾经
　　足厥阴肝经
　　足少阴肾经

经脉
　奇经八脉
　　督脉
　　任脉
　　冲脉
　　带脉
　　阴维脉
　　阳维脉
　　阴跷脉
　　阳跷脉

经络系统

十二经别
十二经筋　手三阴、手三阳、足三阴、足三阳
十二皮部

络脉
　十五络脉　十四经脉别络
　　　　　　脾之大络
　孙络　遍布全身
　浮络

〉〉〉〉〉 图2-1　经络系统的组成 〈〈〈〈〈

1. 中府

【定　　位】在胸部,横平第一肋间隙,锁骨下窝外侧,距前正中线旁开6寸(图2-2)。

【主　　治】胸痛、胸满、肺结核、支气管炎、肺炎、咳嗽、气喘等。

2. 云门

【定　　位】在胸部,锁骨下窝凹陷处,肩胛骨喙突上方,距前正

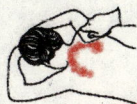

中线旁开6寸(图2-2)。

【主　治】肩关节周围炎、咽喉肿痛、咳嗽、气喘、胸胁痛、肩背痛、胸中烦闷等。

3. 天府

【定　位】在上臂内侧面，腋前纹头下3寸,肱二头肌桡侧缘处(图2-2)。

【主　治】胸痛、咽喉肿痛、咳嗽、气喘、甲状腺肿大、鼻出血、上臂内侧痛等。

4. 侠白

【定　位】在臂内侧面,腋前纹头下4寸,肱二头肌桡侧缘处(图2-2)。

【主　治】咳嗽、气喘、气短、干呕、烦满、心痛、心悸、上臂内侧痛等。

5. 尺泽

【定　位】在肘横纹中,肱二头肌腱桡侧缘凹陷处(图2-2)。

【主　治】咳嗽、咽喉肿痛、气喘、胸部胀满、丹毒、腹胀、腹痛、吐泻、肘关节劳损等。

6. 孔最

【定　位】在前臂掌面桡侧,腕横纹上7寸,尺泽穴与太渊穴连线上(图2-2)。

【主　治】咳嗽、气喘、咽喉肿痛、支气管炎、扁桃体炎、痔疮、肘臂痛、肋间神经痛等。

7. 列缺

【定　位】在前臂桡侧缘,腕横纹上1.5寸,拇短伸肌腱与拇长

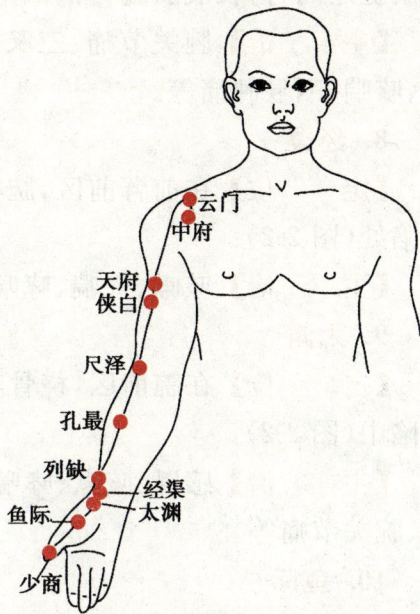

～～～图2-2　手太阴肺经经穴～～～

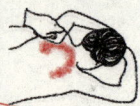

展肌腱之间,拇长展肌腱沟的凹陷处(图2-2)。

【主　　治】腕关节痛、三叉神经痛、神经性头痛、落枕、头痛、牙痛、咳喘、咽喉肿痛等。

8. 经渠

【定　　位】在前臂前区,腕横纹上1寸,桡骨茎突与桡动脉之间凹陷处(图2-2)。

【主　　治】咳嗽、气喘、哮喘、咽喉肿痛、喉痹、胸部胀满等。

9. 太渊

【定　　位】在腕前区,桡骨茎突与舟状骨之间,拇长展肌腱尺侧凹陷中(图2-2)。

【主　　治】感冒、咳嗽、哮喘、支气管炎、百日咳、胸满、肋间神经痛、腕关节痛等。

10. 鱼际

【定　　位】在手拇指本节,第一掌指关节后凹陷处,约第一掌骨中点桡侧,赤白肉际处(图2-2)。

【主　　治】支气管炎、肺炎、咽喉肿痛、咳嗽、鼻炎、头痛、心悸、乳腺炎、小儿消化不良等。

11. 少商

【定　　位】在手拇指末节桡侧,距指甲角0.1寸(指寸)(图2-2)。

【主　　治】手指挛痛、感冒、咳喘、咽喉肿痛、支气管炎、肺炎、腮腺炎、鼻出血、中暑呕吐、休克、热病、小儿抽搐、癫狂、精神分裂症、中风昏迷。

(二)手厥阴心包经经穴

手厥阴心包经又名心主之脉,经脉循行始于胸中,承接肾经,归属于心包络,下行通过膈肌,进入腹腔。历经胸、腹、盆腔3部分,与上焦、中焦、下焦相联络。

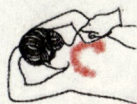

一支脉沿着胸壁出于胁肋,由腋下 3 寸处上行至腋窝,继而沿着臂的掌面下行于肺经和心经之间至肘弯中央,再沿前臂掌面正中(在掌长肌腱与桡侧腕屈肌腱之间)下行至腕,入于掌中,沿中指前行,止于其端中冲穴。

从手掌中分出的支脉,行向无名指,止于其末节尺侧关冲穴,与三焦经相连(图 2-3)。

1. 天池

【定　位】在胸部,第四肋间隙,乳头外上 1 寸,前正中线旁开 5 寸(图 2-3)。

【主　治】气喘、胸闷、心悸、心绞痛、瘰疬、乳腺炎、乳汁分泌不足、腋下肿痛等。

2. 天泉

【定　位】在臂内侧,肱二头肌的长、短头之间,腋前纹头下 2 寸(图 2-3)。

【主　治】心悸、心痛、咳嗽、视力减退、胸胁胀满、上臂挛痛、肋间神经痛等。

图 2-3　手厥阴心包经经穴

3. 曲泽

【定　位】在肘横纹上,肱二头肌腱的尺侧缘(图 2-3)。

【主　治】心悸、心烦、呕吐、呕血、咳嗽、支气管炎、肘臂挛痛、腹泻、腹痛等。

4. 郄门

【定　位】在前臂前区,腕横纹上 5 寸,曲泽穴与大陵穴连线中点下 1 寸(图 2-3)。

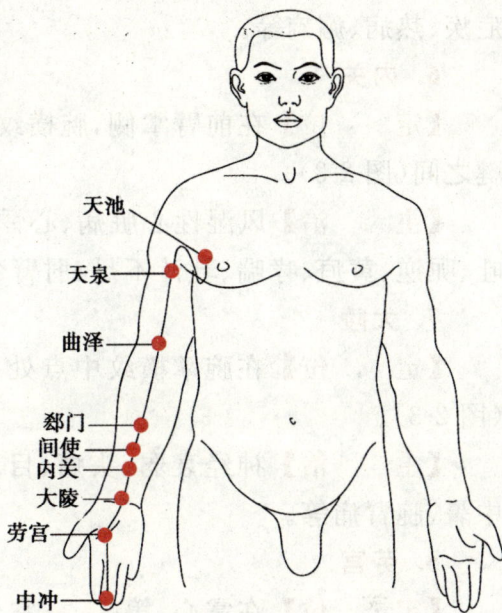

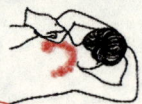

【主　　治】风湿性心脏病、心悸、胸痛、咯血、鼻出血、呕血、肘臂痛等。

5. 间使

【定　　位】在前臂掌侧,腕横纹上3寸,掌长肌腱与桡侧腕屈肌腱之间(图2-3)。

【主　　治】风湿性心脏病、心绞痛、心悸、胸胁痛、胃脘痛、呕吐、疟疾、热病、癫痫等。

6. 内关

【定　　位】在前臂掌侧,腕横纹上2寸,掌长肌腱与桡侧腕屈肌腱之间(图2-3)。

【主　　治】风湿性心脏病、心悸、心烦、失眠、胸胁支满、胃痛、呕吐、呃逆、黄疸、哮喘、乳汁不足、肘臂挛痛、月经不调、痛经、热病等。

7. 大陵

【定　　位】在腕掌横纹中点处,掌长肌腱与桡侧腕屈肌腱之间(图2-3)。

【主　　治】神经衰弱、头痛、目赤、心悸、胸胁胀痛、胃痛、呕吐、中暑、腕臂痛等。

8. 劳宫

【定　　位】在掌心,第二、三掌骨之间偏于第三掌骨,握拳屈指时中指指尖处(图2-3)。

【主　　治】胸胁痛、心悸、胃痛、发热、呕吐、黄疸、小儿惊厥、目赤、鼻衄、口舌生疮、手指麻木、癫痫、昏迷等。

9. 中冲

【定　　位】在手中指末节尖端中央(图2-3)。

【主　　治】心痛、心烦、高血压、中风、脑出血、昏厥、中暑、目赤、急慢性惊风、热病、小儿夜啼等。

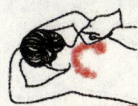

（三）手阳明大肠经经穴

手阳明大肠经经脉循行从手食指指端桡侧商阳穴（承接肺经）起始，沿着食指桡侧、第一掌骨间隙至腕，继而沿前臂和臂的背面桡侧上行至颈，与督脉大椎穴交会后，再向前行至缺盆穴（锁骨上大窝）入胸，与肺脏联络，向下通过膈肌入腹，归属于本腑大肠。

由缺盆穴分出的支脉经颈部至面颊，进入下齿中，再出来挟口环唇，左右相交于人中穴后，止于对侧鼻孔旁迎香穴，并借助于支脉与胃经相连（图2-4）。

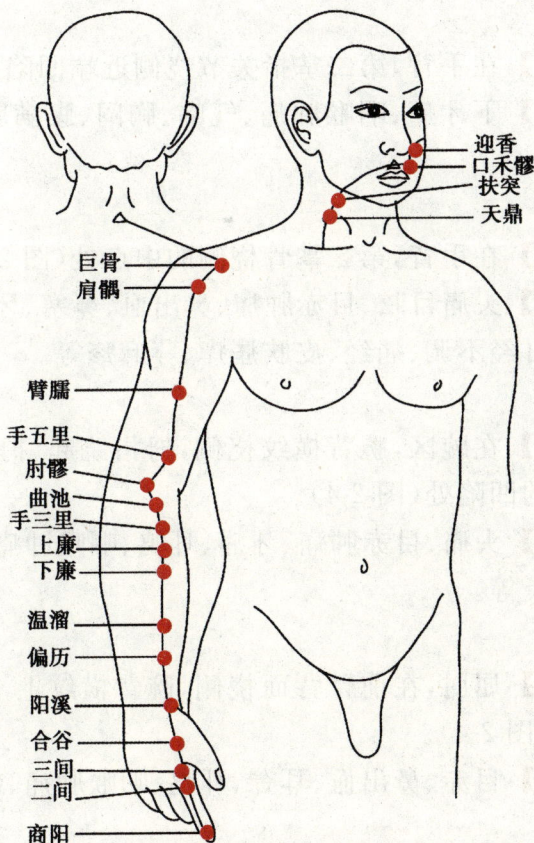

×××××图 2-4　手阳明大肠经经穴×××××

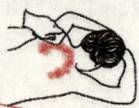

1. 商阳

【定　　位】在手食指末节桡侧,指甲角上方0.1寸(指寸)(图2-4)。

【主　　治】咽喉肿痛、耳聋、牙痛、颌肿、小儿惊风、手指麻木、高热昏迷等。

2. 二间

【定　　位】在手指,第二掌指关节桡侧远端赤白肉际处(图2-4)。

【主　　治】目昏、鼻出血、牙痛、口歪、喉痹、面神经炎、三叉神经痛等。

3. 三间

【定　　位】在手背,第二掌指关节桡侧近端凹陷处(图2-4)。

【主　　治】下牙痛、咽喉肿痛、气喘、胸闷、腹满肠鸣、手指及手背红肿等。

4. 合谷

【定　　位】在手背,第二掌骨桡侧的中点处(图2-4)。

【主　　治】头痛目眩、目赤肿痛、鼻出血、鼻塞、牙痛、咽喉肿痛、胃腹痛、便秘、月经不调、痛经、皮肤瘙痒、荨麻疹等。

5. 阳溪

【定　　位】在腕区,腕背横纹桡侧,拇指跷起,拇短伸肌腱与拇长伸肌腱之间的凹陷处(图2-4)。

【主　　治】头痛、目赤肿痛、牙痛、耳鸣、咽喉肿痛、面神经炎、腕关节炎与腱鞘炎等。

6. 偏历

【定　　位】屈肘,在前臂背面桡侧,腕背横纹上3寸,阳溪穴与曲池穴连线上(图2-4)。

【主　　治】目赤、鼻出血、耳聋、耳鸣、咽喉肿痛、水肿。

7. 温溜

【定　　位】屈肘,在前臂背面桡侧,腕背横纹上5寸,阳溪穴与

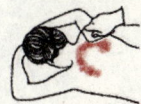

曲池穴连线上(图2-4)。

【主　治】寒热头痛、面赤肿、咽喉肿痛、肩背痛、腕臂痛、肠鸣腹痛等。

8. 下廉

【定　位】在前臂背面桡侧,肘横纹下4寸,阳溪穴与曲池穴连线上(图2-4)。

【主　治】头痛、眩晕、手肘肩无力、腹痛、腹胀等。

9. 上廉

【定　位】在前臂背面桡侧,肘横纹下3寸,阳溪穴与曲池穴连线上(图2-4)。

【主　治】头痛、肠鸣腹痛、肩肘酸痛、手臂麻木、肠炎等。

10. 手三里

【定　位】在前臂背面桡侧,肘横纹下2寸,阳溪穴与曲池穴连线上(图2-4)。

【主　治】牙痛颊肿、感冒、手臂肿痛、腹痛、腹泻等。

11. 曲池

【定　位】屈肘,在肘横纹外侧端,尺泽穴与肱骨外上髁连线的中点处(图2-4)。

【主　治】咽喉肿痛、咳嗽、气喘、热病、高血压、牙痛、目赤痛、丹毒、手臂肿痛、腹痛、吐泻等。

12. 肘髎

【定　位】屈肘,在臂外侧,肱骨外缘处,曲池穴上方1寸(图2-4)。

【主　治】肘臂酸痛、上肢麻木、肩周炎等。

13. 手五里

【定　位】在臂外侧,肘横纹上3寸,曲池穴与肩髃穴连线上(图2-4)。

【主　治】肩周炎、肘臂神经痛、颈淋巴结炎、甲状腺肿、咳

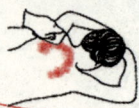

嗽等。

14. 臂臑

【定　　位】在臂外侧,三角肌前缘处,曲池穴与肩髃穴连线上,曲池上 7 寸(图 2-4)。

【主　　治】肩臂痛、颈项强痛、甲状腺肿、目疾等。

15. 肩髃

【定　　位】在肩部三角肌区,肩外展或向前平伸,肩峰前端下方凹陷处(图 2-4)。

【主　　治】肩臂痛、手臂挛急、风热瘾疹、高血压等。

16. 巨骨

【定　　位】在肩上部,锁骨肩峰端与肩胛冈之间凹陷处(图 2-4)。

【主　　治】抬举不利、肩臂痛、背痛、颈淋巴结炎、甲状腺肿等。

17. 天鼎

【定　　位】在颈部,胸锁乳突肌后缘,喉结旁,扶突穴与缺盆穴连线中点处(图 2-4)。

【主　　治】咽喉肿痛、咳嗽、气喘、胸背胀痛等。

18. 扶突

【定　　位】在颈部,喉结旁,胸锁乳突肌前、后缘之间(图 2-4)。

【主　　治】咽喉肿痛、咳嗽、气喘、咽喉炎、呃逆、低血压等。

19. 口禾髎

【定　　位】在上唇部,鼻孔外缘直下(图 2-4)。

【主　　治】鼻塞流涕、鼻出血、嗅觉减退、腮腺炎等。

20. 迎香

【定　　位】在鼻翼外缘中点旁,鼻唇沟中(图 2-4)。

【主　　治】鼻塞、鼻出血、面痒、面水肿等。

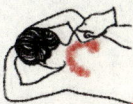

（四）手太阳小肠经经穴

手太阳小肠经经脉循行始于手小指指端尺侧少泽穴,承接心经,向上历经手掌、腕部、前臂,前行经缺盆穴（锁骨上大窝）进入胸中,与心脏联络。继而沿着食管下行,通过膈肌进入腹腔,抵达胃部,归属于小肠。

从缺盆穴分出的支脉,沿着颈部上行,经面颊至颧髎穴,转向耳部,进入耳中(图 2-5)。

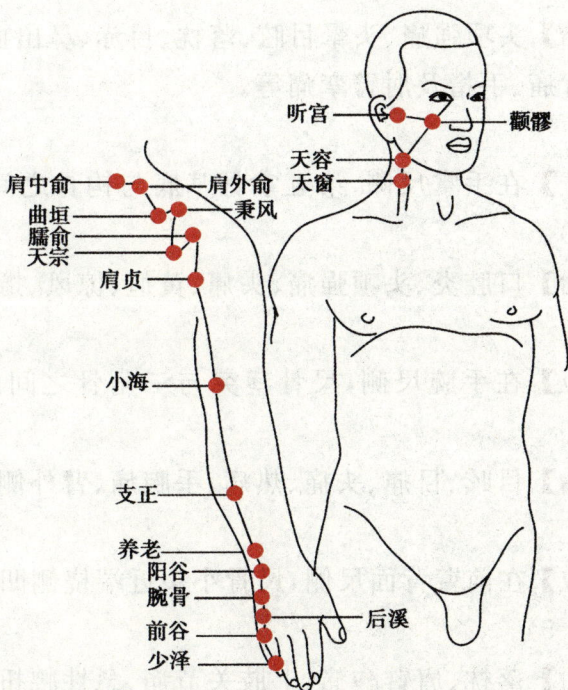

>≪≪≪ 图 2-5　手太阳小肠经经穴 ≫≫≫≫

1. 少泽

【定　　位】在手小指末节尺侧,指甲根角侧上方 0.1 寸(图 2-5)。

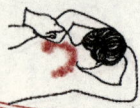

【主　　治】头痛、目赤、咽喉肿痛、乳痈、乳汁不足、热病等。

2. 前谷

【定　　位】在手掌尺侧,微握拳,第五掌指关节尺侧远端赤白肉际凹陷处(图2-5)。

【主　　治】手指麻木、头痛、咽喉肿痛、目赤肿痛、鼻塞、耳鸣、乳汁不足、臂痛不能举等。

3. 后溪

【定　　位】在手掌尺侧,微握拳,第五掌指关节尺侧近端赤白肉际凹陷处(图2-5)。

【主　　治】头项强痛、头晕目眩、落枕、目赤、鼻出血、咽喉肿痛、心痛烦闷、腰背痛、手指及肘臂挛痛等。

4. 腕骨

【定　　位】在手掌尺侧,第五掌骨基底与钩骨之间的赤白肉际凹陷处(图2-5)。

【主　　治】口腔炎、头项强痛、头痛、黄疸、惊风、指挛腕痛等。

5. 阳谷

【定　　位】在手腕尺侧,尺骨茎突与三角骨之间的凹陷处(图2-5)。

【主　　治】目眩、目痛、头痛、热病、手腕痛、臂外侧痛等。

6. 养老

【定　　位】在前臂背面尺侧,尺骨小头近端桡侧凹陷处,腕背横纹上1寸(图2-5)。

【主　　治】落枕、肩臂酸痛、上肢关节痛、急性腰扭伤等。

7. 支正

【定　　位】在前臂背面尺侧,阳谷穴与小海穴的连线上,腕背横纹上5寸(图2-5)。

【主　　治】神经衰弱、头痛、目眩、颌肿、手指痛、项强、腰背酸痛、四肢无力、肘臂挛痛等。

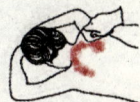

8. 小海

【定　　位】在肘内侧,尺骨鹰嘴与肱骨内上髁之间凹陷处(图2-5)。

【主　　治】头痛、目眩、耳鸣、肘臂疼痛等。

9. 肩贞

【定　　位】在肩关节后下方,臂内收时,腋后纹头直上1寸(图2-5)。

【主　　治】肩臂酸痛、手臂不举、耳鸣等。

10. 臑俞

【定　　位】在肩胛区,腋后纹头直上,肩胛冈下缘凹陷处(图2-5)。

【主　　治】肩臂酸痛无力、肩肿等。

11. 天宗

【定　　位】在肩胛部,冈下窝中央凹陷处,与第四胸椎相平(图2-5)。

【主　　治】肘臂疼痛、肩胛疼痛、气喘、乳房疾病等。

12. 秉风

【定　　位】在肩胛部,冈上窝中点,天宗穴直上,举臂有凹陷处(图2-5)。

【主　　治】颈项强痛、肩胛疼痛、上肢酸麻疼痛、肩臂不举等。

13. 曲垣

【定　　位】在肩胛部,冈上窝内侧端,臑俞穴与第二胸椎棘突连线的中点处(图2-5)。

【主　　治】肩胛拘急疼痛、肩臂麻木等。

14. 肩外俞

【定　　位】在背部脊柱区,第一胸椎棘突下,后正中线旁开3寸(图2-5)。

【主　　治】颈项强痛、肩背酸痛、上肢冷痛、低血压等。

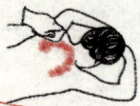

15. 肩中俞

【定　　位】在背部脊柱区,第七颈椎棘突下,后正中线旁开2寸(图2-5)。

【主　　治】咳嗽、气喘、目视不明、落枕、肩背疼痛、颈项强痛等。

16. 天窗

【定　　位】在颈外侧部,胸锁乳突肌的后缘,与喉结相平(图2-5)。

【主　　治】咽喉肿痛、咽喉炎、耳鸣、颈项强痛等。

17. 天容

【定　　位】在颈外侧部,下颌角的后方,胸锁乳突肌的前缘凹陷处(图2-5)。

【主　　治】咽喉肿痛、咳嗽、耳鸣、牙痛、颊肿、颈项强痛等。

18. 颧髎

【定　　位】在面部,颧骨下缘,目外眦直下凹陷处(图2-5)。

【主　　治】牙痛、颊肿、面赤、三叉神经痛等。

19. 听宫

【定　　位】在面部,耳屏前,下颌骨髁状突的后方,张口时呈凹陷处(图2-5)。

【主　　治】头痛、牙痛、眩晕、耳聋、耳鸣等。

(五)手少阴心经经穴

手少阴心经经脉循行始于心中,承接脾经,出属于心系(出入心脏的大血管等组织),弯向下行,通过膈肌进入腹腔,与小肠相联络。

从心系分出的支脉,沿食管和咽上行至颅内,联系目系(出入于眼球后部的神经、血管等组织)。

另一支脉从心系直上到肺脏,然后斜向下行至腋窝,继则沿着臂的内侧后缘和前臂掌面的小指侧下行至手,止于手小指端桡侧少冲穴(图2-6)。

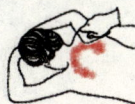

1. 极泉

【定　　位】在腋窝中央，腋动脉搏动处(图2-6)。

【主　　治】心痛、胸胁胀痛、肘臂冷痛、四肢不举等。

2. 青灵

【定　　位】在臂前区，极泉穴与少海穴的连线上，肘横纹上3寸(图2-6)。

【主　　治】胸胁痛、肘臂痛、头痛、心痛等。

3. 少海

【定　　位】在肘前区，屈肘，在肘横纹内侧端与肱骨内上髁前缘(图2-6)。

【主　　治】肘臂挛痛、麻木、头项痛、腋胁痛、心痛等。

4. 灵道

【定　　位】在前臂掌侧，尺侧腕屈肌腱的桡侧缘，腕横纹上1.5寸(图2-6)。

【主　　治】心悸、心痛、肘臂挛痛、手麻不仁、头项痛等。

5. 通里

【定　　位】在前臂掌侧，尺侧腕屈肌腱的桡侧缘，腕横纹上1寸(图2-6)。

【主　　治】心悸、心痛、神经衰弱、头晕、失眠、腕臂痛等。

6. 阴郄

【定　　位】在前臂掌侧，尺侧腕屈肌腱的桡侧缘，腕横纹上0.5寸(图2-6)。

【主　　治】心悸、心痛、盗汗、神经衰弱、鼻出血等。

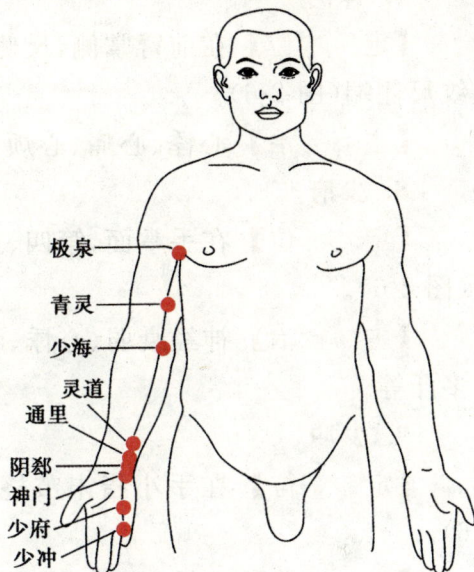

图2-6　手少阴心经经穴

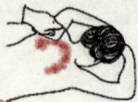

7. 神门

【定　　位】在前臂掌侧,尺侧腕屈肌腱的桡侧凹陷处,腕掌侧横纹尺侧端(图2-6)。

【主　　治】心悸、心痛、心烦、健忘、失眠、头痛、胸胁痛等。

8. 少府

【定　　位】在手掌面,第四、五掌骨之间,握拳时,小指尖所指处(图2-6)。

【主　　治】神经衰弱、心悸、胸痛、遗尿、阴痒痛、小指挛痛、手掌多汗等。

9. 少冲

【定　　位】在手小指末节桡侧,距指甲角0.1寸(指寸)(图2-6)。

【主　　治】心悸、心痛、胸胁痛、中暑等。

(六)手少阳三焦经经穴

手少阳三焦经经脉循行始于无名指末节尺侧关冲穴,承接心包经,沿其背面尺侧、第四掌骨间隙上行至腕,经前臂背面两骨(桡骨与尺骨)之间上行至肘,沿前臂背面上至肩部,与胆经相交叉,并交会于督脉大椎穴;再向前行,经缺盆穴进入胸腔,分布于膻中穴(两乳之间),与心包相联络,继而下行通过膈肌,进入腹腔,归属于上焦、中焦和下焦。

由膻中穴分出的支脉,上行,出缺盆穴,至项部,经耳后、耳上角,弯行向颊部,止于眶下。

从耳后分出的支脉,向前行,进入耳中,出于耳前方,经过上关穴之前,至颊部,与前脉相交,止于目外眦,与胆相连(图2-7)。

1. 关冲

【定　　位】在手指第四指末节尺侧,距指甲角0.1寸(指寸)(图2-7)。

角孙
颅息
瘈脉
天牖
天髎

和髎
丝竹空
耳门
翳风

肩髎
臑会
消泺
清冷渊
天井
四渎
三阳络
会宗
阳池
中渚
液门
关冲

支沟
外关

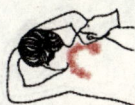

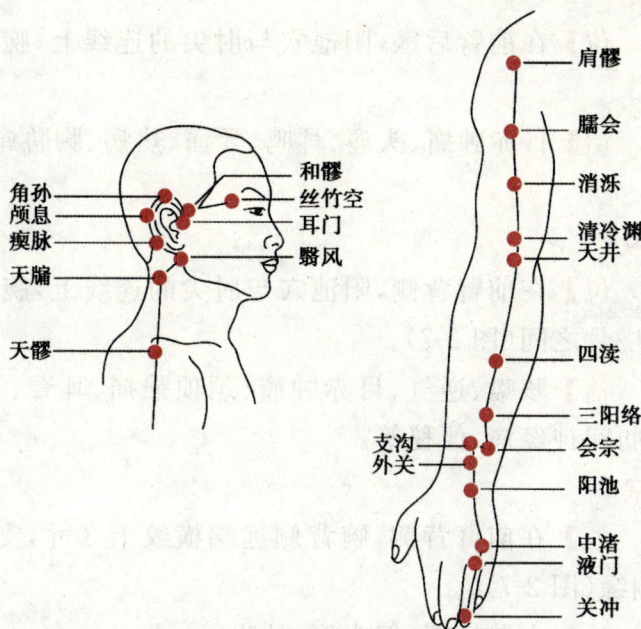

✕✕✕✕图 2-7　手少阳三焦经经穴✕✕✕✕

【主　　治】头眩、目赤、视物不清、热病、寒热头痛、昏厥、心烦、中暑、臂肘疼痛等。

2. 液门

【定　　位】在手背部,第四、五指间,指蹼缘上方赤白肉际凹陷处(图 2-7)。

【主　　治】头痛、耳目齿疾、咽喉肿痛、手臂挛痛等。

3. 中渚

【定　　位】在手背部,第四、五掌骨间,液门穴直上 1 寸处(图 2-7)。

【主　　治】发热、头痛、耳聋、耳鸣、咽喉肿痛、手臂挛痛。

4. 阳池

【定　　位】在腕背横纹中,指伸肌腱的尺侧缘凹陷处(图 2-7)。

【主　　治】咽喉肿痛、目赤肿痛、腕臂疼痛、糖尿病、麻痹等。

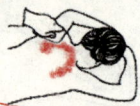

5. 外关

【定　　位】在前臂后区,阳池穴与肘尖的连线上,腕背横纹上 2 寸(图 2-7)。

【主　　治】目赤肿痛、头痛、耳鸣、牙痛、热病、胸胁痛、肘臂屈伸不利等。

6. 支沟

【定　　位】在前臂背侧,阳池穴与肘尖的连线上,腕背横纹上 3 寸,尺骨与桡骨之间(图 2-7)。

【主　　治】咳嗽、逆气、目赤肿痛、颈项强痛、耳聋、耳鸣、心痛、肩背酸痛、肋间神经痛、便秘等。

7. 会宗

【定　　位】在前臂背侧,腕背侧远端横纹上 3 寸,支沟穴尺侧,尺骨的桡侧缘(图 2-7)。

【主　　治】上肢疼痛、偏头痛、耳鸣等。

8. 三阳络

【定　　位】在前臂背侧,腕背横纹上 4 寸,尺骨与桡骨之间(图 2-7)。

【主　　治】耳鸣、牙痛、手臂痛等。

9. 四渎

【定　　位】在前臂背侧,阳池穴与肘尖的连线上,肘尖下 5 寸,尺骨与桡骨之间(图 2-7)。

【主　　治】神经衰弱、头痛、眩晕、牙痛、上肢痹痛等。

10. 天井

【定　　位】在臂外侧,屈肘时,肘尖直上 1 寸凹陷处(图 2-7)。

【主　　治】头痛、耳鸣、咽喉肿痛、肩臂疼痛等。

11. 清冷渊

【定　　位】在臂外侧,肘尖与肩峰角连线上,屈肘时,肘尖直上 2 寸,即天井穴上 1 寸(图 2-7)。

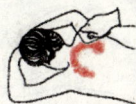

【主　　治】头痛、颈项强痛、肩臂痛不能举等。

12. 消泺

【定　　位】在臂后区,清冷渊穴与臑会穴连线的中点处(图 2-7)。

【主　　治】项强、头痛、牙痛、臂痛、背部肿痛、眩晕、惊风等。

13. 臑会

【定　　位】在臂后区,肩髎穴下 3 寸,三角肌的后下缘(图 2-7)。

【主　　治】肩臂痛、肩胛肿痛、上肢无力、项强等。

14. 肩髎

【定　　位】在肩部三角肌区,肩峰角与肱骨大结节两骨间凹陷处,垂肩时,肩髃穴后约 1 寸(图 2-7)。

【主　　治】肩重不能举、肩关节炎、荨麻疹等。

15. 天髎

【定　　位】在肩胛区,肩井穴与曲垣穴连线的中点,肩胛骨上角骨际凹陷处(图 2-7)。

【主　　治】肩臂痛、颈项强痛、颈椎病等。

16. 天牖

【定　　位】在颈侧部,乳突的后下方,横平下颌角,胸锁乳突肌的后缘凹陷处(图 2-7)。

【主　　治】头痛、头晕、面肿、目痛、项强等。

17. 翳风

【定　　位】在颈部,耳垂后方,乳突与下颌角之间的凹陷处(图 2-7)。

【主　　治】耳鸣、口眼歪斜、牙痛、颊肿、扁桃体炎等。

18. 瘈脉

【定　　位】在头部,耳后乳突中央,角孙穴与翳风穴之间,沿耳轮弧形连线的中下 1/3 的交点处(图 2-7)。

【主　　治】目眩、头痛、目视不明、耳聋、耳鸣、小儿惊风、呕吐、

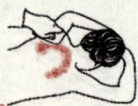

泄泻等。

19. 颅息

【定　　位】在头部，角孙穴与翳风穴之间，沿耳轮弧形连线的上、中 1/3 的交点处（图 2-7）。

【主　　治】头痛、耳聋、耳鸣、中耳炎、小儿惊痫、呕吐、泄泻等。

20. 角孙

【定　　位】在头部，耳尖正对发际处（图 2-7）。

【主　　治】项强、头痛、目赤肿痛、目翳、牙痛、耳郭肿痛等。

21. 耳门

【定　　位】在耳区，耳屏上切迹前方，下颌骨髁突后缘，张口有凹陷处（图 2-7）。

【主　　治】颈项肿痛、头痛、耳聋、耳鸣、牙痛、小儿惊痫等。

22. 和髎

【定　　位】在头侧部，鬓发后缘，平耳郭根的前方，颞浅动脉的后缘（图 2-7）。

【主　　治】头痛、耳鸣、口眼歪斜、牙关紧闭、颔肿等。

23. 丝竹空

【定　　位】在面部，眉梢凹陷处（图 2-7）。

【主　　治】目眩、目赤肿痛、眼睑跳动、眼睑下垂、头痛、牙痛等。

（七）足阳明胃经经穴

足阳明胃经经脉循行始于目下承泣穴（接大肠经），向下进入上齿中，然后夹口环绕口唇，经地仓穴至下唇承浆穴，左右相交后沿下颌体向后至下颌角，再转向上行，经耳前上行入发际至额。

由下颌处分出支脉向下经颈部人迎穴至缺盆穴（锁骨上大窝）入胸、膈肌下行入腹，归属于胃，并和脾脏联络。

从缺盆穴处向下直行的经脉，经胸部乳头内侧、腹部脐旁至腹股沟，继而斜向外行，沿大腿、小腿前外侧下行至足背，止于足中趾内

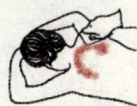

侧缝。

由膝下 3 寸部位分出的支脉下行，分布于足中趾的外侧缝。

由足背分出的支脉，斜行向足大趾，与脾经相连（图 2-8）。

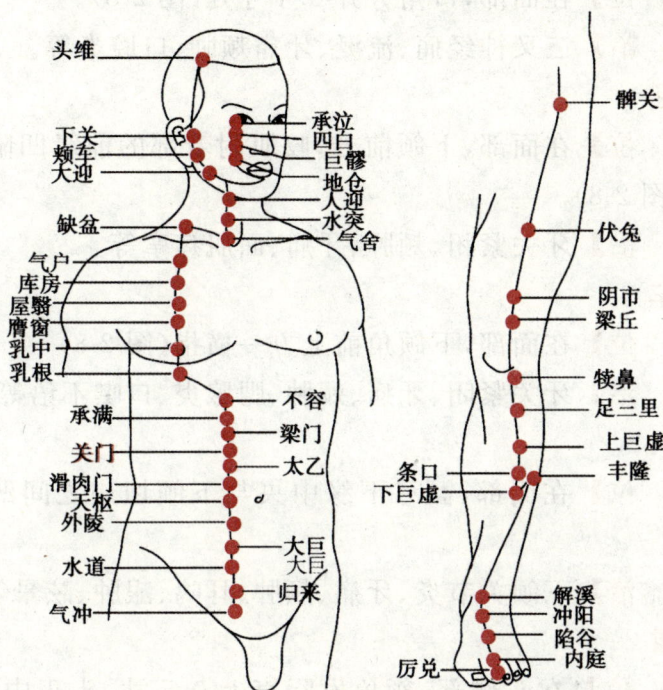

头维
下关
颊车
大迎
缺盆
气户
库房
屋翳
膺窗
乳中
乳根
承满
关门
滑肉门
天枢
外陵
水道
气冲

承泣
四白
巨髎
地仓
人迎
水突
气舍

不容
梁门
太乙

大巨
归来

髀关
伏兔
阴市
梁丘
犊鼻
足三里
上巨虚
丰隆
条口
下巨虚

解溪
冲阳
陷谷
内庭
厉兑

图 2-8　足阳明胃经经穴

1. 承泣
【定　　位】在面部，瞳孔直下，眼球与眶下缘之间（图 2-8）。

【主　　治】目赤肿痛、迎风流泪、夜盲、眩晕、头痛等。

2. 四白
【定　　位】在面部，瞳孔直下，眶下孔凹陷处（图 2-8）。

【主　　治】目赤痛痒、迎风流泪、三叉神经痛、眼睑痉挛、口眼歪斜等。

3. 巨髎
【定　　位】在面部，瞳孔直下，横平鼻翼下缘，鼻唇沟外侧（图

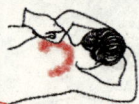

2-8)。

【主　　治】眼睑瞤动、口眼歪斜、鼻出血、牙痛、唇颊肿等。

4. 地仓

【定　　位】在面部,口角旁开 0.4 寸处(图 2-8)。

【主　　治】三叉神经痛、流涎、牙痛颊肿、口腔炎等。

5. 大迎

【定　　位】在面部,下颌前方,咬肌附着部的前缘凹陷中,面动脉搏动处(图 2-8)。

【主　　治】牙关紧闭、颊肿、牙痛、面肌痉挛等。

6. 颊车

【定　　位】在面部,下颌角前上方一横指(图 2-8)

【主　　治】牙关紧闭、牙痛、颊肿、腮腺炎、口噤不语等。

7. 下关

【定　　位】在面部,颧弓下缘中央与下颌切迹之间凹陷处(图 2-8)。

【主　　治】下颌关节炎、牙痛、颊肿、耳鸣、龈肿、眩晕等。

8. 头维

【定　　位】在头侧部,额角发际直上 0.5 寸,头正中线 4.5 寸(图 2-8)。

【主　　治】头晕、目眩、三叉神经痛、眼睑痉挛、面肿等。

9. 人迎

【定　　位】在颈部,喉结旁,胸锁乳突肌前缘,颈总动脉搏动处(图 2-8)。

【主　　治】咽喉肿痛、气闷胸满、高血压、甲状腺肿大、咽喉炎等。

10. 水突

【定　　位】在颈部,胸锁乳突肌前缘,人迎穴与气舍穴连线的中点(图 2-8)。

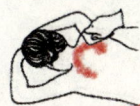

【主　　治】咽喉肿痛、咳嗽、气喘、哮喘、甲状腺肿大等。

11. 气舍

【定　　位】在胸锁乳突肌区，锁骨上小窝，锁骨胸骨端上缘，胸锁乳突肌胸骨头与锁骨头中间的凹陷处（图2-8）。

【主　　治】咽喉肿痛、气喘、颈部强痛、呃逆、消化不良等。

12. 缺盆

【定　　位】在颈外侧区，锁骨上大窝中央，距前正中线4寸（图2-8）。

【主　　治】甲状腺肿大、咽喉肿痛、咳嗽、哮喘等。

13. 气户

【定　　位】在胸部，锁骨中点下缘，距前正中线4寸（图2-8）。

【主　　治】咳嗽、气喘、咽喉肿痛、呃逆、胸部胀满、胸胁痛等。

14. 库房

【定　　位】在胸部，第一肋间隙，距前正中线4寸（图2-8）。

【主　　治】咳嗽、气喘、支气管炎、咳吐浊痰、胸胁胀痛等。

15. 屋翳

【定　　位】在胸部，第二肋间隙，距前正中线4寸（图2-8）。

【主　　治】咳嗽、哮喘、气喘、胸胁胀痛、胸满气逆等。

16. 膺窗

【定　　位】在胸部，第三肋间隙，距前正中线4寸（图2-8）。

【主　　治】咳嗽、气喘、胸胁胀痛、乳痈、心动过速等。

17. 乳中

【定　　位】在胸部，第四肋间隙，乳头中央，距前正中线4寸（图2-8）。

【主　　治】现代常用此穴作为胸部取穴标志，不做刮痧的治疗。

18. 乳根

【定　　位】在胸部，乳头直下，乳房根部，第五肋间隙，距前正中线4寸（图2-8）。

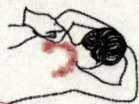

【主　　治】气喘、咳嗽、哮喘、呃逆、胸痛、胸闷、乳房疾病等。

19. 不容

【定　　位】在上腹部,脐上6寸,距前正中线2寸(图2-8)。

【主　　治】腹胀、呕吐、胃痛、食欲缺乏、神经性呕吐等。

20. 承满

【定　　位】在上腹部,脐上5寸,距前正中线2寸(图2-8)

【主　　治】气喘、咳嗽、胃痛、急慢性胃炎、胃溃疡、腹胀、肠鸣、呕吐、食欲缺乏等。

21. 梁门

【定　　位】在上腹部,脐上4寸,距前正中线2寸(图2-8)。

【主　　治】胃痛、胃神经官能症、腹胀、腹泻、呕吐、食欲缺乏等。

22. 关门

【定　　位】在上腹部,脐上3寸,距前正中线2寸(图2-8)。

【主　　治】食欲缺乏、便秘、腹胀、腹痛、腹泻、肠鸣、水肿、遗尿等。

23. 太乙

【定　　位】在上腹部,脐上2寸,距前正中线2寸(图2-8)。

【主　　治】胃痛、腹胀、肠鸣、呕吐、消化不良、食欲缺乏、急性胃炎、心烦不宁等。

24. 滑肉门

【定　　位】在上腹部,脐上1寸,距前正中线2寸(图2-8)。

【主　　治】胃痛、腹胀、肠鸣、呕吐、食欲缺乏、月经不调等。

25. 天枢

【定　　位】在腹部,距脐中2寸(图2-8)。

【主　　治】腹痛、腹胀、腹泻、便秘、痢疾、消化不良、急慢性肠炎、月经不调、痛经等。

26. 外陵

【定　　位】在下腹部,脐下1寸,前正中线旁开2寸(图2-8)。

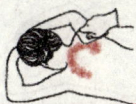

【主　　治】腹痛，腹胀，疝气，月经不调，痛经。

27. 大巨

【定　　位】在下腹部，脐下 2 寸，距前正中线 2 寸（图 2-8）。

【主　　治】小腹胀满、小便不利、便秘、疝气、阑尾炎、遗精、早泄、阳痿、尿道炎、失眠等。

28. 水道

【定　　位】在下腹部，脐下 3 寸，距前正中线 2 寸（图 2-8）。

【主　　治】小便不利、小腹胀满、便秘、痛经、不孕、肾炎、水肿、尿潴留、疝气等。

29. 归来

【定　　位】在下腹部，脐下 4 寸，距前正中线 2 寸（图 2-8）。

【主　　治】腹痛、疝气、闭经、白带过多、子宫脱垂、遗精、睾丸炎等。

30. 气冲

【定　　位】在腹股沟稍上方，脐下 5 寸，距前正中线 2 寸，动脉搏动处（图 2-8）。

【主　　治】阳痿、疝气、小腹疼痛、月经不调等。

31. 髀关

【定　　位】在大腿前面，股直肌近端、缝匠肌与阔筋膜张肌 3 条肌肉之间凹陷处（图 2-8）。

【主　　治】腰痛膝冷、下肢麻木、腹痛、瘫痪等。

32. 伏兔

【定　　位】在大腿前面，髂前上棘与髌骨外侧端的连线上，髌骨上 6 寸（图 2-8）。

【主　　治】下肢酸软麻木、脚气、荨麻疹等。

33. 阴市

【定　　位】在大腿前面，股直肌肌腱外侧缘，髌骨上 3 寸（图 2-8）。

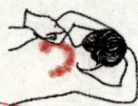

【主　　治】腿膝风湿痹痛、疝气、腹胀、腹痛、糖尿病等。

34. 梁丘

【定　　位】屈膝,髂前上棘与髌骨外侧端的连线上,髌骨上2寸（图2-8）。

【主　　治】膝关节痛、胃痛、胃酸过多、肠鸣、腹泻、乳腺炎等。

35. 犊鼻

【定　　位】屈膝,髌骨下髌韧带外侧凹陷处（图2-8）。

【主　　治】膝关节痛、下肢麻痹、屈伸不利、脚气等。

36. 足三里

【定　　位】在小腿外侧,犊鼻穴与解溪穴连线上,犊鼻穴下3寸（图2-8）。

【主　　治】胃痛、腹胀、腹泻、痢疾、便秘、呕吐、头晕、耳鸣、心悸、气短、脚气、月经不调、痛经、产后血晕等。

37. 上巨虚

【定　　位】在小腿外侧,犊鼻穴与解溪穴连线上,犊鼻穴下6寸（图2-8）。

【主　　治】消化不良、肠鸣、腹胀、腹痛、腹泻、便秘、脚气等。

38. 条口

【定　　位】在小腿前外侧,犊鼻穴与解溪穴连线上,犊鼻穴下8寸（图2-8）。

【主　　治】脘腹疼痛、扁桃体炎、下肢麻木、肩背痛、肩周炎等。

39. 下巨虚

【定　　位】在小腿前外侧,犊鼻穴与解溪穴连线上,犊鼻穴下9寸（图2-8）。

【主　　治】腹痛、腹泻、痢疾、下肢肿痛、足跟痛等。

40. 丰隆

【定　　位】在小腿前外侧,胫骨前肌的外缘,外踝尖上8寸（图2-8）。

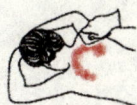

【主　　治】头痛、眩晕、痰涎、呃逆、咽喉肿痛、呕吐、胃痛、便秘、水肿、小腿酸痛、麻木、下肢痿痹等。

41. 解溪

【定　　位】在踝区,足背与小腿交界处的横纹中央凹陷处,拇长伸肌腱与趾长伸肌腱之间(图2-8)。

【主　　治】头痛、眩晕、腹胀、便秘、踝关节肿痛、下肢麻痹等。

42. 冲阳

【定　　位】在足背最高处,第二跖骨基底部与中间楔状骨关节处,可触及足背动脉(图2-8)。

【主　　治】面肿、牙痛、口眼歪斜、胃痛、腹胀、足痿无力等。

43. 陷谷

【定　　位】在足背,第二、三跖骨结合部前方凹陷处(图2-8)。

【主　　治】面目水肿、腹痛、肠鸣、肠胃炎、肾炎、足背肿痛等。

44. 内庭

【定　　位】在足背,第二、三趾间,趾蹼缘后方赤白肉际处(图2-8)。

【主　　治】头面痛、牙痛、咽喉肿痛、口歪、鼻出血、腹痛、腹胀、腹泻、便秘、足背肿痛、趾跖关节痛等。

45. 厉兑

【定　　位】在足趾,第二趾末节外侧,距趾甲角0.1寸(指寸)(图2-8)。

【主　　治】鼻出血、面肿、牙痛、咽喉肿痛、胸腹胀满、便秘、水肿、胃痛、足跟痛等。

(八)足太阴脾经经穴

足太阴脾经经脉循行起始于足拇趾端内侧隐白穴(承接胃经),沿拇趾内侧、足内侧缘向后行至内踝前,继而沿小腿、膝部和大腿内侧面上行至腹股沟,入腹,归属于脾,并和胃连络。由胃分出的支脉

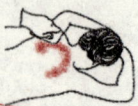

上行,通过膈肌,进入胸内,注于心中,与心经相通。另一支脉上行至舌根,散布于舌下(图2-9)。

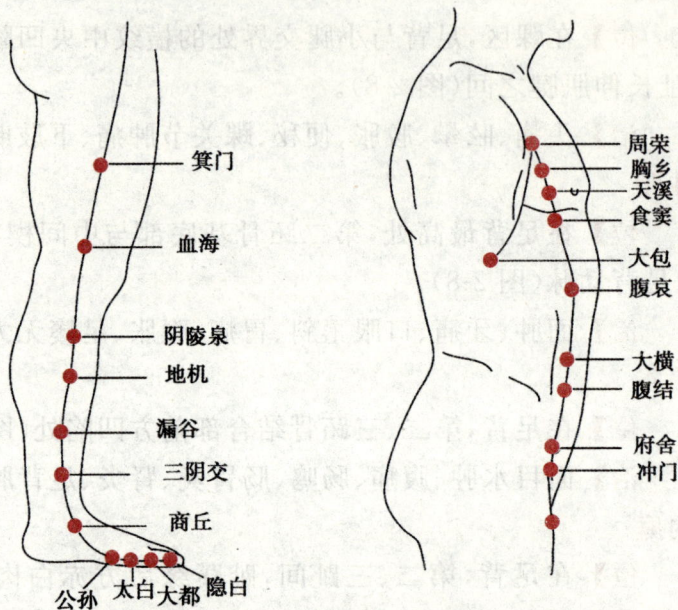

箕门
血海
阴陵泉
地机
漏谷
三阴交
商丘
公孙 太白 大都 隐白

周荣
胸乡
天溪
食窦
大包
腹哀
大横
腹结
府舍
冲门

⟩⟩⟩⟩图2-9 足太阴脾经经穴⟨⟨⟨⟨

1. 隐白

【定　　位】在足趾大趾末节内侧,距趾甲角0.1寸(指寸)(图2-9)。

【主　　治】月经不调、便血、尿血、腹胀、失眠多梦、惊风、胸满、足趾痛等。

2. 大都

【定　　位】在足内侧缘,第一跖趾关节前下方赤白肉际凹陷处(图2-9)。

【主　　治】足趾肿痛、小儿惊风、腹胀、腹痛、腹泻、便秘、呕吐、手足厥冷等。

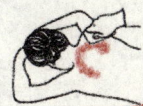

3. 太白

【定　　位】在足内侧缘，第一跖趾关节后下方赤白肉际凹陷处（图2-9）。

【主　　治】消化不良、腹痛、腹胀、腹泻、肠鸣、呕吐、便秘、痢疾、月经不调、闭经、崩漏、带下、胸胁胀痛等。

4. 公孙

【定　　位】在足内侧缘，第一跖骨基底部的前下缘赤白肉际处（图2-9）。

【主　　治】消化不良、胃痛、腹胀、肠鸣、消化不良、呕吐、腹泻、便秘、痢疾等。

5. 商丘

【定　　位】在足内踝前下方凹陷中，舟骨结节与内踝尖连线中点凹陷处（图2-9）。

【主　　治】消化不良、腹胀、肠鸣、呕吐、腹泻、便秘、痢疾、黄疸、两足无力、足踝痛等。

6. 三阴交

【定　　位】在小腿内侧，足内踝尖上3寸，胫骨内侧缘后方（图2-9）。

【主　　治】腹胀、肠鸣、脾胃虚弱、腹痛、腹泻、月经不调、闭经、崩漏、带下病、遗精、阳痿、遗尿、疝气、脚气、失眠、湿疹、下肢痿痹等。

7. 漏谷

【定　　位】在小腿内侧，内踝尖与阴陵泉穴连线上，距内踝尖6寸，胫骨内侧缘后方（图2-9）。

【主　　治】肠鸣、腹胀、腹泻、腹痛、水肿、小便不利、遗精、腿膝厥冷等。

8. 地机

【定　　位】在小腿内侧，内踝尖与阴陵泉穴的连线上，阴陵泉穴下3寸（图2-9）。

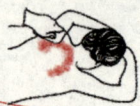

【主　　治】食欲缺乏、腹痛、腹胀、腹泻、小便不利、月经不调、痛经、遗精、腰痛、水肿等。

9. 阴陵泉

【定　　位】在小腿内侧,胫骨内侧踝下缘与胫骨内侧缘之间的凹陷处(图2-9)。

【主　　治】腹痛、腹胀、腹泻、水肿、黄疸、小便不利或失禁、遗尿、遗精、月经不调、膝痛等。

10. 血海

【定　　位】屈膝,在大腿内侧,髌底内侧端上2寸,股内侧肌的隆起处(图2-9)。

【主　　治】月经不调、痛经、崩漏、闭经、风疹、湿疹、丹毒、尿路感染、股内侧痛、膝痛等。

11. 箕门

【定　　位】在大腿内侧,血海穴与冲门穴的连线上,血海穴上6寸(图2-9)。

【主　　治】小便不利、遗尿、尿闭、尿路感染、腹股沟肿痛、大腿肿痛等。

12. 冲门

【定　　位】在腹股沟内侧,腹股沟斜纹中,髂外动脉搏动处的外侧(图2-9)。

【主　　治】腹痛、腹胀、疝气、崩漏、带下病、小便不利、子宫脱垂等。

13. 府舍

【定　　位】在下腹部,脐下4寸,冲门穴上方0.7寸,前正中线旁开4寸(图2-9)。

【主　　治】子宫脱垂、腹痛、疝气、腹满积聚、便秘等。

14. 腹结

【定　　位】在下腹部,大横穴下1.3寸,距前正中线4寸(图2-9)。

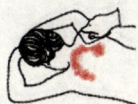

【主　　治】腹痛、腹泻、便秘、疝气等。

15. 大横

【定　　位】在腹中部，距脐中 4 寸（图 2-9）。

【主　　治】腹痛、腹胀、腹泻、便秘、痢疾等。

16. 腹哀

【定　　位】在上腹部，脐上 3 寸，距前正中线 4 寸（图 2-9）。

【主　　治】消化不良、腹痛、便秘、痢疾等。

17. 食窦

【定　　位】在胸外侧部，第五肋间隙，距前正中线 6 寸（图 2-9）。

【主　　治】胸胁胀痛、腹胀、肠鸣、反胃、水肿等。

18. 天溪

【定　　位】在胸外侧部，第四肋间隙，距前正中线 6 寸（图 2-9）。

【主　　治】胸胁胀痛、咳嗽、气逆、乳痛、乳汁不足等。

19. 胸乡

【定　　位】在胸外侧部，第三肋间隙，距前正中线 6 寸（图 2-9）。

【主　　治】胸胁胀痛、支气管炎、咳嗽、气喘等。

20. 周荣

【定　　位】在胸外侧部，第二肋间隙，距前正中线 6 寸（图 2-9）。

【主　　治】胸胁胀痛、咳嗽、气喘等。

21. 大包

【定　　位】在胸外侧部，腋中线上，第六肋间隙处（图 2-9）。

【主　　治】四肢无力、胸胁胀痛、咳嗽、气喘、全身疼痛等。

（九）足太阳膀胱经经穴

足太阳膀胱经经脉循行起始于目内侧睛明穴（承接小肠经）上行经额至头顶，交会于督脉百会穴，深入颅内，与脑相联络。然后下行至项，沿着肩胛内侧，夹脊柱两旁下行至腰部，分出支脉进入腹腔后继续夹脊柱两旁下行，贯过臀部，行经大腿后部进入膝部腘窝中。

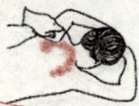

从项部分出的支脉,分别向下贯过肩胛后,沿着肩胛骨内侧缘一线下行至臀部,经过髀枢(髋关节),沿着大腿后外侧下行至腘窝,与前脉相会合后,再下行贯过小腿后部肌肉,出于外踝之后,沿足外侧缘前行,止于足小趾端外侧至阴穴,并与肾经相连。

从腰部分出的支脉,通过脊柱两旁之肌肉,进入腹腔,与肾相联络,归属于本腑膀胱。

从头顶部分出的另一支脉,行向耳上部(图2-10)。

1. 睛明

【定　　位】在面部,目内眦角稍上方眶内侧壁凹陷处(图2-10)。

【主　　治】流泪、视物不明、目翳、目眩、近视、目赤肿痛等。

2. 攒竹

【定　　位】在面部,眉头凹陷中,眶上切迹处(图2-10)。

【主　　治】头痛、失眠、眼睑痉挛、目视不明、目赤肿痛、流泪等。

3. 眉冲

【定　　位】在头部,攒竹穴直上入发际0.5寸,神庭穴与曲差穴连线之间(图2-10)。

【主　　治】头痛、眩晕、鼻塞、眼病、目视不明等。

4. 曲差

【定　　位】在头部,前发际正中直上0.5寸,旁开1.5寸,即神庭穴与头维穴连线的内1/3与外2/3交点处(图2-10)。

【主　　治】头痛、眩晕、目痛、目视不明、鼻塞等。

5. 五处

【定　　位】在头部,前发际正中直上1寸,旁开1.5寸(图2-10)。

【主　　治】三叉神经痛、头痛、眩晕、目视不明、小儿惊风等。

6. 承光

【定　　位】在头部,前发际正中直上2.5寸,旁开1.5寸(图

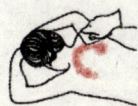

2-10)。

【主　治】目眩、头痛、视力减退、鼻塞、流涕、呕吐等。

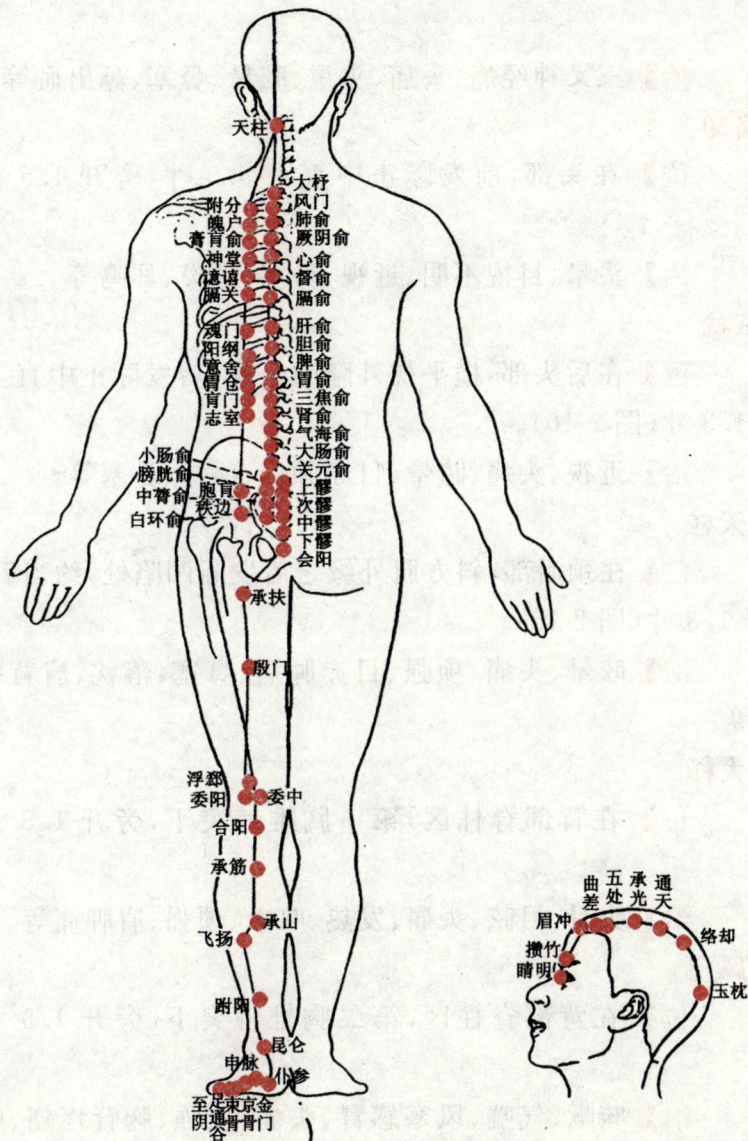

图 2-10　足太阳膀胱经经穴

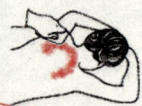

7. 通天

【定　位】在头部，前发际正中直上 4 寸，旁开 1.5 寸（图 2-10）。

【主　治】三叉神经痛、头痛、头重、眩晕、鼻塞、鼻出血等。

8. 络却

【定　位】在头部，前发际正中直上 5.5 寸，旁开 1.5 寸（图 2-10）。

【主　治】头晕、目视不明、近视、鼻塞、鼻炎、耳鸣等。

9. 玉枕

【定　位】在后头部，横平枕外隆凸上缘，后发际正中直上 2.5 寸，旁开 1.3 寸（图 2-10）。

【主　治】近视、头痛、眩晕、目赤肿痛、项痛、鼻塞等。

10. 天柱

【定　位】在颈后部，斜方肌外缘之后发际凹陷处，约当后发际正中旁开 1.3 寸（图 2-10）。

【主　治】眩晕、头痛、项强、目赤肿痛、鼻塞、落枕、肩背痛、惊厥、热病等。

11. 大杼

【定　位】在背部脊柱区，第一胸椎棘突下，旁开 1.5 寸（图 2-10）。

【主　治】头晕、目眩、头痛、发热、咳嗽、项强、肩胛痛等。

12. 风门

【定　位】在背部脊柱区，第二胸椎棘突下，旁开 1.5 寸（图 2-10）。

【主　治】咳嗽、气喘、风寒感冒、头痛、项强、胸背疼痛、呕吐、水肿等。

13. 肺俞

【定　位】在背部脊柱区，第三胸椎棘突下，旁开 1.5 寸（图 2-

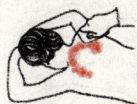

10）。

【主　治】发热、咳嗽、鼻塞、胸满逆喘、咯血、盗汗、胸闷心悸、脊背疼痛、皮肤瘙痒等。

14. 厥阴俞

【定　位】在背部脊柱区，第四胸椎棘突下，旁开1.5寸（图2-10）。

【主　治】呕吐、咳嗽、心痛、心悸、胸闷、胸胁痛、神经衰弱等。

15. 心俞

【定　位】在背部脊柱区，第五胸椎棘突下，旁开1.5寸（图2-10）。

【主　治】心悸、心痛、气喘、咳嗽、呕血、失眠、健忘、盗汗、梦遗、肩背痛等。

16. 督俞

【定　位】在背部脊柱区，第六胸椎棘突下，旁开1.5寸（图2-10）。

【主　治】脊背疼痛、心痛、心悸、胸闷、腹痛、腹胀、肠鸣、呃逆、寒热、气喘等。

17. 膈俞

【定　位】在背部脊柱区，第七胸椎棘突下，旁开1.5寸（图2-10）。

【主　治】气喘、咳嗽、心痛、心悸、呕吐、呃逆、呕血、便血、潮热、盗汗等。

18. 肝俞

【定　位】在背部脊柱区，第九胸椎棘突下，旁开1.5寸（图2-10）。

【主　治】眩晕、头痛、目赤、目眩、目视不明、黄疸、胃病、胁痛、颈项强痛、腰背痛、月经不调、闭经、痛经等。

19. 胆俞

【定　位】在背部脊柱区，第十胸椎棘突下，旁开1.5寸（图

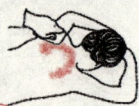

2-10)。

【主　　治】口苦、黄疸、胃痛、呕吐、胸胁痛等。

20. 脾俞

【定　　位】在背部脊柱区，第十一胸椎棘突下，旁开1.5寸（图2-10)。

【主　　治】呕吐、腹胀、腹泻、痢疾、便血、黄疸、水肿、胃痛、背痛等。

21. 胃俞

【定　　位】在背部脊柱区，第十二胸椎棘突下，旁开1.5寸（图2-10)。

【主　　治】腹胀、腹泻、痢疾、肠鸣、呕吐、消化不良、胃脘痛、胸胁痛等。

22. 三焦俞

【定　　位】在背部脊柱区，第一腰椎棘突下，旁开1.5寸（图2-10)。

【主　　治】腹胀、腹泻、痢疾、肠鸣、呕吐、水肿、肾炎、遗尿、腰背强痛等。

23. 肾俞

【定　　位】在背部脊柱区，第二腰椎棘突下，旁开1.5寸（图2-10)。

【主　　治】耳鸣、耳聋、遗尿、小便不利、遗精、阳痿、月经不调、痛经、白带异常、水肿、腰膝酸软等。

24. 气海俞

【定　　位】在背部脊柱区，第三腰椎棘突下，旁开1.5寸（图2-10)。

【主　　治】腹胀、肠鸣、月经不调、痛经、崩漏、腰痛、腰膝酸软等。

25. 大肠俞

【定　　位】在背部脊柱区，第四腰椎棘突下，旁开1.5寸（图

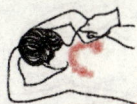

2-10)。

【主　　治】腹痛、腹胀、肠鸣、腹泻、痢疾、便秘、腰痛、遗尿等。

26. 关元俞

【定　　位】在背部脊柱区，第五腰椎棘突下，旁开1.5寸（图2-10）。

【主　　治】腹痛、腹胀、腹泻、小便不利、遗尿、尿路感染、腰痛等。

27. 小肠俞

【定　　位】在骶部，骶正中嵴旁1.5寸，横平第一骶后孔（图2-10）。

【主　　治】腹痛、腹胀、腹泻、痢疾、痔疾、小便不利、遗精、遗尿、尿血、腰腿痛等。

28. 膀胱俞

【定　　位】在骶部，骶正中嵴旁1.5寸，横平第二骶后孔（图2-10）。

【主　　治】腹痛、泄泻、便秘、痢疾、小便不利、遗尿、遗精、阳痿、腰脊强痛等。

29. 中膂俞

【定　　位】在骶部，骶正中嵴旁1.5寸，横平第三骶后孔（图2-10）。

【主　　治】泄泻、痢疾、肠炎、疝气、腰脊强痛等。

30. 白环俞

【定　　位】在骶部，骶正中嵴旁1.5寸，横平第四骶后孔（图2-10）。

【主　　治】月经不调、白带异常、遗精、阳痿、早泄、小便黄赤、遗尿、疝气、腰腿痛等。

31. 上髎

【定　　位】在骶部，髂后上棘与正中线之间，正对第一骶后孔处

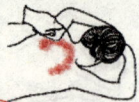

（图 2-10）。

【主　　治】月经不调、带下病、阴挺、子宫脱垂、遗精、阳痿、大小便不利、腰痛、膝软等。

32. 次髎

【定　　位】在骶部，髂后上棘内下方，正对第二骶后孔处（图2-10）。

【主　　治】月经不调、痛经、带下病、小便不利、遗精、疝气、腰痛、下肢痿痹等。

33. 中髎

【定　　位】在骶部，次髎穴下内方，正对第三骶后孔处（图2-10）。

【主　　治】小便不利、便秘、泄泻、月经不调、带下病、腰痛等。

34. 下髎

【定　　位】在骶部，中髎穴下内方，正对第四骶后孔处（图2-10）。

【主　　治】腹痛、腹泻、便秘、小便不利、白带过多、痛经、便血、腰痛等。

35. 会阳

【定　　位】在骶部，尾骨端旁开 0.5 寸（图2-10）。

【主　　治】腹痛、泄泻、便血、痢疾、痔疾、腿痛、阳痿、遗精、带下、痛经等。

36. 承扶

【定　　位】在大腿后面，臀沟的中点（图 2-10）。

【主　　治】坐骨神经痛、腰骶臀股部疼痛、便秘、痔疾等。

37. 殷门

【定　　位】在大腿后面，承扶穴与委中穴的连线上，承扶穴下 6 寸（图2-10）。

【主　　治】腰骶臀股部疼痛、坐骨神经痛、下肢痿痹、下肢瘫痪等。

38. 浮郄

【定　　位】在腘横纹外侧端，委阳穴上 1 寸，股二头肌腱的内侧

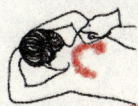

（图2-10）。

【主　治】腹泻、便秘、臀股麻木、小腿转筋、失眠等。

39. 委阳

【定　位】在腘横纹外侧端，股二头肌腱的内侧（图2-10）。

【主　治】胸腹胀、发热、小便不利、腰脊强痛、腿足挛痛、便秘、痔疮等。

40. 委中

【定　位】在腘横纹中点，股二头肌腱与半腱肌肌腱的中间（图2-10）。

【主　治】腰背痛、风寒湿痹、下肢痿痹、腹痛、吐泻、小便不利、遗尿、丹毒、乳痈等。

41. 附分

【定　位】在背部脊柱区，第二胸椎棘突下，旁开3寸（图2-10）。

【主　治】气喘、感冒、颈项强痛、肩背拘急、肘臂麻木等。

42. 魄户

【定　位】在背部脊柱区，第三胸椎棘突下，旁开3寸（图2-10）。

【主　治】咳嗽、气喘、颈项强痛、肩背痛等。

43. 膏肓俞

【定　位】在背部脊柱区，第四胸椎棘突下，旁开3寸（图2-10）。

【主　治】支气管炎、神经衰弱、咳嗽、气喘、健忘、盗汗、遗精、久病体虚等。

44. 神堂

【定　位】在背部脊柱区，第五胸椎棘突下，旁开3寸（图2-10）。

【主　治】气喘、咳嗽、心痛、心悸、失眠、胸闷、脊背强痛等。

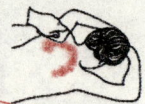

45. 谚语

【定　　位】在背部脊柱区,第六胸椎棘突下,旁开 3 寸(图 2-10)。

【主　　治】气喘、咳嗽、目眩、目痛、鼻出血、疟疾、热病、肩背痛等。

46. 膈关

【定　　位】在背部脊柱区,第七胸椎棘突下,旁开 3 寸(图 2-10)。

【主　　治】食欲缺乏、呕吐、呃逆、胸闷、脊背强痛等。

47. 魂门

【定　　位】在背部脊柱区,第九胸椎棘突下,旁开 3 寸(图 2-10)。

【主　　治】食欲缺乏、呕吐、肠鸣、泄泻、胸胁痛、胃痛、背痛等。

48. 阳纲

【定　　位】在背部脊柱区,第十胸椎棘突下,旁开 3 寸(图 2-10)。

【主　　治】腹痛、肠鸣、泄泻、痢疾、黄疸、消渴、背痛等。

49. 意舍

【定　　位】在背部脊柱区,第十一胸椎棘突下,旁开 3 寸(图 2-10)。

【主　　治】腹胀、肠鸣、呕吐、泄泻、消化不良、黄疸、消渴、噎膈、脊背痛、水肿等。

50. 胃仓

【定　　位】在背部脊柱区,第十二胸椎棘突下,旁开 3 寸(图 2-10)。

【主　　治】胃脘痛、腹胀、伤食吐泻、便秘、腰脊背痛、水肿等。

51. 肓门

【定　　位】在腰部,第一腰椎棘突下,旁开 3 寸(图 2-10)。

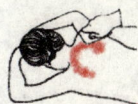

【主　　治】消化不良、腹痛、便秘、黄疸、淋证、乳疾等。

52. 志室

【定　　位】在腰部,第二腰椎棘突下,旁开 3 寸(图 2-10)。

【主　　治】小便不利、阳痿、遗精、早泄、遗尿、尿频、水肿、月经不调、腰脊强痛等。

53. 胞肓

【定　　位】在骶部,横平第二骶后孔,骶正中嵴旁开 3 寸(图 2-10)。

【主　　治】小便不利、腹胀、肠鸣、腹泻、便秘、阴肿疼痛、癃闭、腰脊强痛等。

54. 秩边

【定　　位】在骶部,横平第四骶后孔,骶正中嵴旁开 3 寸(图 2-10)。

【主　　治】小便不利、便秘、痔疾、结石、腰骶痛、坐骨神经痛、下肢麻木、下肢瘫痪等。

55. 合阳

【定　　位】在小腿后面,委中穴与承山穴的连线上,委中穴下 2 寸(图 2-10)。

【主　　治】腰脊强痛、下肢痹痛、阳痿、前列腺炎、月经不调等。

56. 承筋

【定　　位】在小腿后面,委中穴与承山穴的连线上,腓肠肌两肌腹中央委中穴下 5 寸(图 2-10)。

【主　　治】腰膝痹痛、痔疮、便秘、鼻出血等。

57. 承山

【定　　位】在小腿后部,委中穴与昆仑穴之间,腓肠肌两肌腹与肌腱交角处(图 2-10)。

【主　　治】便秘、痔疾、脱肛、脚气、坐骨神经痛、腰腿拘急疼痛等。

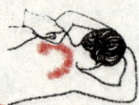

58. 飞扬

【定　　位】在小腿后部,外踝后,昆仑穴直上 7 寸,承山穴外侧斜下方 1 寸处(图 2-10)。

【主　　治】头痛、目眩、鼻出血、鼻塞、痔疾、腰腿疼痛、下肢无力、下肢麻木等。

59. 跗阳

【定　　位】在小腿后面,外踝后,昆仑穴直上 3 寸(图 2-10)。

【主　　治】头痛、目眩、腰骶痛、下肢痿痹、外踝肿痛、寒湿脚气、两足生疮等。

60. 昆仑

【定　　位】在足部外踝后方,外踝尖与跟腱之间的凹陷处(图 2-10)。

【主　　治】头痛、项强、目痛、目眩、鼻出血、腰骶疼痛、脚跟肿痛、坐骨神经痛等。

61. 仆参

【定　　位】在足外侧部,外踝后下方,昆仑穴直下,跟骨外侧,赤白肉际处(图 2-10)。

【主　　治】膝关节炎、足跟痛、足痿、脚气等。

62. 申脉

【定　　位】在足外侧部,外踝尖直下,外踝下缘与跟骨之间凹陷处(图 2-10)。

【主　　治】头痛、眩晕、目赤痛、鼻出血、口眼歪斜、失眠、腰腿酸痛、足跟肿痛、半身不遂等。

63. 金门

【定　　位】在足外侧,外踝前缘直下,第五跖骨粗隆后方,骰骨下缘凹陷处(图 2-10)。

【主　　治】牙痛、头痛、小儿惊风、腰腿痛、肩背痛、下肢痿痹、外踝痛、足部扭伤等。

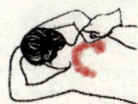

64. 京骨

【定　　位】在足外侧，第五跖骨粗隆下方，赤白肉际处（图2-10）。

【主　　治】头痛、眩晕、项强、目赤、目翳、鼻塞、鼻出血、腰痛、半身不遂、寒湿脚气、两足生疮等。

65. 束骨

【定　　位】在足外侧，第五跖趾关节的近端，赤白肉际处（图2-10）。

【主　　治】头痛，项强，目眩，目赤，耳聋，癫狂，腰腿痛，痔疮等。

66. 足通谷

【定　　位】在足外侧，第五跖趾关节的远端，赤白肉际处（图2-10）。

【主　　治】头痛、项强、目眩、鼻出血、热病、咳嗽、气喘、哮喘、胸满等。

67. 至阴

【定　　位】在足小趾末节外侧，距趾甲角0.1寸（指寸）（图2-10）。

【主　　治】头痛、目痛、鼻塞、鼻出血、心烦、胸胁痛、小便不利、足下热等。

（十）足少阴肾经经穴

足少阴肾经经脉循行起始于足小趾下面（承接膀胱经），出于足内侧缘然谷穴（舟骨结节）之下，经足内踝之后、小腿、膝部和大腿内侧面上行至腹股沟，入腹，穿过脊柱，归属于肾脏，与膀胱相联络。

由肾脏上行的脉，通过肝脏和膈肌至胸腔，入于肺脏；另一支脉沿着气管、喉咙上行，分布于舌根外侧。

从肺脏出来的支脉，与心脏相联络，并注入于胸中，与心包经相连（图2-11）。

1. 涌泉

【定　　位】在足底部，屈足卷趾时足心最凹陷处，约足底第二、

涌泉

阴谷

筑宾

交信
照海

复溜
太溪
大钟
水泉

然谷

俞府
彧中
神藏
灵墟
神封
步廊
幽门
通谷
腹通谷
阴都
石关
商曲
肓俞
中注
四满
气穴
大赫
横骨

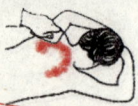

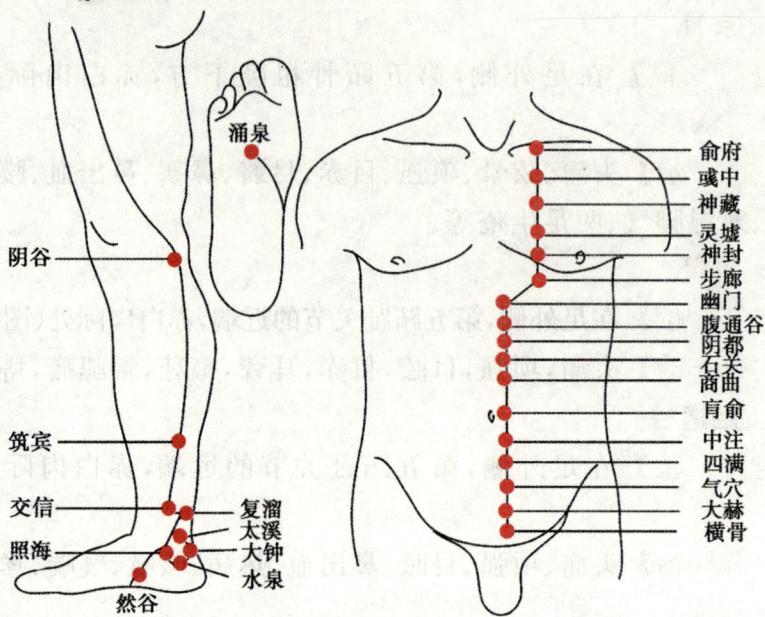

<><><>图 2-11　足少阴肾经经穴<><><>

三趾趾缝纹头端与足跟连线的前 1/3 与后 2/3 交点上(图 2-11)。

【主　　治】咽喉肿痛、咳嗽、气喘、头痛、头昏、目眩、鼻出血、失眠、便秘、小便不利、小儿惊风、昏厥、阳痿、经闭、足心热、下肢瘫痪等。

2. 然谷

【定　　位】在足内侧缘,足舟骨粗隆下方,赤白肉际处(图 2-11)。

【主　　治】咽喉肿痛、咯血、消渴、泄泻、月经不调、带下病、遗精、尿血、小便不利、小儿脐风等。

3. 太溪

【定　　位】在足内侧,内踝尖与跟腱之间的凹陷处(图 2-11)。

【主　　治】咽喉肿痛、牙痛、鼻出血、头痛目眩、咳嗽、气喘、便秘、月经不调、闭经、带下病、失眠、健忘、遗尿、遗精、阳痿、小便频数、水肿、腰痛等。

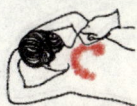

4. 大钟

【定　　位】在足内侧，内踝后下方，跟腱附着部的前方凹陷处（图 2-11）。

【主　　治】足跟肿痛、腰脊强痛、咳嗽、气喘、咽喉肿痛、心烦、失眠、遗尿、便秘、月经不调等。

5. 水泉

【定　　位】在足内侧，内踝后下方，太溪穴直下 1 寸（指寸），跟骨结节内侧凹陷处（图 2-11）。

【主　　治】月经不调、痛经、经闭、子宫脱垂、小便不利、腹痛、足跟痛等。

6. 照海

【定　　位】在足内侧，内踝尖下 1 寸，内踝下缘边际凹陷处（图 2-11）。

【主　　治】咽喉肿痛、心痛、气喘、便秘、肠鸣、腹泻、失眠、月经不调、子宫脱垂、小便频数等。

7. 复溜

【定　　位】在小腿内侧，太溪穴直上 2 寸，跟腱的前方（图 2-11）。

【主　　治】遗精、早泄、腹胀、肠鸣、泄泻、水肿、盗汗、热病无汗、腰脊强痛等。

8. 交信

【定　　位】在小腿内侧，太溪穴直上 2 寸，复溜穴前 0.5 寸，胫骨内侧缘的后方凹陷处（图 2-11）。

【主　　治】大小便不利、腹泻、便秘、痢疾、月经不调、崩漏、睾丸肿痛、疝气等。

9. 筑宾

【定　　位】在小腿内侧，太溪穴与阴谷穴的连线上，太溪穴直上 5 寸，腓肠肌肌腹的内下方（图 2-11）。

【主　　治】脚软无力、小腿疼痛、膀胱炎、遗尿、腹痛等。

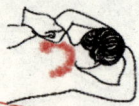

10. 阴谷

【定　　位】在腘窝内侧，屈膝时，半腱肌肌腱与半膜肌肌腱之间（图2-11）。

【主　　治】腹痛、阳痿、遗精、经闭、小便不利、膝股内侧痛等。

11. 横骨

【定　　位】在下腹部，脐下5寸，前正中线旁开0.5寸（图2-11）。

【主　　治】月经不调、遗精、阳痿、阴痛、遗尿、小便不利等。

12. 大赫

【定　　位】在下腹部，脐下4寸，前正中线旁开0.5寸（图2-11）。

【主　　治】月经不调、痛经、遗精、阳痿、泄泻、痢疾等。

13. 气穴

【定　　位】在下腹部，脐下3寸，前正中线旁开0.5寸（图2-11）。

【主　　治】月经不调、痛经、腹痛、泄泻、小便不利、遗精、阳痿等。

14. 四满

【定　　位】在下腹部，脐下2寸，前正中线旁开0.5寸（图2-11）。

【主　　治】月经不调、痛经、带下、腹痛、便秘、遗精、遗尿、水肿等。

15. 中注

【定　　位】在下腹部，脐下1寸，前正中线旁开0.5寸（图2-11）。

【主　　治】腹胀、腹泻、呕吐、便秘、痢疾、月经不调、痛经等。

16. 肓俞

【定　　位】在腹部，脐中旁开0.5寸（图2-11）。

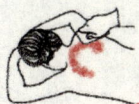

【主　　治】腹痛、腹胀、腹泻、便秘、痢疾、呕吐、月经不调、腰脊痛等。

17. 商曲

【定　　位】在上腹部，脐上 2 寸，前正中线旁开 0.5 寸（图 2-11）。

【主　　治】腹痛、腹胀、腹泻、便秘、痢疾、呕吐等。

18. 石关

【定　　位】在上腹部，脐上 3 寸，前正中线旁开 0.5 寸（图 2-11）。

【主　　治】食欲缺乏、消化不良、腹痛、便秘、呃逆、呕吐、产后腹痛、经闭、带下病等。

19. 阴都

【定　　位】在上腹部，脐上 4 寸，前正中线旁开 0.5 寸（图 2-11）。

【主　　治】支气管炎、哮喘、消化不良、呕吐、腹胀、腹痛、肠鸣、便秘、疟疾等。

20. 腹通谷

【定　　位】在上腹部，脐上 5 寸，前正中线旁开 0.5 寸（图 2-11）。

【主　　治】消化不良、腹痛、腹胀、呕吐、心痛、心悸、胸痛等。

21. 幽门

【定　　位】在上腹部，脐上 6 寸，前正中线旁开 0.5 寸（图 2-11）。

【主　　治】消化不良、腹痛、腹胀、呕吐、泄泻、痢疾、乳汁不通、乳痈、健忘等。

22. 步廊

【定　　位】在胸部，第五肋间隙，前正中线旁开 2 寸（图 2-11）。

【主　　治】咳嗽、气喘、胸胁胀满、食欲缺乏、呕吐等。

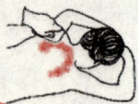

23. 神封

【定　　位】在胸部,第四肋间隙,前正中线旁开2寸(图2-11)。

【主　　治】咳嗽、气喘、胸胁支满、食欲缺乏、呕吐、泄泻、乳痈等。

24. 灵墟

【定　　位】在胸部,第三肋间隙,前正中线旁开2寸(图2-11)。

【主　　治】咳嗽、气喘、胸胁胀痛、呕吐、乳汁不足等。

25. 神藏

【定　　位】在胸部,第二肋间隙,前正中线旁开2寸(图2-11)。

【主　　治】咳嗽、气喘、胸痛、食欲缺乏等。

26. 彧中

【定　　位】在胸部,第一肋间隙,前正中线旁开2寸(图2-11)。

【主　　治】咳嗽、气喘、痰壅、心悸、胸胁胀满、食欲缺乏、乳痈等。

27. 俞府

【定　　位】在胸部,锁骨下缘,前正中线旁开2寸(图2-11)。

【主　　治】咳嗽、气喘、胸痛、腹胀、呕吐、食欲缺乏等。

(十一)足少阳胆经经穴

足少阳胆经经脉循行始于目外侧瞳子髎穴,承接三焦经,上行至头角(顶结节),弯行向耳后,沿着颈部下行至肩,与三焦经相交(向后借助于支脉交会于督脉大椎穴),向前行至缺盆,由此进入胸腔。下行通过膈肌,进入腹腔,与肝脏联络,归属于胆腑,继而沿着胁部里面下行至腹股沟气街(股动脉处),绕过阴部毛际,向后横行进入髀厌(髋关节、环跳穴)中,再沿大腿、膝部和小腿外侧下行至腓骨下段,经外踝之前、足背外侧行向第四趾间隙,止于第四趾末节外侧足窍阴穴。

从耳后分出的支脉,进入耳中,由耳前出,至目外眦,再下行经大

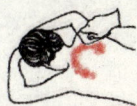

迎穴,沿颈部下行至缺盆穴与前脉相会合。

由缺盆穴向下直行的脉,至腋下,沿着胸侧壁下行,经过季肋(下部胸壁),至髀厌中与前脉会合。

由足背分出的支脉,行向第一、二跖骨间隙,沿足大趾外侧前行,止于其端,还穿过趾甲,分布于趾背丛毛处,与肝经相连(图 2-12)。

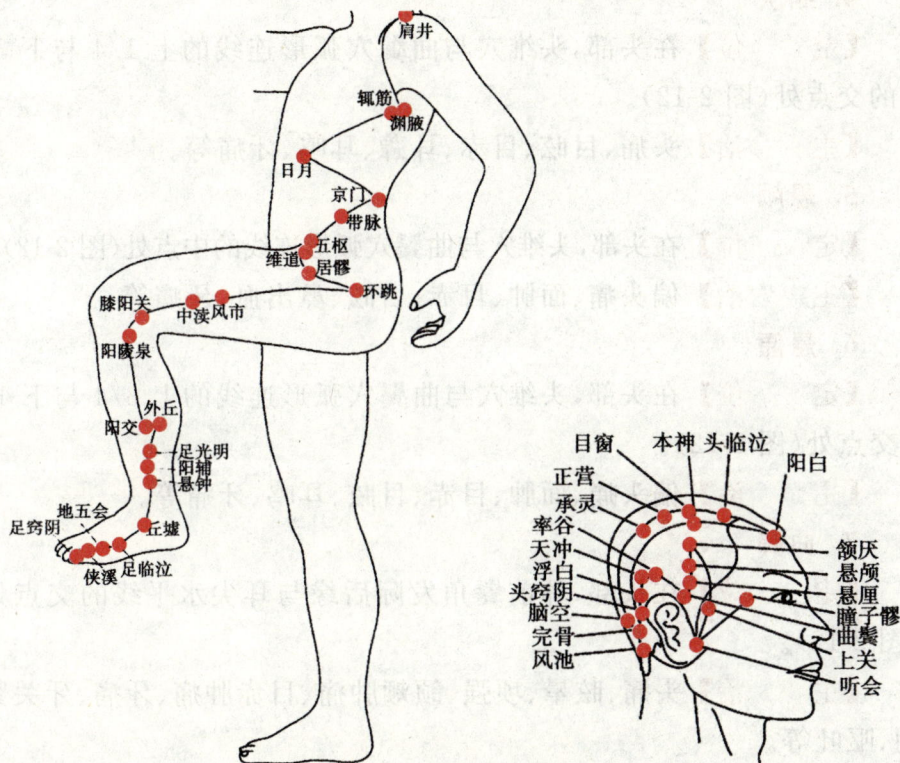

≪≪≪图 2-12　足少阳胆经经穴≫≫≫

1. 瞳子髎

【定　　位】在面部,目外眦旁,眶外侧 0.5 寸凹陷处(图 2-12)。

【主　　治】头痛、目痛、目赤、目翳、迎风流泪、口眼歪斜等。

2. 听会

【定　　位】在面部,耳屏前切迹与下颌髁状突之间的凹陷处(图

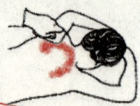

2-12)。

【主　治】耳聋、耳鸣、牙痛、口眼歪斜等。

3. 上关

【定　位】在面部，颧弓上缘中央凹陷处(图 2-12)。

【主　治】头痛、目眩、耳聋、耳鸣、口眼歪斜、牙痛、口噤等。

4. 颔厌

【定　位】在头部，头维穴与曲鬓穴弧形连线的上 1/4 与下 3/4 的交点处(图 2-12)。

【主　治】头痛、目眩、目赤、耳聋、耳鸣、牙痛等。

5. 悬颅

【定　位】在头部，头维穴与曲鬓穴弧形连线的中点处(图 2-12)。

【主　治】偏头痛、面肿、目赤、目眩、鼻出血、牙痛等。

6. 悬厘

【定　位】在头部，头维穴与曲鬓穴弧形连线的上 3/4 与下 1/4 交点处(图 2-12)。

【主　治】偏头痛、面肿、目赤、目眩、耳鸣、牙痛等。

7. 曲鬓

【定　位】在头部，耳前鬓角发际后缘与耳尖水平线的交点处(图 2-12)。

【主　治】头痛、眩晕、项强、颔颊肿痛、目赤肿痛、牙痛、牙关紧闭、呕吐等。

8. 率谷

【定　位】在头部，耳尖直上，入发际 1.5 寸(图 2-12)。

【主　治】呕吐、头痛、眩晕、小儿惊风等。

9. 天冲

【定　位】在头部，耳根后缘直上，入发际 2 寸，率谷穴后 0.5 寸(图 2-12)。

【主　治】头痛、牙龈肿痛、疝气等。

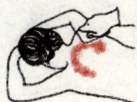

10. 浮白

【定　　位】在头部,耳后乳突的后上方,天冲穴与完骨穴弧形连线的上 1/3 与下 2/3 的交点处(图 2-12)。

【主　　治】头痛、目痛、牙痛、耳聋、耳鸣、颈项强痛等。

11. 头窍阴

【定　　位】在头部,耳后乳突的后上方,天冲穴与完骨穴弧形连线的上 2/3 与下 1/3 交点处(图 2-12)。

【主　　治】头痛、眩晕、颈项强痛、口眼歪斜、耳聋、耳鸣、目痛、口苦、牙痛、胸胁痛等。

12. 完骨

【定　　位】在头部,耳后乳突的后下方凹陷处(图 2-12)。

【主　　治】头痛、失眠、面瘫、目疾、龋齿等。

13. 本神

【定　　位】在头部,前发际上 0.5 寸,头正中线旁开 3 寸的交点处(图 2-12)。

【主　　治】头痛、眩晕、癫痫、小儿惊风、中风、胸胁疼痛等。

14. 阳白

【定　　位】在头部,瞳孔直上,眉上 1 寸(图 2-12)。

【主　　治】咳喘、气逆、头痛、目眩、目痛、面瘫等。

15. 头临泣

【定　　位】在头部,瞳孔直上,入前发际 0.5 寸处(图 2-12)。

【主　　治】头痛、目眩、目赤肿痛、耳聋、耳鸣、鼻塞、鼻渊、小儿惊痫等。

16. 目窗

【定　　位】在头部,瞳孔直上,前发际上 1.5 寸,头正中线旁开 2.25 寸处(图 2-12)。

【主　　治】头痛、头晕、目眩、目赤肿痛、青盲、近视、上齿龋肿、小儿惊痫等。

17. 正营

【定　　位】在头部,瞳孔直上,前发际上2.5寸,头正中线旁开2.25寸处(图2-12)。

【主　　治】头痛、眩晕、目赤肿痛、面目水肿等。

18. 承灵

【定　　位】在头部,瞳孔直上,前发际上4寸,正营穴后1.5寸,横平络却穴(图2-12)。

【主　　治】头痛、眩晕、鼻渊、鼻出血、咳喘等。

19. 脑空

【定　　位】在头部,枕外隆凸的上缘外侧,风池穴直上,横平脑户、玉枕穴(图2-12)。

【主　　治】头痛、目眩、目赤肿痛、耳聋、耳鸣。

20. 风池

【定　　位】在颈后区,枕骨之下,横平风府穴,胸锁乳突肌上端与斜方肌上端之间的凹陷处(图2-12)。

【主　　治】头痛、眩晕、目赤肿痛、目视不明、迎风流泪、面肿、青盲、鼻渊、鼻出血、头痛发热、颈项强痛、气厥、失眠等。

21. 肩井

【定　　位】在肩胛区,第七颈椎棘突与肩峰最外侧点连线的中点(图2-12)。

【主　　治】头项强痛、肩背疼痛、坐骨神经痛、中风、乳痈、脚气等。

22. 渊腋

【定　　位】在胸外侧区,举臂,在腋中线上,腋下3寸,第四肋间隙处(图2-12)。

【主　　治】咳嗽、胁痛、胸满、腋下肿、臂痛不举等。

23. 辄筋

【定　　位】在胸外侧区,腋中线前1寸,平乳头,第四肋间隙处

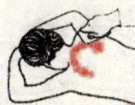

（图 2-12）。

【主　　治】胸满、胁痛、咳嗽、气喘、中风、痢疾等。

24. 日月

【定　　位】在胸部，乳头直下，第七肋间隙处，前正中线旁开 4 寸（图 2-12）。

【主　　治】胁肋胀痛、气逆吞酸、呕吐、黄疸等。

25. 京门

【定　　位】在上腰部，第十二肋骨游离端的下方（图 2-12）。

【主　　治】腹胀、腹痛、小便不利、腰脊痛、项背痛等。

26. 带脉

【定　　位】在侧腹部，第十一肋骨游离端下方垂线与脐水平线的交点处（图 2-12）。

【主　　治】腰痛、腹痛、月经不调、赤白带下、经闭、痛经、不孕等。

27. 五枢

【定　　位】在下腹部，髂前上棘内侧，横平脐下 3 寸（图 2-12）。

【主　　治】气血不和、月经不调、赤白带下、少腹痛、便秘、疝气、腰胯痛等。

28. 维道

【定　　位】在下腹部，髂前上棘前下方，五枢穴前下 0.5 寸（图 2-12）。

【主　　治】月经不调、带下、阴挺、少腹痛、呕吐、水肿、腰胯痛等。

29. 居髎

【定　　位】在臀区，髂前上棘与股骨大转子最凸点连线的中点处（图 2-12）。

【主　　治】下肢痿痹、睾丸炎、腰腿痹痛等。

30. 环跳

【定　　位】在臀区，股骨大转子最凸点与骶管裂孔连线的外1/3

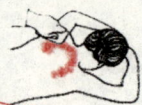

与内 2/3 的交点处（图 2-12）。

【主　　治】中风、下肢痿痹、遍身风疹、脚气、水肿等。

31. 风市

【定　　位】在股部，大腿外侧中线上，腘横纹上 7 寸（图 2-12）。

【主　　治】腰腿酸痛、下肢痿痹、麻木、皮肤瘙痒、脚气等。

32. 中渎

【定　　位】在股部，风市穴下 2 寸，或腘横纹上 5 寸，股外侧肌与股二头肌之间（图 2-12）。

【主　　治】胁腰胯腿痛、下肢痿痹、麻木、半身不遂、脚气等。

33. 膝阳关

【定　　位】在膝部，阳陵泉穴上 3 寸，股骨外上髁后上缘，股二头肌腱与髂胫束之间的凹陷处（图 2-12）。

【主　　治】膝膑肿痛、腘筋挛急、小腿麻木、呕吐流涎等。

34. 阳陵泉

【定　　位】在小腿外侧，腓骨头前下方凹陷处（图 2-12）。

【主　　治】头痛、目痛、颊肿、耳聋、耳鸣、气喘、咳逆、胸胁痛、黄疸、下肢痿痹、脚气、半身不遂、遗尿等。

35. 阳交

【定　　位】在小腿外侧，腓骨后缘，外踝尖上 7 寸（图 2-12）。

【主　　治】咽喉肿痛、面肿、胸胁胀满、下肢痿痹、惊狂、癫疾、膝股痛等。

36. 外丘

【定　　位】在小腿外侧，腓骨前缘，外踝尖上 7 寸，平阳交穴（图 2-12）。

【主　　治】颈项强痛、胸胁支满、肝郁气滞、下肢痿痹、脚气等。

37. 足光明

【定　　位】在小腿外侧，腓骨前缘，外踝尖上 5 寸（图 2-12）。

【主　　治】目赤肿痛、夜盲、视物不明、颊肿、乳房胀痛、膝痛、下肢痿痹等。

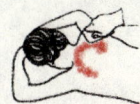

38. 阳辅

【定　　位】在小腿外侧,腓骨前缘,外踝尖上 4 寸(图 2-12)。

【主　　治】偏头痛、目外眦痛、咽喉肿痛、胸胁痛、腋下肿、下肢痹痛等。

39. 悬钟

【定　　位】在小腿外侧,腓骨前缘,外踝尖上 3 寸(图 2-12)。

【主　　治】头晕、失眠、记忆力减退、耳聋、耳鸣、高血压、咽喉肿痛、颈项强痛、落枕、瘙痒、胸腹胀满、腋下肿、胁肋疼痛、下肢痿痹、膝腿痛、脚气等。

40. 丘墟

【定　　位】在踝区,外踝的前下方,趾长伸肌腱的外侧凹陷处(图 2-12)。

【主　　治】偏头痛、颈项痛、目疾、耳聋、牙痛、咽喉肿痛、疟疾、疝气、胸胁痛等。

41. 足临泣

【定　　位】在足背外侧,第四、五跖骨底结合部的前方,第五趾长伸肌腱外侧凹陷处(图 2-12)。

【主　　治】头痛、目眩、目赤、牙痛、耳聋、咽喉肿痛、乳痛、胁肋疼痛、足跗肿痛等。

42. 地五会

【定　　位】在足背外侧,第四、五趾骨之间,第四跖趾关节近端凹陷处(图 2-12)。

【主　　治】头痛、目眩、目赤肿痛、耳聋、耳鸣、乳房胀痛、足跗肿痛等。

43. 侠溪

【定　　位】在足背外侧,第四、五趾间,趾蹼缘后方赤白肉际处(图 2-12)。

【主　　治】头痛、颊肿、目外眦赤痛、耳聋、耳鸣、气喘、咳逆、胁

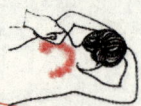

肋疼痛、膝股痛、足跗肿痛、乳痈等。

44. 足窍阴

【定　　位】在足趾，第四趾末节外侧，趾甲根角侧后方 0.1 寸（指寸）（图 2-12）。

【主　　治】头痛、失眠、目赤肿痛、耳聋、耳鸣、喉痹、呃逆、胸胁痛、热病。

（十二）足厥阴肝经经穴

足厥阴肝经经脉起于足大趾上毫毛部（大敦穴），向上沿着足背内侧，经过内踝前 1 寸处（中封穴），上行小腿内侧，离内踝 8 寸处交出于足太阴经的后面，上行膝内侧，沿着大腿内侧，进入阴毛中，绕过阴部，上达小腹，夹着胃旁，属于肝脏，联络胆腑，向上通过横膈，分布于胁肋部，沿着喉咙的后面，向上进入鼻咽部，连接于"目系"（眼球连系于脑的部位），向上出于前额，与督脉会合于头顶（图 2-13）。

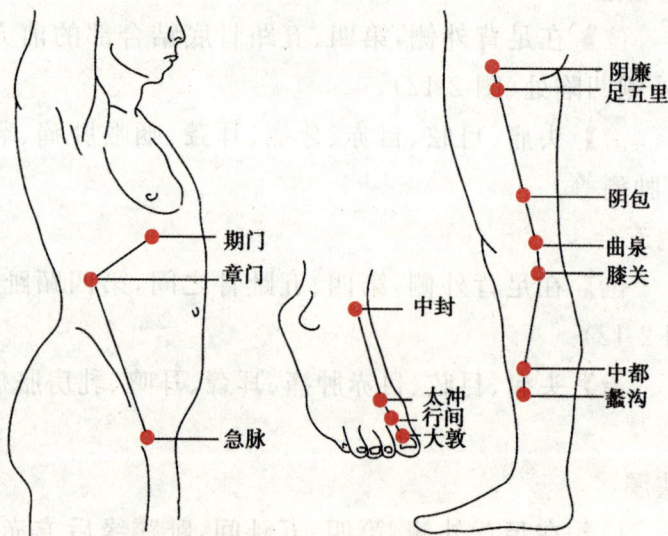

图 2-13　足厥阴肝经经穴

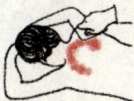

1. 大敦

【定　　位】在足大趾末节外侧,距趾甲角后方0.1寸(指寸)(图2-13)。

【主　　治】月经不调、经闭、崩漏、疝气、遗尿等。

2. 行间

【定　　位】在足背侧,第一、二趾间,趾蹼缘后方赤白肉际处(图2-13)。

【主　　治】头痛、眩晕、目赤肿痛、青盲、鼻出血、心烦、失眠、胸胁胀痛、月经过多、痛经、闭经、崩漏、带下病、遗精、阳痿等。

3. 太冲

【定　　位】在足背侧,第一、二跖骨间,跖骨底结合部前方凹陷中,触及动脉搏动处(图2-13)。

【主　　治】头痛、眩晕、目赤肿痛、咽痛咽干、心烦、失眠、小儿惊风、腰脊疼痛、月经不调、经闭、痛经、崩漏、带下病、精液不足、遗尿等。

4. 中封

【定　　位】在踝区,内踝前,商丘穴与解溪穴连线之间,胫骨前肌腱的内侧凹陷处(图2-13)。

【主　　治】头痛、眩晕、疝气、遗精、小便不利、黄疸、胸腹胀满、腰痛、足冷、内踝肿痛等。

5. 蠡沟

【定　　位】在小腿内侧,胫骨内侧面的中央,内踝尖上5寸(图2-13)。

【主　　治】月经不调、子宫脱垂、带下病、崩漏、阴挺、阴痒、疝气、遗尿、小腹痛、腰痛等。

6. 中都

【定　　位】在小腿内侧,胫骨内侧面的中央,内踝尖上7寸(图2-13)。

【主　　治】胁痛、小腹痛、腹胀、泄泻、疝气、崩漏、遗精、恶露不

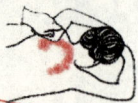

尽等。

7. 膝关

【定　　位】在膝部,胫骨内上髁的后下方,阴陵泉穴后1寸(图2-13)。

【主　　治】咽喉肿痛、膝关节痛、下肢痿痹等。

8. 曲泉

【定　　位】在膝部,腘横纹内侧端,半腱肌半膜肌上端肌腱内缘凹陷处(图2-13)。

【主　　治】头痛、目眩、月经不调、痛经、子宫脱垂、白带、阴挺、阴痒、遗精、阳痿、疝气、小便不利、膝膑肿痛、下肢痿痹等。

9. 阴包

【定　　位】在股前区,股内肌与缝匠肌之间,股骨内上髁上4寸(图2-13)。

【主　　治】腹痛、腰痛、月经不调、遗尿、遗精、阳痿、小便不利等。

10. 足五里

【定　　位】在股前区,气冲穴直下3寸,耻骨结节下方,长收肌的外缘(图2-13)。

【主　　治】小腹胀痛、小便不利、遗尿、阴挺、嗜卧、股内侧痛等。

11. 阴廉

【定　　位】在股前区,气冲穴直下2寸(图2-13)。

【主　　治】小腹疼痛、月经不调、赤白带下、不孕、遗尿、股内侧痛、下肢挛急等。

12. 急脉

【定　　位】在腹股沟区,横平耻骨联合上缘,前正中线旁开2.5寸(图2-13)。

【主　　治】小腹痛、疝气、阴挺、子宫脱垂、阴茎痛、股内侧痛等。

13. 章门

【定　　位】在侧腹部,第十一肋游离端的下方(图2-13)。

经络穴位与刮痧疗法

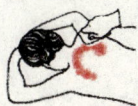

【主　　治】咳嗽、气喘、心烦、惊风、腹胀、腹痛、肠鸣、泄泻、呕吐、血尿、疝气、胸胁痛、黄疸、小儿疳积、腰脊痛等。

14. 期门

【定　　位】在胸部，乳头直下，第六肋间隙，前正中线旁开 4 寸（图 2-13）。

【主　　治】目眩、面赤、咳喘、吞酸、饥不欲食、呕吐、呃逆、小便不利、癃闭、疝气、乳汁不足、胸胁胀满疼痛、胸中热、疟疾、伤寒热入血室等。

（十三）督脉经穴

督脉起于小腹内，下出于会阴部，向后向上行于脊柱的内部，上达项后风府穴，进入脑内，上行巅顶，沿前额下行鼻柱，止于上唇内龈交穴（图 2-14）。

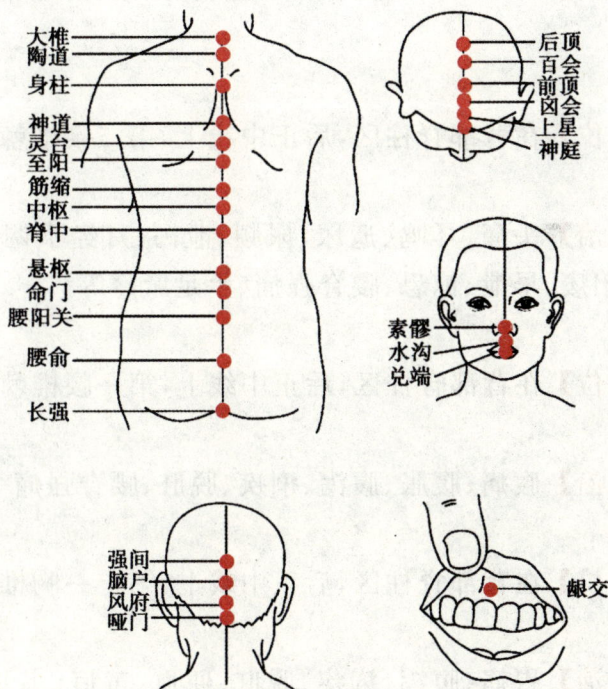

×××× 图 2-14　督脉经穴 ××××

89

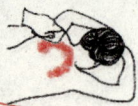

1. 长强

【定　　位】在会阴区,尾骨下方,尾骨端与肛门连线的中点处(图2-14)。

【主　　治】泄泻、便秘、便血、痔疾、脱肛、阴部湿痒、遗精、阳痿、腰脊尾骶部疼痛、小儿惊痫等。

2. 腰俞

【定　　位】在骶区,后正中线上,正对骶管裂孔(图2-14)。

【主　　治】腹泻、便秘、便血、痔疾、脱肛、月经不调、腰脊强痛、下肢痿痹等。

3. 腰阳关

【定　　位】在背部脊柱区,后正中线上,第四腰椎棘突下凹陷处(图2-14)。

【主　　治】月经不调、赤白带下、遗精、阳痿、便血、腰骶疼痛、下肢痿痹等。

4. 命门

【定　　位】在背部脊柱区,后正中线上,第二腰椎棘突下凹陷处(图2-14)。

【主　　治】头痛、耳鸣、遗尿、尿频、泄泻、月经不调、赤白带下、白浊、遗精、阳痿、早泄、惊恐、腰脊强痛、手足厥冷等。

5. 悬枢

【定　　位】在背部脊柱区,后正中线上,第一腰椎棘突下凹陷处(图2-14)。

【主　　治】腹痛、腹胀、腹泻、痢疾、脱肛、腰脊强痛等。

6. 脊中

【定　　位】在背部脊柱区,后正中线上,第十一胸椎棘突下凹陷处(图2-14)。

【主　　治】胃痛、腹泻、痢疾、脱肛、便血、黄疸、小儿疳积、腰脊强痛等。

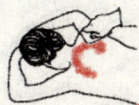

7. 中枢

【定　　位】在背部脊柱区,后正中线上,第十胸椎棘突下凹陷处（图2-14）。

【主　　治】胃痛、腹胀、呕吐、食欲缺乏、黄疸、腰背痛等。

8. 筋缩

【定　　位】在背部脊柱区,后正中线上,第九胸椎棘突下凹陷处（图2-14）。

【主　　治】胃痛、黄疸、抽搐、脊强、背痛等。

9. 至阳

【定　　位】在背部脊柱区,后正中线上,第七胸椎棘突下凹陷处（图2-14）。

【主　　治】咳嗽、气喘、胸胁胀痛、腹痛、黄疸、腰背疼痛、脊强、身热等。

10. 灵台

【定　　位】在背部脊柱区,后正中线上,第六胸椎棘突下凹陷处（图2-14）。

【主　　治】咳嗽、气喘、项强、胃痛、脊痛、身热、疔疮等。

11. 神道

【定　　位】在背部脊柱区,后正中线上,第五胸椎棘突下凹陷处（图2-14）。

【主　　治】咳嗽、气喘、身热、头痛、惊悸、怔忡、失眠健忘、中风不语、小儿惊风、腰脊强、肩背痛、肋间神经痛等。

12. 身柱

【定　　位】在背部脊柱区,后正中线上,第三胸椎棘突下凹陷处（图2-14）。

【主　　治】咳嗽、气喘、身热、头痛、惊厥、后脊强痛、疔疮等。

13. 陶道

【定　　位】在背部脊柱区,后正中线上,第一胸椎棘突下凹陷处

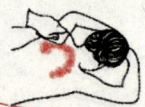

（图 2-14）。

【主　　治】咳嗽、气喘、头痛、脊强、恶寒发热、骨蒸潮热、疟疾、胸痛、脊背酸痛等。

14. 大椎

【定　　位】在背部脊柱区，后正中线上，第七颈椎棘突下凹陷处（图 2-14）。

【主　　治】咳嗽、喘逆、头痛、项强、骨蒸潮热、疟疾、黄疸、风疹、中暑、呕吐、小儿惊风、肩背痛、腰脊强等。

15. 哑门

【定　　位】在颈后区，后发际正中直上 0.5 寸，第一颈椎下（图 2-14）。

【主　　治】头痛、颈强、暴喑、舌强不语、音哑、重舌、衄血、呕吐、脊强反折、中风等。

16. 风府

【定　　位】在颈后区，枕外隆凸直下，两侧斜方肌之间凹陷处（图 2-14）。

【主　　治】头痛、眩晕、目痛、鼻出血、失声、咽喉肿痛、颈项强痛、半身不遂等。

17. 脑户

【定　　位】在头部，后正中线与枕外隆凸的上缘交点的凹陷处，横平玉枕穴（图 2-14）。

【主　　治】项强、头痛、眩晕、面赤、面痛、音哑、失声等。

18. 强间

【定　　位】在头部，后发际正中直上 4 寸（脑户穴直上 1.5 寸凹陷处）（图 2-14）。

【主　　治】头痛、项强、目眩、口㖞、心烦、失眠等。

19. 后顶

【定　　位】在头部，后发际正中直上 5.5 寸（百会穴向后 1.5 寸

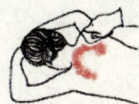

处)(图 2-14)。

【主　　治】头痛、项强、眩晕、心烦、失眠等。

20. 百会

【定　　位】在头部，前发际正中直上 5 寸(图 2-14)。

【主　　治】头痛、眩晕、鼻塞、耳鸣、喘息、疝气、失眠、健忘、脱肛、痔疾、泄泻、阴挺、子宫脱垂等。

21. 前顶

【定　　位】在头部，前发际正中直上 3.5 寸(百会穴与囟会穴连线的中点)(图 2-14)。

【主　　治】头晕、目眩、目赤肿痛、鼻渊、小儿惊风等。

22. 囟会

【定　　位】在头部，前发际正中直上 2 寸(图 2-14)。

【主　　治】目眩、面赤肿痛、鼻渊、鼻出血、头痛、嗜睡、小儿惊风等。

23. 上星

【定　　位】在头部，前发际正中直上 1 寸(图 2-14)。

【主　　治】头痛、眩晕、目赤肿痛、迎风流泪、鼻渊、鼻出血、小儿惊风、疟疾、热病等。

24. 神庭

【定　　位】在头部，前发际正中直上 0.5 寸(图 2-14)。

【主　　治】头痛、眩晕、目赤肿痛、鼻渊、鼻出血、癫痫等。

25. 素髎

【定　　位】在面部，鼻尖的正中央(图 2-14)。

【主　　治】鼻渊、鼻出血、喘息、惊厥、昏迷等。

26. 水沟

【定　　位】在面部，人中沟的上 1/3 与中 1/3 交点处(图 2-14)。

【主　　治】口眼歪斜、鼻塞、鼻出血、中暑、昏迷、牙关紧闭、小儿惊风、黄疸、脊背强痛、腰扭伤等。

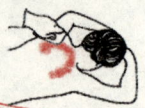

27. 兑端

【定　　位】在面部,上唇结节的中点(图2-14)。

【主　　治】口歪、鼻塞、鼻出血、牙痛、口疮臭秽、昏迷、晕厥等。

28. 龈交

【定　　位】在上唇内,上唇系带与上牙龈的交点(图2-14)。

【主　　治】面瘫、鼻渊、口腔溃疡、牙龈肿痛、心烦等。

(十四)任脉经穴

任脉起于小腹内,下出于会阴部,向上行于阴毛部,沿着腹内,向上经过关元等穴,到达咽喉部,再上行环绕口唇,经过面部,进入目眶下(图2-15)。

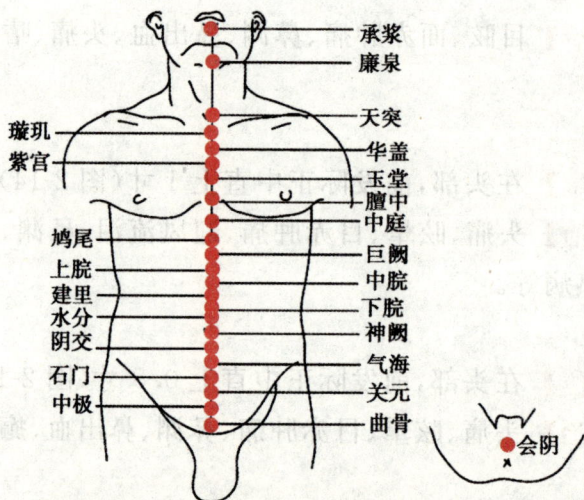

承浆
廉泉
璇玑
紫宫
天突
华盖
玉堂
膻中
中庭
鸠尾
上脘
建里
水分
阴交
石门
中极
巨阙
中脘
下脘
神阙
气海
关元
曲骨
会阴

〰〰〰图2-15　任脉经穴〰〰〰

1. 会阴

【定　　位】在会阴区,男性在阴囊根部与肛门连线的中点处,女性在大阴唇后联合与肛门连线的中点处(图2-15)。

【主　　治】小便不利、遗尿、阴茎痛、遗精、月经不调、闭经、子宫

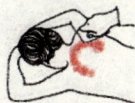

脱垂、痔疾、脱肛、疝气、窒息、昏迷等。

2. 曲骨

【定　　位】在下腹部,前正中线上,耻骨联合上缘中点(图2-15)。

【主　　治】小腹胀满、疝气、小便不利、遗尿、遗精、阳痿、阴囊湿痒、月经不调、痛经、赤白带下等。

3. 中极

【定　　位】在下腹部,前正中线上,脐下4寸(图2-15)。

【主　　治】小腹痛、疝气、小便不利、遗尿、遗精、阳痿、早泄、月经不调、痛经等。

4. 关元

【定　　位】在下腹部,前正中线上,脐下3寸(图2-15)。

【主　　治】腹痛、疝气、泄泻、痢疾、脱肛、便血、小便不利、遗尿、尿频、尿闭、遗精、阳痿、早泄、月经不调、痛经、经闭、崩漏、带下病、不孕、产后恶露不止等。

5. 石门

【定　　位】在下腹部,前正中线上,脐下2寸(图2-15)。

【主　　治】腹痛、腹胀、泄泻、疝气、小便不利、水肿、遗精、阳痿、经闭、带下病、产后恶露不止等。

6. 气海

【定　　位】在下腹部,前正中线上,脐下1.5寸(图2-15)。

【主　　治】腹痛、疝气、泄泻、痢疾、便秘、遗尿、遗精、阳痿、月经不调、痛经、经闭、崩漏、带下病、子宫脱垂、形体羸瘦、四肢乏力等。

7. 阴交

【定　　位】在下腹部,前正中线上,脐下1寸(图2-15)。

【主　　治】腹痛、腹胀、疝气、泄泻、便秘、小便不利、月经不调、崩漏、带下病、阴痒、不孕、功能性子宫出血等。

8. 神阙

【定　　位】在脐区,脐中央(图2-15)。

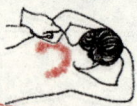

【主　　治】腹痛、腹胀、肠鸣、腹泻、便秘、脱肛、小便不禁、月经不调、虚脱、水肿、休克等。

9. 水分

【定　　位】在上腹部,前正中线上,脐上1寸(图2-15)。

【主　　治】腹痛、腹胀、肠鸣、泄泻、反胃、吐食、小便不通、水肿、腰脊强急等。

10. 下脘

【定　　位】在上腹部,前正中线上,脐上2寸(图2-15)。

【主　　治】腹痛、腹胀、肠鸣、泄泻、呕吐、呃逆、食谷不化、虚肿等。

11. 建里

【定　　位】在上腹部,前正中线上,脐上3寸(图2-15)。

【主　　治】胃痛、食欲缺乏、腹胀、肠鸣、呕吐、肠中切痛、水肿等。

12. 中脘

【定　　位】在上腹部,前正中线上,脐上4寸(图2-15)。

【主　　治】腹痛、腹胀、肠鸣、泄泻、便秘、便血、呕吐、呃逆、反胃、吞酸、纳呆、食不化、疳积、鼓胀、黄疸、哮喘、头痛、失眠、惊悸、怔忡、惊风、产后血晕、胁下坚痛、虚痨呕血等。

13. 上脘

【定　　位】在上腹部,前正中线上,脐上5寸(图2-15)。

【主　　治】胃痛、腹胀、消化不良、腹泻、呕吐、呃逆等。

14. 巨阙

【定　　位】在上腹部,前正中线上,脐上6寸(图2-15)。

【主　　治】胃痛、吞酸、噎嗝、腹胀、腹痛、呕吐、呃逆、心烦、惊悸、健忘、胸痛、心痛、胸满气短、呃逆上气等。

15. 鸠尾

【定　　位】在上腹部,前正中线上,剑胸结合下1寸(图2-15)。

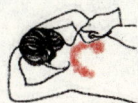

【主　　治】胃痛、反胃、呕吐、呃逆、心痛、心悸、心烦、胸中满痛、咳嗽气喘等。

16. 中庭

【定　　位】在胸部,前正中线上,平第五肋间,即剑胸结合部(图2-15)。

【主　　治】咳嗽、哮喘、心痛、胸满、消化不良、噎嗝、反胃、呕吐等。

17. 膻中

【定　　位】在胸部,前正中线上,横平第四肋间隙(图2-15)。

【主　　治】咳嗽、气喘、胸痛、心悸、噎嗝、呕吐、乳汁不足、乳痈等。

18. 玉堂

【定　　位】在胸部,前正中线上,横平第三肋间隙(图2-15)。

【主　　治】咳嗽、气喘、胸痛、呕吐、喉痹咽肿、两乳肿痛等。

19. 紫宫

【定　　位】在胸部,前正中线上,横平第二肋间隙(图2-15)。

【主　　治】咳嗽、气喘、喉痹、呕血、胸满、心烦、呕吐、呃逆、噎嗝、饮食不下等。

20. 华盖

【定　　位】在胸部,前正中线上,横平第一肋间隙(图2-15)。

【主　　治】咳嗽、气喘、咽肿、喉痹、胸痛、胁肋痛。

21. 璇玑

【定　　位】在胸部,前正中线上,胸骨上窝下1寸(图2-15)。

【主　　治】咳嗽、气喘、咽喉肿痛、胸满痛、胃中有积等。

22. 天突

【定　　位】在颈前区,前正中线上,胸骨上窝中央(图2-15)。

【主　　治】咳嗽、哮喘、咽喉肿痛、声音嘶哑、胸中气逆、舌下急等。

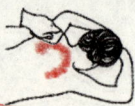

23. 廉泉

【定　　位】在颈前区,前正中线上,喉结上方,舌骨上缘凹陷处(图2-15)。

【主　　治】咳嗽、哮喘、喉痹、聋哑、舌下肿痛、舌根急缩、舌纵涎出、舌强、舌干口燥、口舌生疮、吞咽困难、食不下等。

24. 承浆

【定　　位】在面部,颏唇沟的正中凹陷处(图2-15)。

【主　　治】口眼歪斜、面肿、龈肿、齿衄、牙痛、口舌生疮、流涎、暴喑不言、消渴嗜饮、小便不禁、癫痫等。

(十五)经外奇穴

　　经外奇穴的分布比较分散,有的在十四经循行路线上,有的不在经脉循行路线上,但却与经络系统有着密切的联系。有些奇穴并不指某一部位,而由多穴位组合而成,如八邪、华佗夹脊等。

1. 四神聪

【定　　位】在头顶部,百会穴前、后、左、右各旁开1寸处,共4穴(图2-16)。

【主　　治】头痛、眩晕、失眠、健忘、偏瘫、脑积水等。

2. 印堂

【定　　位】在额部,两眉头之间(图2-17)。

【主　　治】头痛、头晕、失眠、健忘、目赤肿痛、鼻渊、鼻出血、呕吐、三叉神经痛等。

3. 太阳

【定　　位】在颞部,眉梢与目外眦之间,向后约一横指的凹陷处(图2-18)。

【主　　治】头痛、面瘫、目赤肿痛、目翳、鼻出血、口眼歪斜、失眠、健忘、癫痫等。

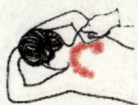

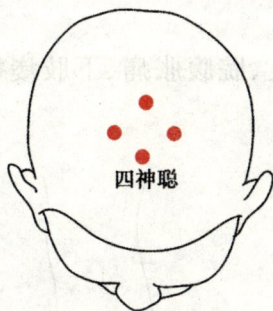

~~~~图 2-16 四神聪穴位~~~~

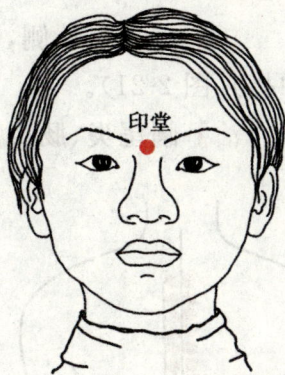

~~~~图 2-17 印堂穴位~~~~

4. 定喘

【定　　位】在背部脊柱区,横平第七颈椎棘突下,后正中线旁开0.5寸(图2-19)。

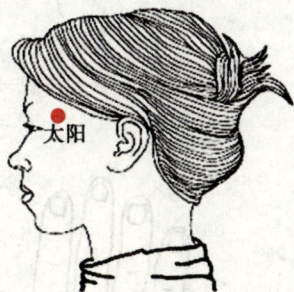

~~~~图 2-18 太阳穴位~~~~

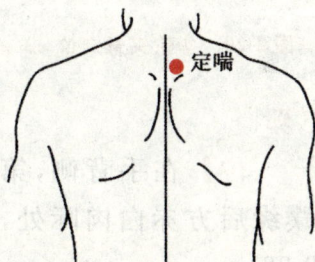

~~~~图 2-19 定喘穴位~~~~

【主　　治】咳嗽、哮喘、支气管炎、落枕、荨麻疹、肩背痛、肩周炎、上肢疼痛不举等。

5. 华佗夹脊

【定　　位】在脊柱区,第一胸椎至第五腰椎棘突下两侧,后正中线旁开0.5寸,一侧17穴(图2-20)。

【主　　治】痿证、皮肤病、红斑狼疮、气瘿、心悸、健忘等。

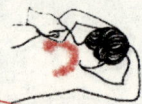

6. 阑尾

【定　　位】在小腿外侧,髌韧带外侧凹陷下5寸,胫骨前缘旁开一横指(中指)(图2-21)。

【主　　治】阑尾炎、肠炎、消化不良、脘腹胀痛、下肢痿痹等。

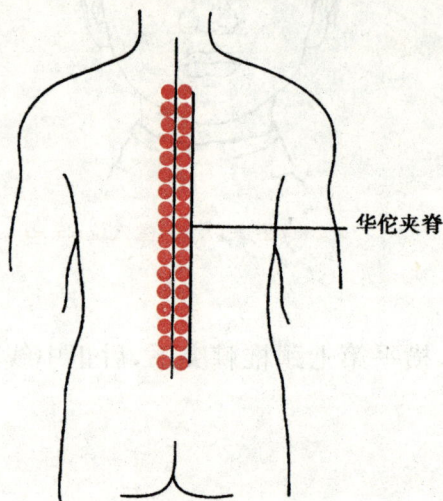

◇◇◇◇图2-20　华佗夹脊穴位◇◇◇◇

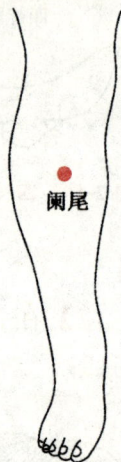

◇◇◇◇图2-21　阑尾穴位◇◇◇◇

7. 八邪

【定　　位】在手背侧,第一～五指间,指蹼缘后方赤白肉际处,左右各4穴(图2-22)。

【主　　治】头痛、项强、目痛、牙痛、咽痛、手背肿痛、手指麻木、疟疾、烦热等。

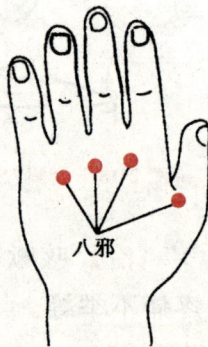

◇◇◇◇图2-22　八邪穴位◇◇◇◇

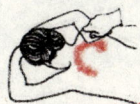

三、十四经腧穴的主治规律

十四经腧穴的主治功能，以分经为基础，凡属于同一经的腧穴，其主治功能均有共同性，如肺经的腧穴，一般均能主治肺及咽喉方面的病症（图 2-23）。

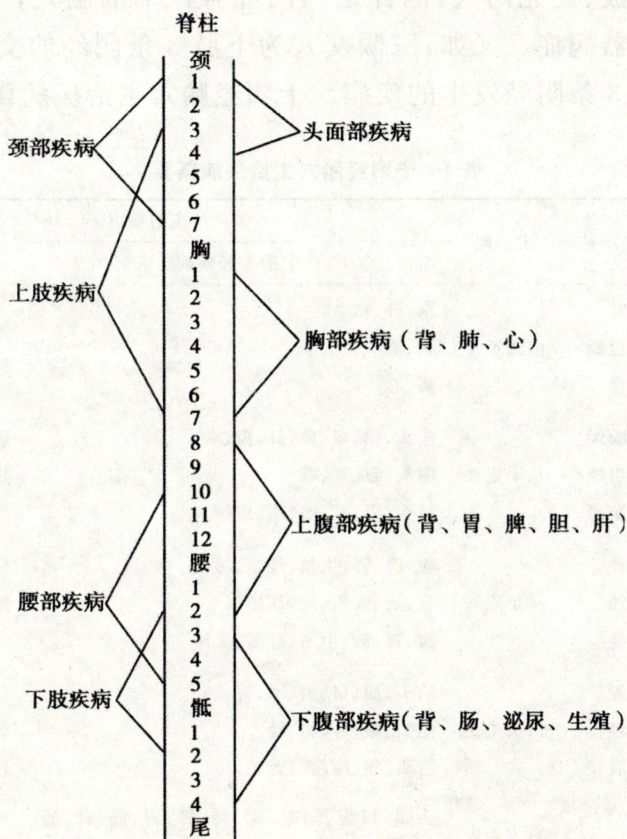

脊柱
颈
1
2
3
4
5
6
7
胸
1
2
3
4
5
6
7
8
9
10
11
12
腰
1
2
3
4
5
骶
1
2
3
4
尾

颈部疾病
上肢疾病
腰部疾病
下肢疾病

头面部疾病
胸部疾病（背、肺、心）
上腹部疾病（背、胃、脾、胆、肝）
下腹部疾病（背、肠、泌尿、生殖）

◇◇◇◇ 图 2-23　夹脊穴及主治疾病概要示意图 ◇◇◇◇

在分经的基础上，腧穴的主治功能又可分为两大类：一类是能主

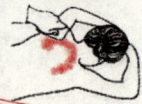

治腧穴所在局部和邻近部位的疾患；一类是既能主治局部和邻近部位疾患，又能主治远隔部位的疾患。头面、躯干部的穴位多属于前一类；四肢肘、膝以下的穴位多属于后一类。例如：大肠经的迎香穴（面部），能主治面部和鼻部疾患；合谷穴（手部），既能主治手臂部疾患，又能主治本经循行所过处的颈部、头部、面部疾病。

还有部分腧穴是几条经脉所交会之处，称为"交会穴"。由于交会的关系，经与经之间即有其主治的共同性。例如：足三阴经交会与下腹部的中极、关元两穴，因此足三阴经膝以下的腧穴，一般均能治疗下腹部脏器病症。又如：三阴交穴为下肢3条阴经的交会穴，因此该穴能治疗3条阴经发生的疾病。十四经腧穴主治疾病详见表1。

表1　十四经腧穴主治疾病概要

经　名		走　向	主治特点	
			主治本经疾病	主治全身疾病
手三阴经	手太阴肺经	由胸走手	胸、肺、喉	
	手厥阴心包经		胸、心	神志病
	手少阴心经		胸、心	神志病
手三阳经	手阳明大肠经	从手走头	前头、面、眼、鼻、口、齿、喉	热病
	手少阳三焦经		侧头、眼、耳、喉	热病、神志病
	手太阳小肠经		后头、眼、耳、喉、项、肩胛	热病、神志病
足三阴经	足太阴脾经	从足走胸	腹、脾、胃、生殖、经带、泌尿	
	足厥阴肝经		腹、肝、前阴、经带、泌尿	肺病、咽喉病
	足少阴肾经		腹、肾、肠、生殖、经带、泌尿	
足三阳经	足阳明胃经	由头走足	前头、面、口、齿、喉、胃、肠	热病
	足少阳胆经		侧头、眼、耳、胁、肋	热病、神志病
	足太阳膀胱经		后头、眼、项、腰、背	热病、神志病
督任二脉	督脉	自下而上	头面、口齿、咽喉、胸、肺、脾、胃、肠、肾、膀胱、经带	热病、神志病、昏迷急救
	任脉	自下而上	口齿、咽喉、胸、肺、脾、胃、肠、肾、膀胱、经带	回阳、固脱、神志病、强壮筋骨

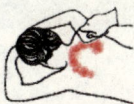

四、刮痧的取穴原则

1. 局部取穴　根据所有穴位都能治疗其所在局部疾病的作用，以及有些还可治其附近器官和组织疾病的特点，在某一部位发生疾病，既可取其局部亦可取其附近的穴位进行治疗，如肘部病变可取曲池穴治疗。阿是穴便是局部取穴中最典型的一种。

2. 循经取穴　首先要诊察清楚病变属于哪一经络，哪一脏腑，然后即可循经取其有关经络的四肢部位的腧穴（多为肘膝以下的腧穴）。这种方法多用于头面、躯干、内脏的疾患，如胃痛取足三里穴、耳病取中渚穴等。

3. 按神经分布取穴　按照脊神经及其所形成的神经丛、神经干的分布区域，躯干、内脏或四肢有病时，可选用相应节段的夹脊穴，以及某些分布在躯干部神经干通路上的穴位来治疗。

4. 对称取穴　即在病变相对称的部位选其相应点，如左肘痛，选右肘部位相应点或膝部相应部位的穴位。这种方法用于肢体疼痛性疾患较多。

此外，还有一些经验穴、特定穴，根据临床治疗需要，亦可适当选用。

五、刮痧的取穴方法

正确取穴是提高刮痧疗效的关键，因此应熟练掌握腧穴的定位及取穴方法。

1. 骨度分寸定位法　骨度分寸定位法是指以骨节为主要标志，测量人体不同部位的长度，作为量取穴位标准的方法。骨度分寸法有横寸和直寸之分。特定部位的骨度分寸只能作为取该部位穴位所

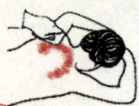

用。骨度分寸定位法是人体腧穴定位的基本方法，常用的骨度折量寸见（图 2-24）和（表 2）。

2. 解剖标志定位法　解剖标志定位法是以人体表面具有特征的解剖标志为依据，来确定穴位位置的方法。人体的解剖标志有固定标志和活动标志两种。

（1）固定标志：指人体的五官、毛发、指（趾）甲、肚脐、乳头、骨节的突起和缝隙、肌肉的隆起和凹陷等不受人体活动影响的固定不移的标志。

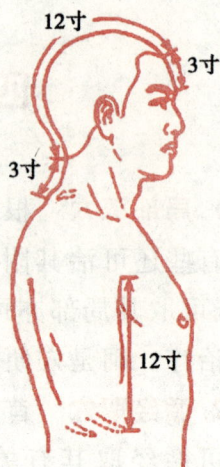

（1）骨度折量寸（头部）

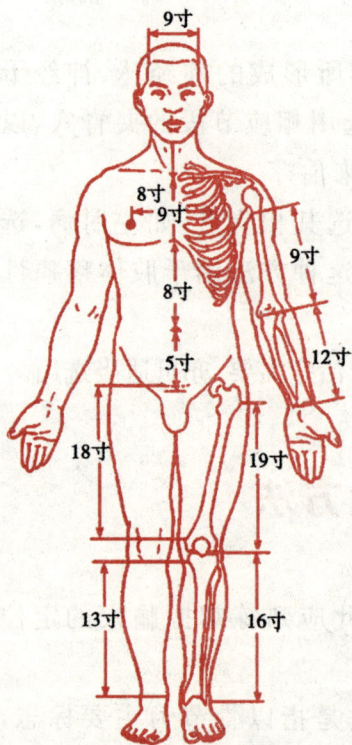

（2）骨度折量寸（正面）

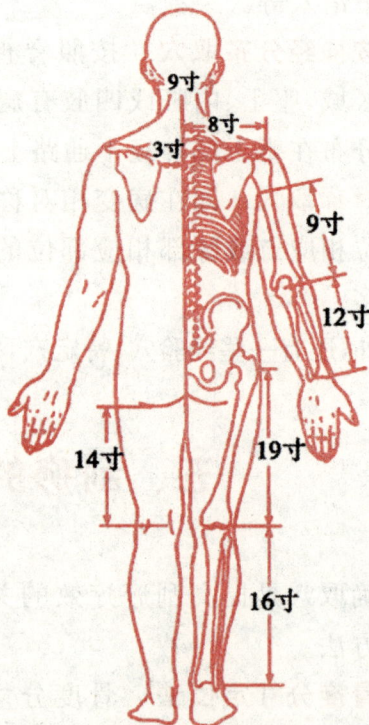

（3）骨度折量寸（背面）

图 2-24　常用的骨度折量寸

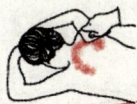

表2　常用的骨度折量寸

部位	起止点	折量寸	度量法	说　明
头面部	前发际正中至后发际正中	12	直寸	用于确定头部经穴的纵向距离
	眉间(印堂穴)至前发际正中	3	直寸	——
	第七颈椎棘突下(大椎穴)至后发际正中	3	直寸	用于确定前或后发际及其头部经穴的纵向距离
	眉间(印堂穴)至后发际正中第七颈椎棘突下(大椎穴)	18	直寸	——
	前两额发角(头维穴)之间	9	横寸	用于确定头前部经穴的横向距离
	耳后两乳突(完骨穴)之间	9	横寸	用于确定头后部经穴的横向距离
胸腹胁部	胸骨上窝(天突穴)至胸剑结合中点(歧骨)	9	直寸	用于确定胸部任脉经穴的纵向距离
	胸剑结合中点(歧骨)至脐中	8	直寸	用于确定上腹部经穴的纵向距离
	脐中至耻骨联合上缘(曲骨穴)	5	直寸	用于确定下腹部经穴的纵向距离
	两乳头之间	8	横寸	用于确定胸腹部经穴的纵横向距离
	腋窝顶点至第十一肋游离端(章门穴)	12	直寸	用于确定胁肋部经穴的纵向距离
背腰部	肩胛骨内缘(近脊柱侧点)至后正中线	3	横寸	用于确定背腰部经穴的横向距离
	肩峰缘至后正中线	8	横寸	用于确定肩背部经穴的横向距离
上肢部	腋前、后纹头至肘横纹(平肘尖)	9	直寸	用于确定上臂部经穴的纵向距离
	肘横纹(平肘尖)至腕掌(背)侧	12	直寸	用于确定前臂部经穴的纵向距离
下肢部	耻骨联合上缘至股骨内上髁上缘	18	直寸	用于确定下肢内侧足三阴经穴的纵向距离
	胫骨内侧髁下方至内踝尖	13	直寸	——
	股骨大转子至腘横纹	19	直寸	用于确定下肢前外后侧足三阳经穴的纵向距离(臀沟至腘横纹相当14寸)
	腘横纹至外踝尖	16	直寸	用于确定下肢外后侧足三阳经穴的纵向距离

(2)活动标志:指人体的皮肤、肌肉、关节等随着一定的活动而出

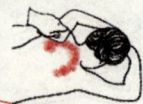

现的标志,在临床上可用来作为定位取穴的依据。

3. 手指同身寸定位法 手指同身寸定位法是以患者手指的长度或宽度为标准来测定腧穴位置的方法,简称指寸法。常用的指寸法有中指同身寸、拇指同身寸和横指同身寸 3 种,如图 2-25。

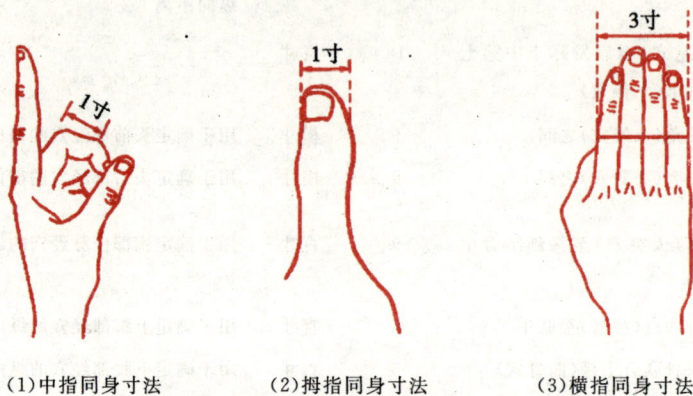

(1)中指同身寸法   (2)拇指同身寸法   (3)横指同身寸法

〰〰〰图 2-25　手指同身寸取穴法〰〰〰

(1)中指同身寸法:是以患者的中指中节屈曲时内侧两端纹头之间作为 1 寸,可用于测量四肢腧穴的直寸和背部腧穴的横寸。

(2)拇指同身寸法:是以患者拇指指关节的横度作为 1 寸,亦适用于四肢腧穴的直寸。

(3)横指同身寸法:将患者的食指、中指、无名指和小指并拢,以中指中节横纹处为准,四指横量作为 3 寸。用于测量四肢腧穴的直寸和胸腹部腧穴的横寸。

4. 简便定位法 简便定位法是临床上常用的一种简便易行的腧穴定位方法,常作为一种辅助方法使用,只适用于少量腧穴的测量定位。例如,两手虎口自然平直交叉在食指尽端到达处取列缺穴;立正姿势,垂手中指端取风市穴;手半握拳,以中指的指尖切压在掌心的点上取劳宫穴等。

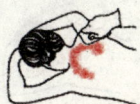

第三章　内科常见病刮痧治疗

一、感　冒

　　感冒又称伤风，是由病毒引起的上呼吸道感染性疾病。中医临床上将感冒分为风寒型和风热型。风寒型感冒主要表现为恶寒重、发热轻、流涕、无汗；风热型感冒主要表现为恶寒轻、发热重、咽痛、出汗。男女老幼均易感染，一年四季皆可发病，以冬春寒冷季节多见，气候骤变时发病增多、受寒冷、淋雨等可诱发。若不及时治疗，可发展或诱发其他疾病，如气管炎、肺炎、心肌炎等。由于刮痧对感冒有效，因此很多人在感冒时选择刮痧疗法来进行治疗。

1. 风寒感冒

【穴位选配】风池、大椎、风门、肺俞、中府、尺泽、少商、曲池、外关、合谷、足三里（图 3-1）。

【刮拭方法】

（1）在待刮部位均匀涂抹活血剂或刮痧油。

（2）平刮风池穴，泻刮大椎、风门、肺俞穴（图 3-2）。

（3）角刮中府穴，平刮胸部，从左到右排刮（图 3-3）。

（4）平刮上肢尺泽、少商、曲池、外关、合谷穴（图 3-4）。

（5）长刮下肢足三里穴（图 3-5）。

中府

尺泽

少商

足三里

风池
大椎
风门
肺俞

曲池

外关
合谷

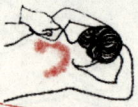

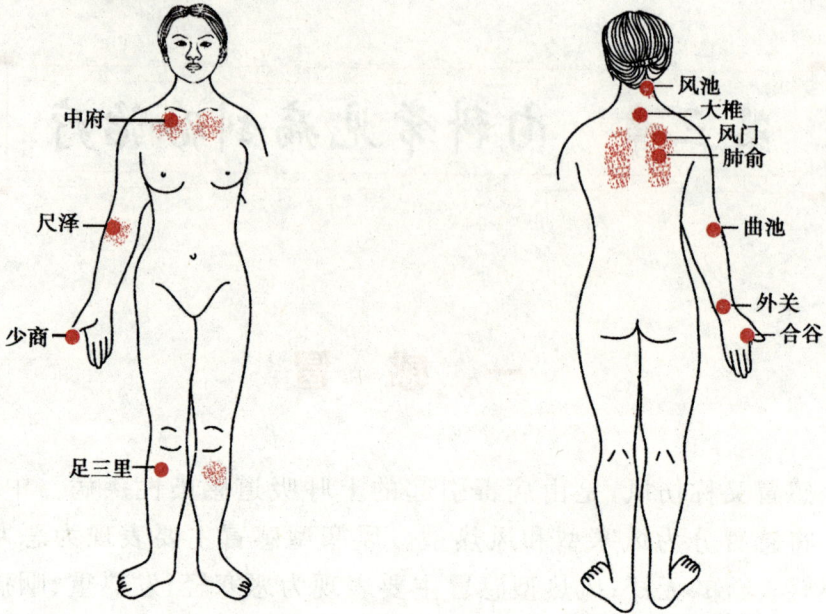

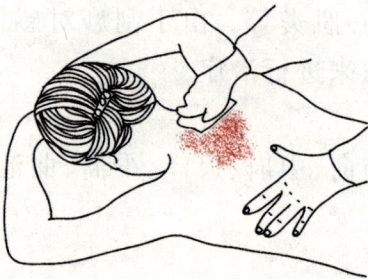

❊❊❊❊图 3-2　刮大椎穴❊❊❊❊　　　　❊❊❊❊图 3-3　刮中府穴❊❊❊❊

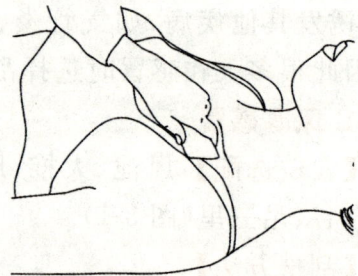

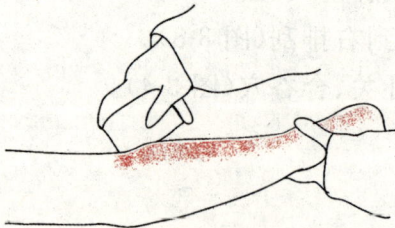

❊❊❊❊图 3-4　刮曲池穴至合谷穴❊❊❊❊　　　❊❊❊❊图 3-5　刮足三里穴❊❊❊❊

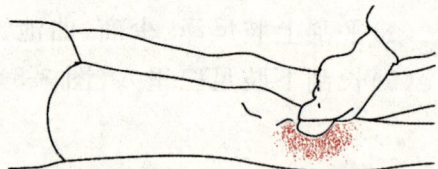

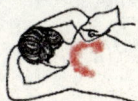

2. 风热感冒

【穴位选配】风池、大椎、风门、肺俞、中府、尺泽、曲池、外关、合谷、少商、足三里(图3-1)。

【刮拭方法】

(1)平刮风池、大椎穴各30次(图3-2)。

(2)泻刮风门、肺俞穴(图3-6)。

(3)角刮中府穴30次,平刮胸部,从左到右排刮(图3-3)。

(4)刮拭上肢尺泽、曲池、外关,点揉合谷、少商穴(图3-7)。

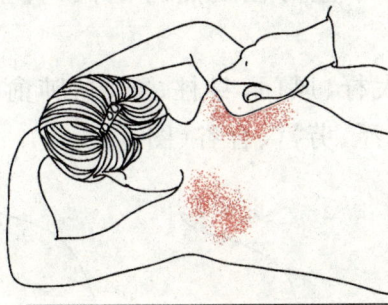

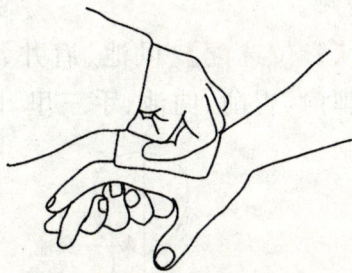

❯❯❯❯图3-6　刮肺俞穴❮❮❮❮　　　　❯❯❯❯图3-7　点揉合谷穴❮❮❮❮

(5)竖刮足三里穴30次(图3-5)。

【注意事项】

(1)刮痧环境应注意避风保暖,防止患者受凉。

(2)刮拭后应适量饮用热开水或姜糖水,令前额、脊背微微出汗,以利病邪外出。

(3)感冒流行季节应做好自我预防保健工作,如擦耳轮(擦热为止),每日2次;点按合谷穴,每日2次,每次3分钟。

(4)在冬春感冒流行季节要做好预防工作,保持室内空气新鲜。经常从事户外耐寒锻炼。

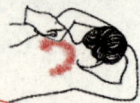

二、发 热

发热是指体温升高超过正常范围。一般正常人的体温保持在 36.2℃～37.2℃。当口温超过 37.3℃,肛温超过 37.6℃,腋温超过 37.2℃时,说明已有发热。根据发热的高低可分为以下几种:低热是指体温在 37.4℃～38℃;中等热度是指体温在 38.1℃～39℃之间;高热是指体温超过 39.1℃。治疗本症可在发热时刮拭,直至症状缓解。

【穴位选配】风池、肩井、大椎、大杼、风门、身柱、至阳、肺俞、肝俞、脾俞、胃俞、曲池、手三里、内关、曲泽、劳宫、合谷(图 3-8)。

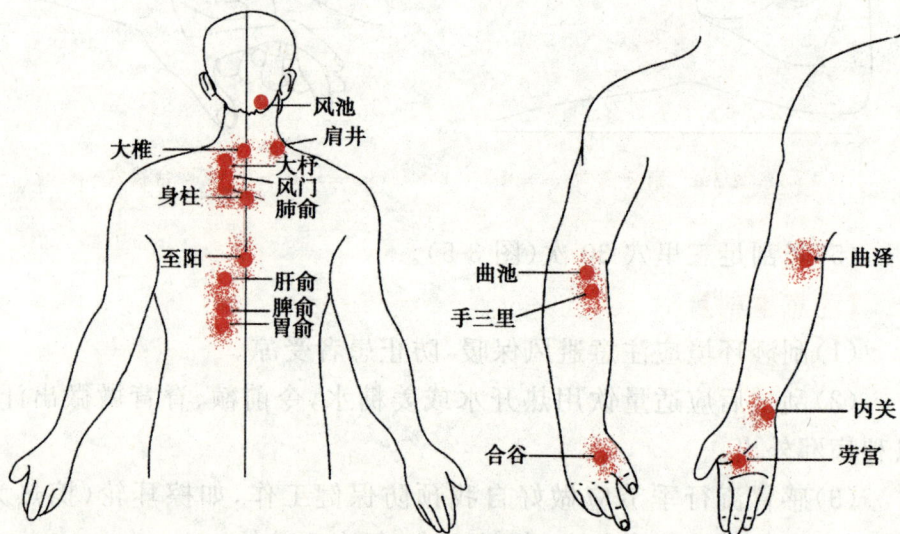

图 3-8 发热的刮痧部位

【刮拭方法】

(1)从大椎穴沿脊柱正中刮至至阳穴(图 3-9)。

(2)由风池穴沿颈项部刮至肩井穴处(图 3-10)。

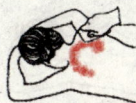

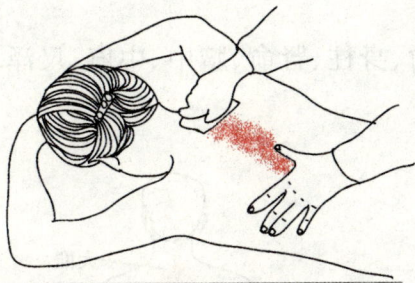

⋙⋙⋙ 图3-9　刮大椎穴至至阳穴 ⋙⋙⋙

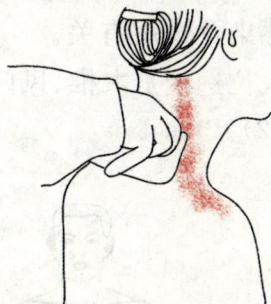

⋙⋙⋙ 图3-10　刮风池穴至肩井穴 ⋙⋙⋙

（3）由大杼穴向下刮至胃俞穴（图3-11）。

（4）从肘弯的曲池穴沿前臂后外侧向下刮至合谷穴处，从曲泽穴处沿前臂前侧正中向下刮至劳宫穴处（图3-4）。

【注意事项】

（1）凡发热病人，饮食宜选择清淡而易于消化的流食或半流食，以补充人体消耗的水分。

⋙⋙⋙ 图3-11　刮大杼穴至胃俞穴 ⋙⋙⋙

（2）发热时除可采用刮痧疗法外，还可采用走罐、放血疗法。

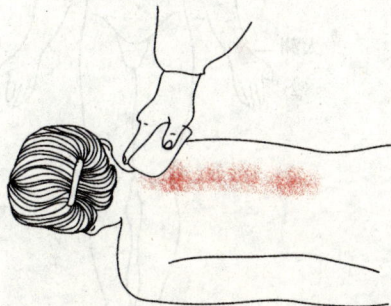

三、慢性支气管炎

慢性支气管炎是气管、支气管黏膜及其周围组织的慢性非特异性炎症，老年人发病较多，故有"老慢支"之称。多在冬季发作，春暖后缓解，晚期炎症加重，长年发作，不分季节，并可合并肺气肿、肺源性心脏病等严重并发症。慢性支气管炎多由急性支气管炎、流感或

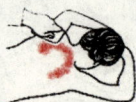

肺炎等急性呼吸道感染转变而来。另外,慢性支气管炎与大气污染、吸烟、感染及过敏有关。

【穴位选配】大椎、风门、肺俞、身柱、肾俞、膻中、中府、尺泽、太渊(图 3-12)。

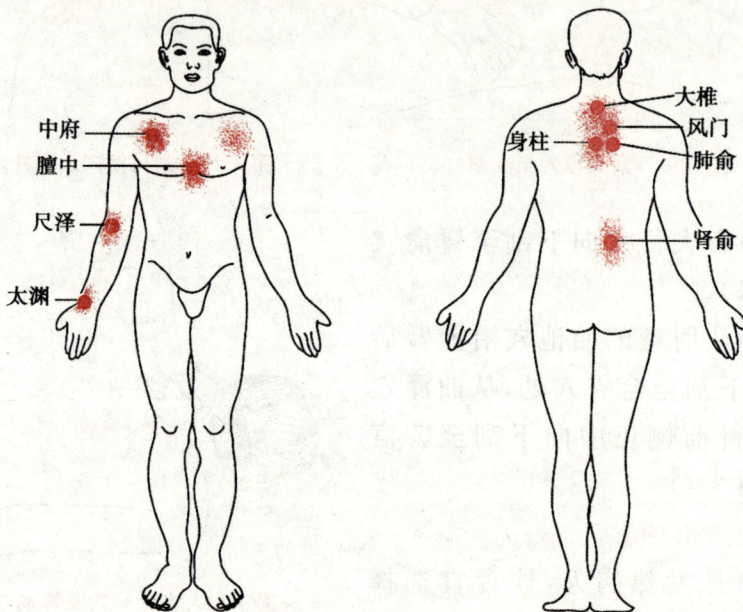

×××× 图 3-12　慢性支气管炎的刮痧部位 ××××

【刮拭方法】

(1)泻刮背部大椎、风门、肺俞、身柱穴(图 3-13)。

(2)角刮膻中、中府穴各 30 次(图 3-14)。

(3)平刮上肢内侧尺泽、太渊穴各 30 次(图 3-15)。

(4)平刮腰部肾俞穴 30 次。(图 3-16)

【注意事项】

(1)治疗期间应戒烟、忌食辛辣刺激性食物。

(2)慢性期及缓解期应注意保暖,心情舒畅,防感冒,劳逸适度及力求戒烟。

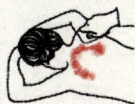

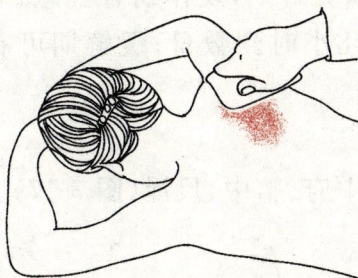

✕✕✕✕ 图 3-13　刮肺俞穴 ✕✕✕✕

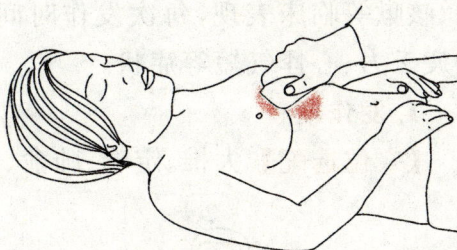

✕✕✕✕ 图 3-14　刮膻中穴 ✕✕✕✕

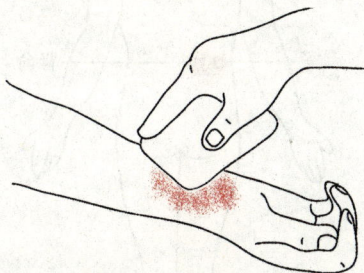

✕✕✕✕ 图 3-15　刮太渊穴 ✕✕✕✕

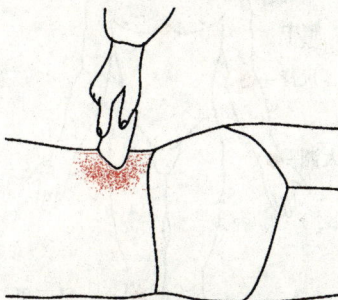

✕✕✕✕ 图 3-16　刮肾俞穴 ✕✕✕✕

（3）适当进行体育锻炼，并尽量选择不太刺激的项目，以利于改善呼吸系统的功能，增强对寒冷和疾病的抵抗力。

四、支气管哮喘

支气管哮喘是一种慢性呼吸道疾病，类似于支气管炎和肺气肿，主要表现为呼气性呼吸困难，伴有肺部哮鸣音。引发哮喘的原因很多，主要病因为过敏及病毒感染。常见的过敏原有花粉、灰尘、真菌、病毒、烟草、化学气体及动物皮屑等。本病有季节性发病或季节性加重的特点，常先有打喷嚏、咽喉发痒、胸闷等先兆症状，如不及时治疗

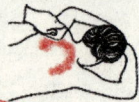

可迅速出现哮喘。本病可以分为发作期和缓解期,发作期有气急、哮喘、咳嗽等临床表现,每次发作时间可由几小时到数日;缓解期可有神疲乏力、心悸气短等症状。

1. 发作期

【穴位选配】大椎、定喘、肺俞、天突、中府、膻中、尺泽(图 3-17)。

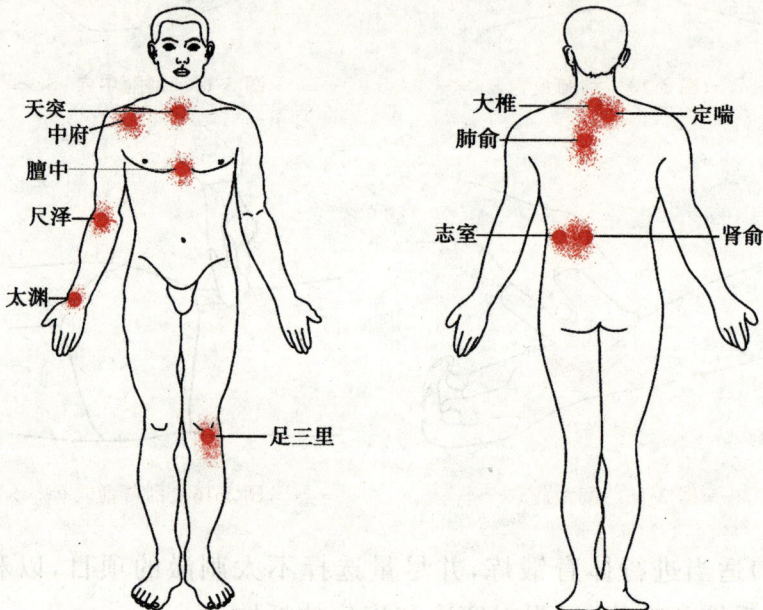

天突
中府
膻中
尺泽
太渊
足三里

大椎
肺俞
志室
定喘
肾俞

><<<<图 3-17　支气管哮喘的刮痧部位>>><<

【刮拭方法】

(1)刮板下缘的 1/3 接触皮肤,向刮拭方向倾斜 45°,从大椎、定喘穴刮至肺俞穴,以出痧为度(图 3-18)。

(2)手法如上,由天突穴分别刮向两侧肩部中府穴,再向下刮膻中穴部位,先左后右,以出痧为度(图 3-19)。

(3)选择刮板的一角,刮板与皮肤呈 45°刮拭前臂尺泽穴。用长刮法刮前臂内侧部,中间不间断,以出痧为度(图 3-20,图 3-21)。

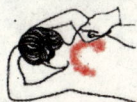

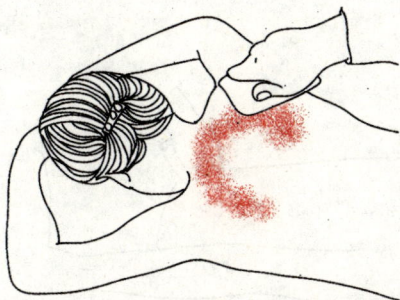

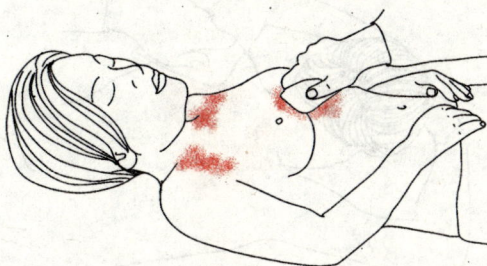

〰〰〰 图 3-18　刮大椎、定喘、肺俞穴 〰〰〰　　〰〰〰 图 3-19　刮天突、中府、膻中穴 〰〰〰

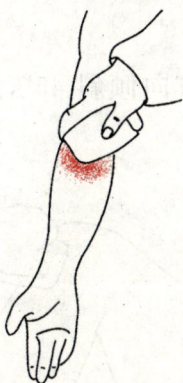

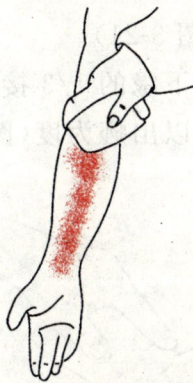

〰〰〰 图 3-20　刮尺泽穴 〰〰〰　　　　〰〰〰 图 3-21　刮前臂内侧部 〰〰〰

2. 缓解期

【穴位选配】定喘、肾俞、志室、太渊、足三里（图 3-17）。

【刮拭方法】

（1）刮板下缘的 1/3 接触皮肤，向刮拭方向倾斜 45°，从定喘穴刮至肺俞穴，以出痧为度（图 3-22）。

（2）手法如上，用补法刮肾俞、志室穴及腰部（先左后右）各 30 次（图 3-23）。

（3）选择刮板一角，垂直向下按压太渊穴，逐渐加力，停留数秒后迅速抬起，重复施术，至有麻胀感为佳。长刮全臂内侧部，以出痧为

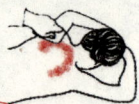

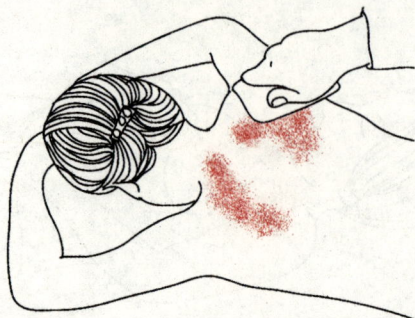

××××图 3-22　刮定喘穴至肺俞穴××××　　××××图 3-23　刮肾俞、志室穴,腰部××××

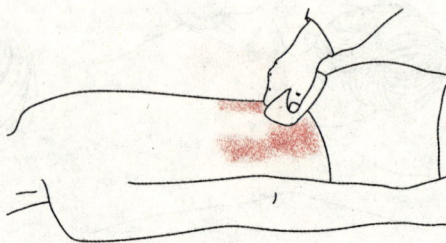

度(图 3-24,图 3-21)。

（4）刮板下缘的 1/3 接触皮肤,向刮拭方向倾斜 45°,用补法刮下肢足三里穴,以出痧为度(图 3-25)。

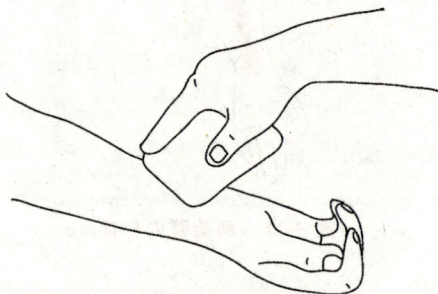

××××图 3-24　按压太渊穴××××　　××××图 3-25　刮足三里穴××××

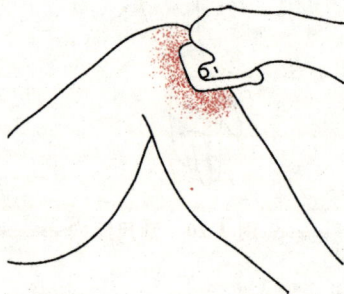

【注意事项】

（1）在哮喘发作期,以西医治疗为主,配合刮痧疗法共同治疗,其治疗效果更佳。

（2）在哮喘缓解期采用刮痧法进行巩固治疗,能增强抗病能力,保暖防寒,避免感冒。可用补法刮拭至症状消失。

（3）日常饮食以清淡为主,忌辛辣食物,戒烟。

（4）保持心情舒畅,控制负面情绪。

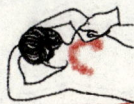

五、肺气肿

肺气肿是因肺脏充气过度，细支气管末端、肺泡管、肺泡囊和肺泡膨胀或破裂的一种病理状态。严格地讲，肺气肿不是一种病，而是慢性支气管炎、支气管哮喘等的并发症。肺气肿常由慢性支气管炎及长期大量吸烟引起。其临床表现为反复咳嗽、咳痰、喘息、气短、气促、胸闷、乏力，甚至出现唇甲发绀及肺动脉高压症状。晚期可发展为心力衰竭、肝脾大、下肢水肿、腹水等。

【穴位选配】大椎、定喘、肾俞、膻中、天突、中府、气海、关元、尺泽、内关、太渊、足三里、丰隆、太冲（图 3-26）。

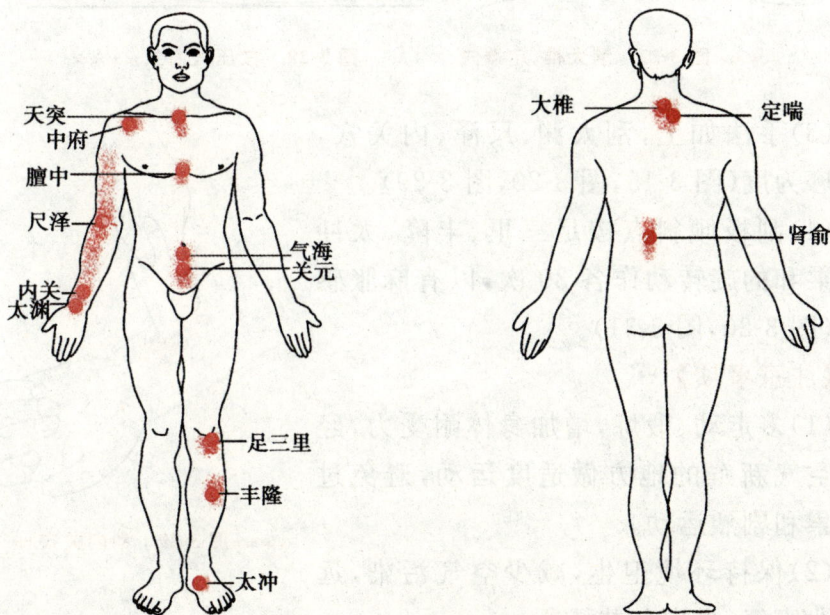

◇◇◇◇图 3-26　肺气肿的刮痧部位◇◇◇◇

【刮拭方法】

（1）刮板下缘的 1/3 接触皮肤，用泻法刮拭颈后大椎、定喘穴，沿

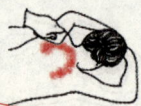

脊柱两侧向下刮拭到肾俞穴,以出痧为度(图 3-27)。

(2)选择刮板的一角,刮板与皮肤呈 45°,刮前胸天突、中府、膻中穴,以出痧为度;用刮板角垂直向下按压气海、关元穴,逐渐加力,停留数秒钟后迅速抬起各 30 次(图 3-19,图 3-28)。

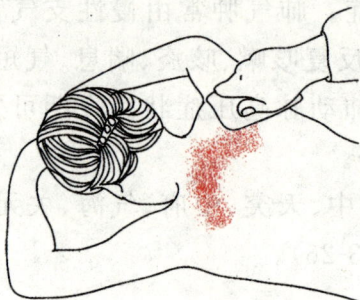

><<<< 图 3-27　刮大椎、定喘穴　　　图 3-28　按压气海穴 <<<<

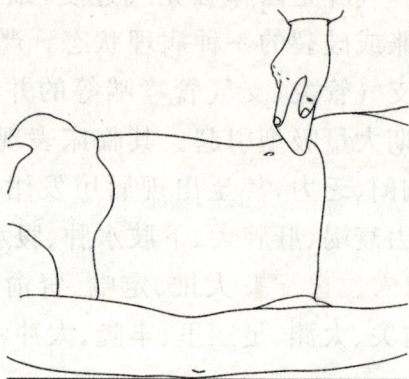

(3)手法如上,刮太渊、尺泽、内关穴,以出痧为度(图 3-15,图 3-20,图 3-29)。

(4)刮板倾斜点按足三里、丰隆、太冲穴做柔和的旋转动作各 30 次,以有麻胀感为度(图 3-30,图 3-31)。

【注意事项】

(1)多走动、锻炼,增加身体耐受力,经常在空气新鲜的地方做适度运动,避免过度劳累和剧烈运动。

(2)保持环境卫生,减少空气污染,远离工业废气,少去公共场所。

><<<< 图 3-29　刮内关穴 <<<<

(3)必要时用鼻呼吸,吸气时闭嘴深吸,吐气慢,嘴微开,预防感冒。

(4)注意饮用品的消毒,勿随地吐痰,调剂营养,努力培养良好的

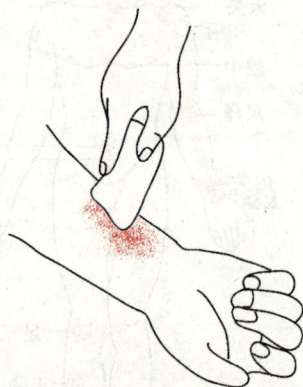

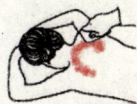

兴趣爱好,保持身心健康。

(5)饮食定量、定时,戒烟、酒、赌等,尤其要戒烟。

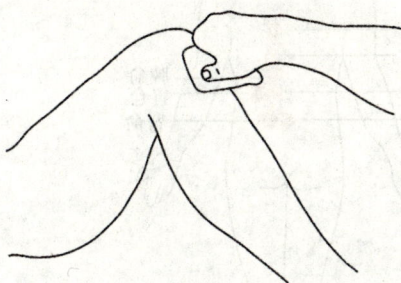

❮❮❮❮图 3-30　点按足三里穴❯❯❯❯❯　　❮❮❮❮图 3-31　点按太冲穴❯❯❯❯

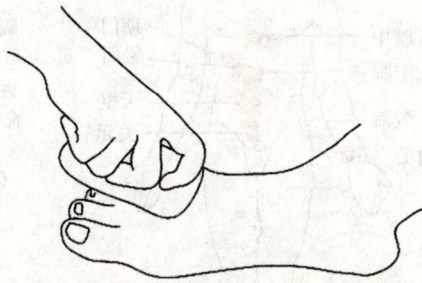

六、呃　逆

呃逆又称打嗝。患者自觉胸闷气逆,喉间呃逆连声,声短而频,不可自制,甚至妨碍说话、咀嚼、呼吸和睡眠,间隙时间不定。呃逆可单独发生,其症轻微,也可继发于其他急、慢性疾病。

【穴位选配】膻中、中脘、内关、足三里、膈俞、梁门、关元、天枢、内庭、胃仓、委中、期门、太冲、肝俞、胃俞、气海、脾俞、命门、肾俞、复溜、照海(图 3-32)。

【刮拭方法】

(1)仰卧位,刮膻中、中脘、内关、足三里穴至出痧(图 3-33,图 3-29,图 3-5)。

(2)俯卧位,刮膈俞穴,以出痧为度(图 3-34)。

(3)胃中寒冷者,仰卧位补法加刮梁门、关元穴。俯卧位补法加刮脾俞、胃俞穴(图 3-35,图 3-36)。

(4)胃火上冲者,仰卧位泻法加刮天枢、内庭穴。俯卧位泻法加刮胃仓、委中穴,以出痧为度(图 3-37,图 3-38,图 3-39,图 3-40)。

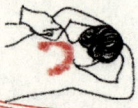

膻中　　　　　期门
中脘　　　　　梁门
气海　　　　　天枢
内关　　　　　关元

膈俞
肝俞
胃俞　　　　　脾俞　胃仓
命门　　　　　肾俞

足三里

委中

复溜

太冲　　　照海
　　　　　内庭

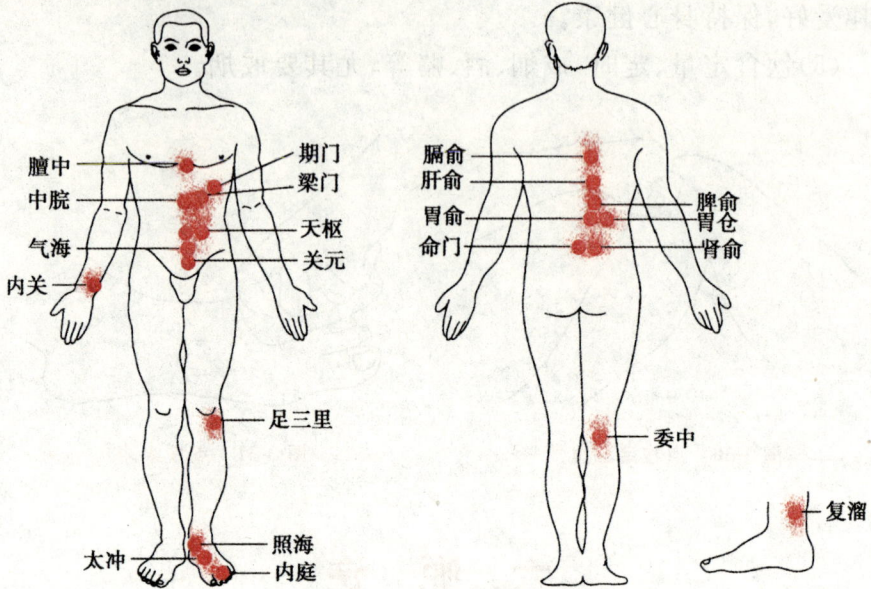

图 3-32　呃逆的刮痧部位

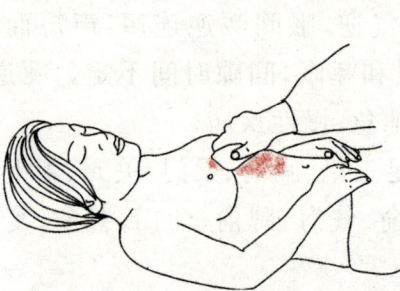

图 3-33　刮膻中、中脘穴　　　　图 3-34　刮膈俞穴

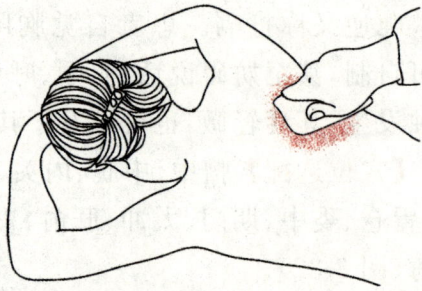

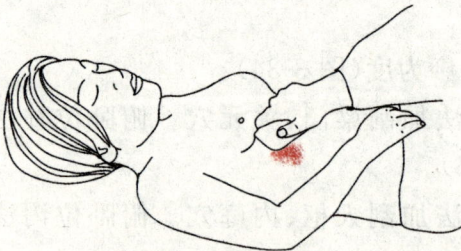

图 3-35　刮梁门穴　　　　图 3-36　刮关元穴

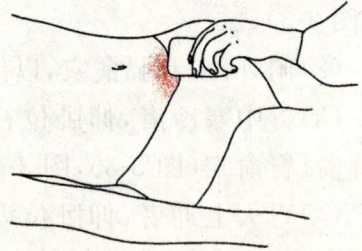

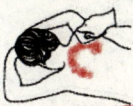

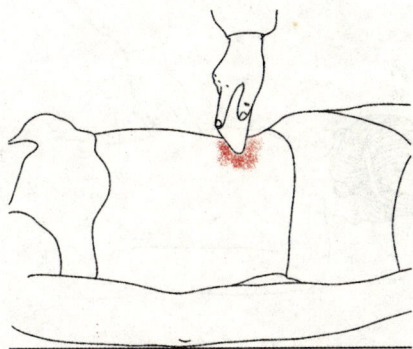

~~~~~图 3-37　刮天枢穴~~~~~

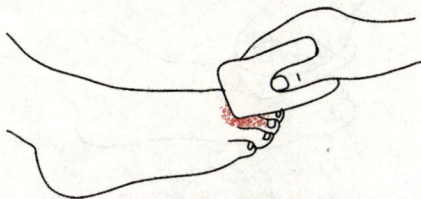

~~~~~图 3-38　刮内庭穴~~~~~

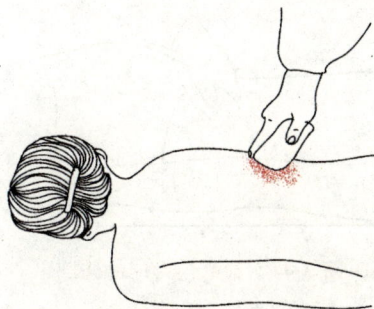

~~~~~图 3-39　刮胃仓穴~~~~~

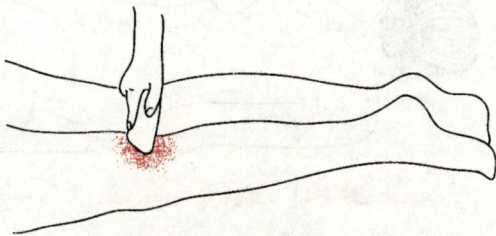

~~~~~图 3-40　刮委中穴~~~~~

（5）肝气犯胃者，仰卧位泻法加刮期门、太冲穴。俯卧位泻法加刮肝俞、胃俞穴（图 3-41，图 3-42）。

（6）脾胃阳虚者，于仰卧位补法加刮气海、关元穴。俯卧位补法加刮脾俞、胃俞、命门、肾俞穴（图 3-36，图 3-42，图 3-43，图 3-44，图 3-16）。

（7）胃阴不足者，于仰卧位补法加刮关元、复溜、照海穴。俯卧位补法加刮肾俞、胃俞穴（图 3-36，图 3-45，图 3-46，图 3-43，图 3-16）。

【注意事项】

（1）进食不宜过快过猛，避免吸入冷空气。

（2）调畅情志，增强体质，注意保暖。严重者需详细体检。

（3）呃逆见于危重病症后期，预后不良，须针对主病治疗。

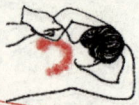

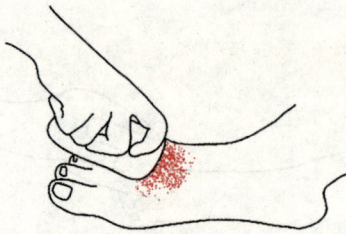

◇◇◇◇图 3-41　刮太冲穴◇◇◇◇

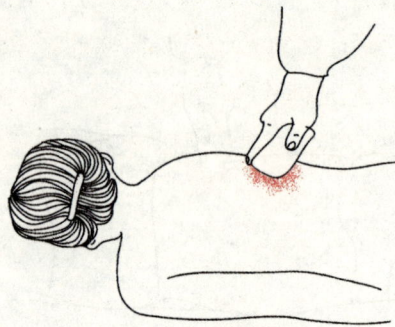

◇◇◇◇图 3-42　刮胃俞穴◇◇◇◇

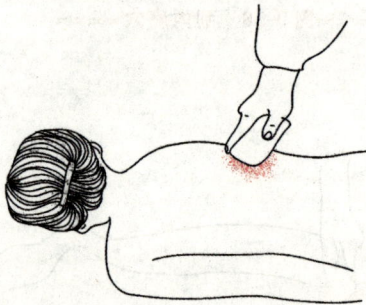

◇◇◇◇图 3-43　刮脾俞穴◇◇◇◇

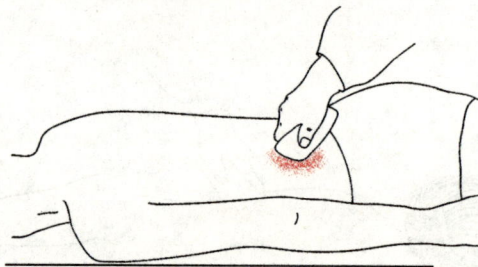

◇◇◇◇图 3-44　刮命门穴◇◇◇◇

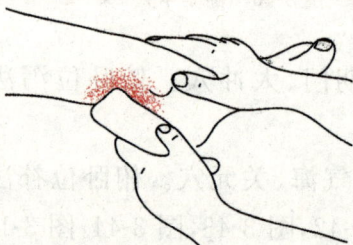

◇◇◇◇图 3-45　刮复溜穴◇◇◇◇

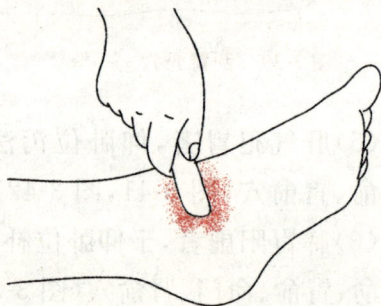

◇◇◇◇图 3-46　刮照海穴◇◇◇◇

七、消化不良

消化不良是消化系统本身的疾病或其他疾病所引起的消化功能

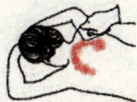

紊乱症候群。多因暴饮暴食,时饱时饥,偏食辛辣、肥甘或过冷、过热、过硬的食物所致。主要症状表现为腹胀不适、嗳气、恶心、呕吐、食欲缺乏、腹泻或便秘、完谷不化等。

【穴位选配】中脘、天枢、足三里、三阴交、膏肓俞、脾俞、胃俞(图3-47)。

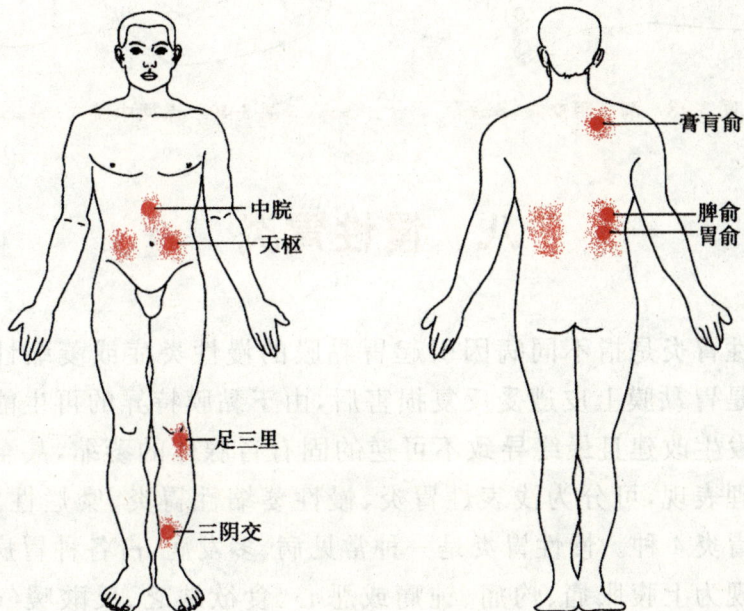

膏肓俞

脾俞
胃俞

中脘
天枢

足三里

三阴交

〜〜〜〜图 3-47　消化不良的刮痧部位〜〜〜〜

【刮拭方法】

(1)俯卧位,刮脾俞、胃俞、足三里、三阴交穴至出痧(图3-5,图3-42,图3-43,图3-48)。

(2)仰卧位,点揉中脘、天枢穴(图3-49)。

【注意事项】

(1)刮痧期间,注意饮食有节制,不暴饮暴食,忌食生冷辛辣食物,少食肥甘厚味。

(2)多做户外活动,加强体育锻炼。

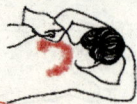

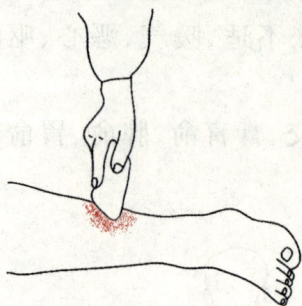

∞∞∞图 3-48　刮三阴交穴∞∞∞　　∞∞∞图 3-49　点揉中脘穴∞∞∞

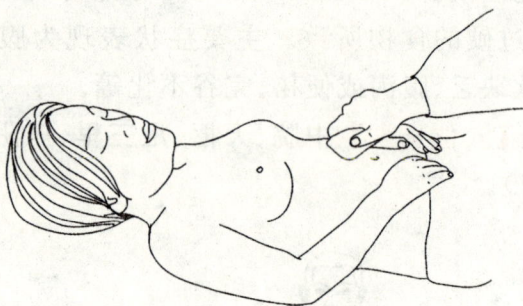

八、慢性胃炎

　　慢性胃炎是指不同病因引起胃黏膜的慢性炎症或萎缩性病变。其实质是胃黏膜上皮遭受反复损害后,由于黏膜特异的再生能力,以致黏膜发生改建且最终导致不可逆的固有胃腺体的萎缩,甚至消失。根据病理表现,可分为浅表性胃炎、慢性萎缩性胃炎、糜烂性胃炎和肥厚性胃炎 4 种。慢性胃炎是一种常见病、多发病,占各种胃病之首。临床表现为上腹胀痛、灼痛、钝痛或恶心、食欲缺乏、反酸嗳气等,有的可伴出血、贫血、消瘦等表现。

　　【穴位选配】脾俞、胃俞、膈俞、肝俞、胆俞、三焦俞、肾俞、气海俞、大肠俞、中脘、天枢、足三里、阴陵泉(图 3-50)。

　　【刮拭方法】

　　(1)俯卧位,刮拭脾俞、胃俞、膈俞、肝俞、胆俞、三焦俞、肾俞、气海俞、大肠俞穴,以出痧为度(图 3-16,图 3-42,图 3-43)。

　　(2)仰卧位,刮拭中脘、天枢穴,以出痧为度(图 3-37)。

　　(3)刮拭足三里,阴陵泉穴,以出痧为度(图 3-5)。

　　【注意事项】

　　(1)精神紧张是慢性胃炎的促进因素,应予避免。情绪上的不安

肺俞
心俞
膈俞
肝俞
胆俞
胃俞　　　　脾俞
肾俞　　　　三焦俞
大肠俞　　　气海俞

中脘
天枢

足三里
阴陵泉

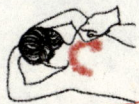

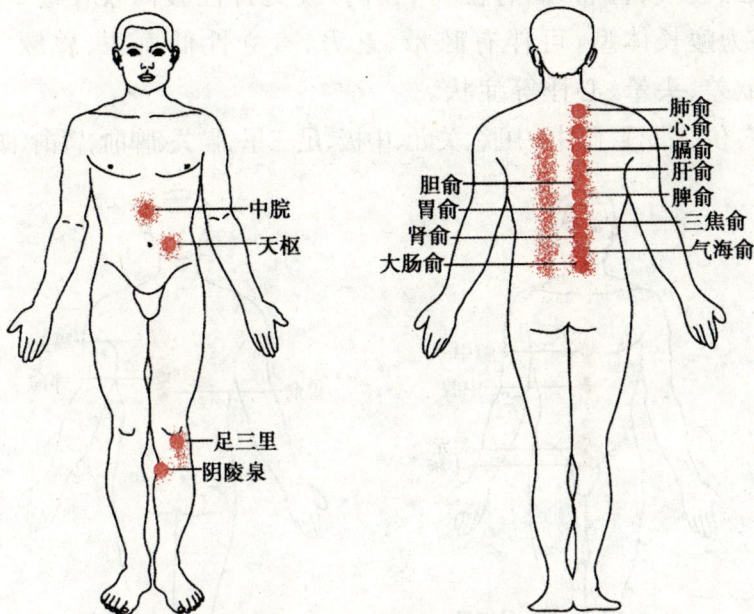

图 3-50　慢性胃炎的刮痧部位

和急躁,容易引起胃黏膜障碍和胃功能障碍,所以应尽可能地避免情绪上的应激反应。

(2)适当的运动是增强胃肠蠕动的好办法,能有效地促进胃排空,使胃肠分泌功能增强,消化力提高,有助于胃炎的康复。

(3)平时要注意养成良好的饮食习惯,进食宜细嚼慢咽。不要过饥过饱,忌生冷、粗糙、辛辣的食物,戒烟酒。

九、胃下垂

胃下垂是指胃由牛角形变成鱼钩形垂向腹腔下部至生理最低线以下的位置,多因长期饮食失节,或劳累过度,致中气下陷,升降失常所致,主要表现为食欲减退、饭后腹胀等消化系统症状。患者感到腹

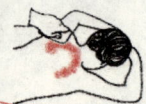

胀、恶心、嗳气、胃痛,偶有便秘、腹泻,或交替性腹泻及便秘。胃下垂患者多为瘦长体型,可伴有眩晕、乏力、直立性低血压、昏厥、体乏无力、食欲差、头晕、心悸等症状。

【穴位选配】膻中、中脘、关元、中极、足三里、膈关、脾俞、胃俞(图3-51)。

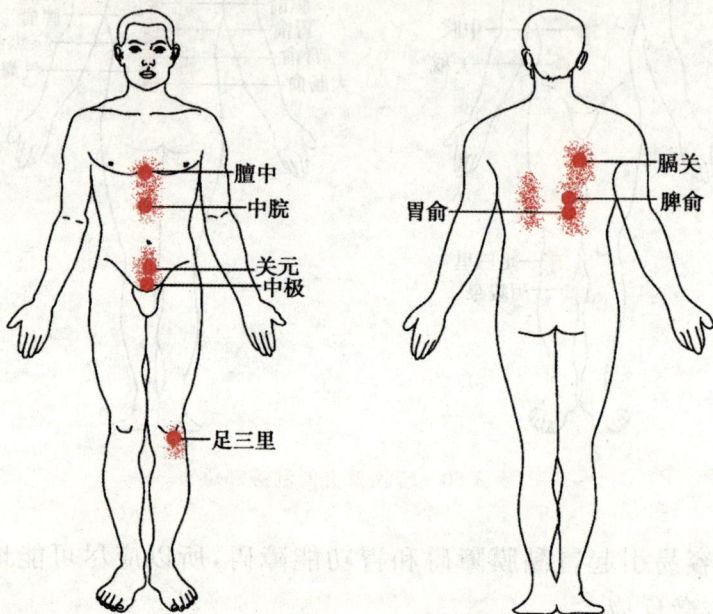

〓〓〓〓图 3-51　胃下垂的刮痧部位〓〓〓〓

【刮拭方法】

(1)仰卧位,刮拭膻中、中脘、关元、中极穴,以出痧为度(图3-33,图3-36)。

(2)俯卧位,刮拭膈关、脾俞、胃俞穴,以出痧为度(图3-42,图3-43)。

【注意事项】

(1)避免暴饮暴食。选用的食品应富有营养,容易消化,但体积要小。减少食量,但要增加餐次,以减轻胃的负担。

(2)不宜久站和剧烈跳动。

(3)卧床宜头低脚高,可以在床脚下垫两块砖头。

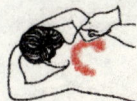

十、便　秘

　　便秘是由于大肠运动缓慢，水分被吸收过多，粪便干燥坚硬，滞留肠腔，艰涩难下，不易排出体外。其主要症状表现为排便次数减少，或由于粪质干燥、坚硬难以排出，腹内有不适感。引起便秘的原因有久坐少动、食物过于精细、缺少纤维素等，使大肠运动缓慢，水分被吸收过多，粪便干结坚硬，滞留肠腔排出困难。

　　【穴位选配】大肠俞、小肠俞、次髎、天枢、气海、关元、足三里、支沟、公孙（图3-52）。

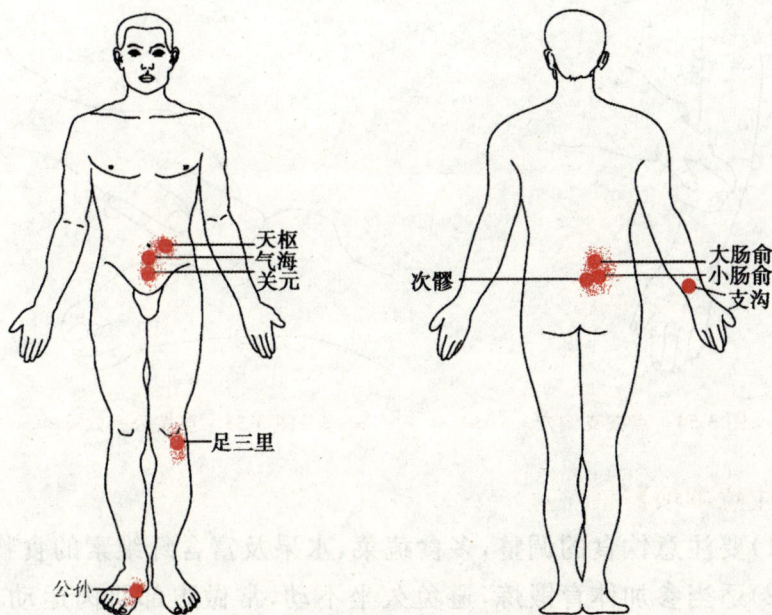

〰〰〰图3-52　便秘的刮痧部位〰〰〰

　　【刮拭方法】
　　(1)刮板下缘的1/3接触皮肤，泻刮法刮拭大肠俞、小肠俞、次髎

127

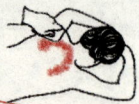
穴,以出痧为度(图3-53)。

(2)选择刮板的一角,倾斜点按天枢、气海、关元穴,做柔和的旋转动作,至局部有酸胀感为度。

(3)刮板下缘的1/3接触皮肤,刮拭足三里穴,以出痧为度(图3-5)。

(4)选择刮板的一角,倾斜点按支沟、公孙穴,做柔和的旋转动作,各30次(图3-54,图3-55)。

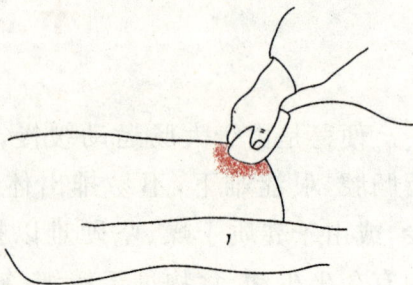

◇◇图3-53　刮大肠俞、小肠俞、次髎穴◇◇

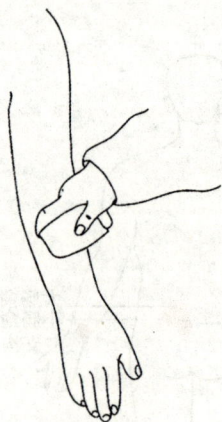

◇◇◇◇图3-54　点按支沟穴◇◇◇◇

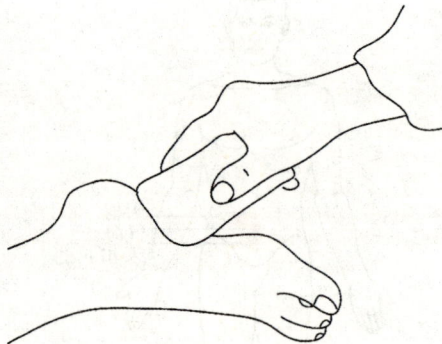

◇◇◇◇图3-55　点按公孙穴◇◇◇◇

【注意事项】

(1)要注意饮食的调整,多食蔬菜、水果及富含纤维素的食物。

(2)适当参加体育锻炼,避免久坐不动,常做腹部肌肉运动,促进肠道蠕动。

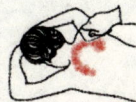

十一、慢性肝炎

　　慢性肝炎是由病毒、药物、自身免疫等原因引起的肝脏慢性炎症性疾病。临床常见的是慢性乙型肝炎。临床表现为食欲缺乏、全身乏力、肝区疼痛、腹胀、低热等症状，伴有肝掌、蜘蛛痣等体征。

　　【穴位选配】至阳、膈俞、脾俞、大椎、膻中、期门、阳陵泉、外丘、曲泉、蠡沟、太冲、中脘（图3-56）。

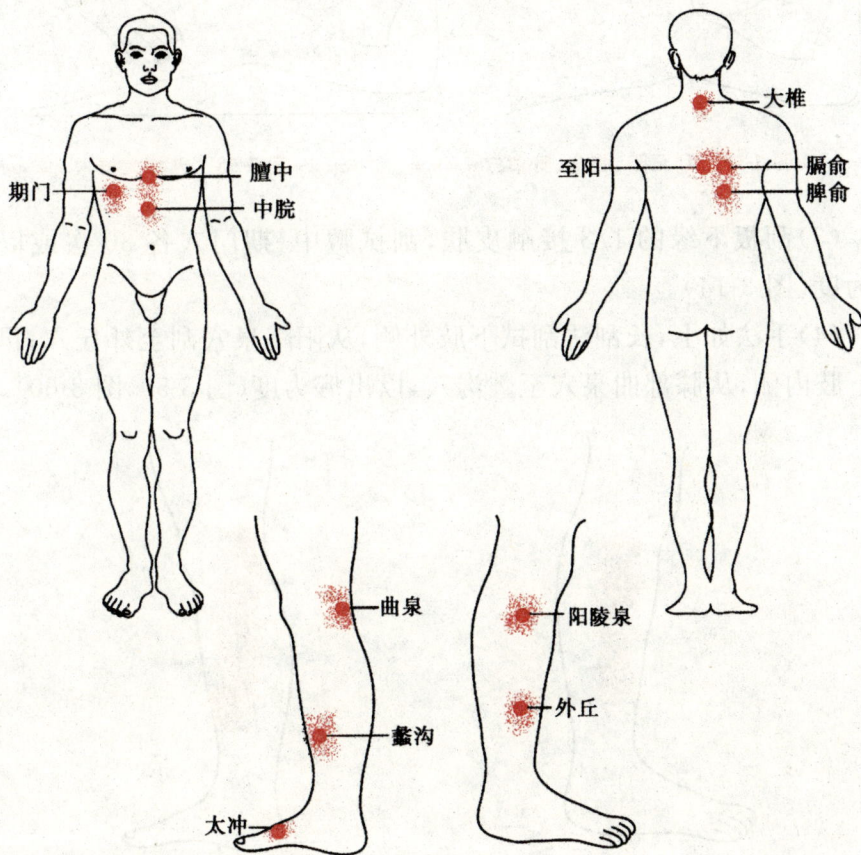

〰〰〰〰图 3-56　慢性肝炎的刮痧部位〰〰〰〰

【刮拭方法】

（1）刮板下缘的 1/3 接触皮肤，泻法从背部至阳、膈俞穴刮至脾俞穴，以出痧为度（3-57）。

（2）选择刮板的一角，刮板与皮肤呈 20°，倾斜点按大椎穴做柔和的旋转动作 30 次（图 3-58）。

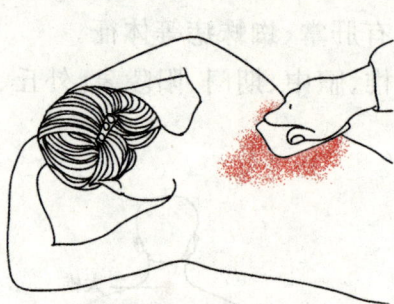

﹀﹀﹀图 3-57　刮至阳、膈俞、脾俞穴﹀﹀﹀　　﹀﹀﹀图 3-58　点按大椎穴﹀﹀﹀

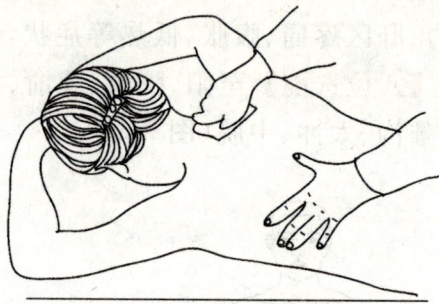

（3）刮板下缘的 1/3 接触皮肤，刮拭膻中、期门穴各 30 次或以出痧为度（图 3-14）。

（4）手法如上，长刮法刮拭下肢外侧，从阳陵泉穴刮至外丘穴；再刮拭下肢内侧，从膝部曲泉穴至蠡沟穴，以出痧为度（图 3-59，图 3-60）。

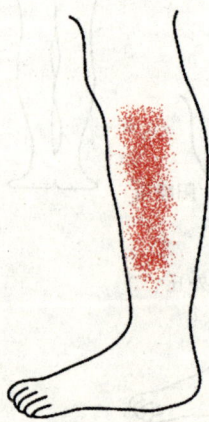

﹀﹀﹀图 3-59　刮阳陵泉穴至外丘穴﹀﹀﹀　　﹀﹀﹀图 3-60　刮曲泉穴至蠡沟穴﹀﹀﹀

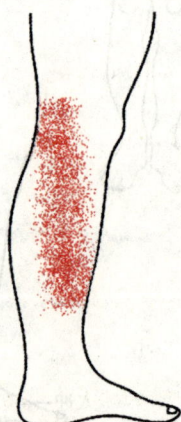

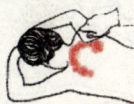

(5)选择刮板的一角,垂直向下按压太冲、中脘穴,逐渐加力,停留数秒钟后迅速抬起,以局部有酸胀感为度。

【注意事项】

(1)患者平时宜加强营养,注意休息。

(2)为防止肝炎患者交叉感染,刮痧工具用过后应严格消毒。

十二、高 血 压

高血压是体循环动脉血压持续增高为其主要表现的一种常见病。高血压分为原发性与继发性两种。继发性高血压由某些明确疾病引起,只占高血压患者的5%～10%;原发性高血压又称高血压病,占90%以上,其病因尚不完全明确,但与家族的遗传及吸烟、食盐过多等不良习惯和职业、性别、情绪等因素有关。高血压病起病隐匿、病程进展缓慢,早期仅在精神紧张、情绪波动或过度劳累之后出现暂时和轻度的血压升高,去除原因或休息后可以恢复,称为波动性高血压。患者可出现头痛、头晕、头胀、耳鸣、眼花、失眠、健忘、注意力不集中、胸闷、乏力、心悸等症状。长期的高血压易并发心、脑、肾的损害。

【穴位选配】印堂、太阳、百会、风池、肩井、内关、足三里、三阴交、太冲(图3-61)。

【刮拭方法】

(1)手持刮板垂直往返刮拭头部百会穴30次,以头皮发热为度(图3-62)。

(2)选择刮板的一角,从后颈部风池穴刮至肩井穴,以出痧为度(图3-10)。

(3)选择刮板的一角,倾斜按太阳、印堂、内关穴,做柔和的旋转动作各30次(图3-63)。

(4)刮拭足三里、三阴交穴,以出痧为度(图3-5、图3-48)。

印堂　太阳

内关

足三里

三阴交

太冲

百会　风池　肩井

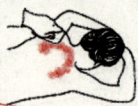

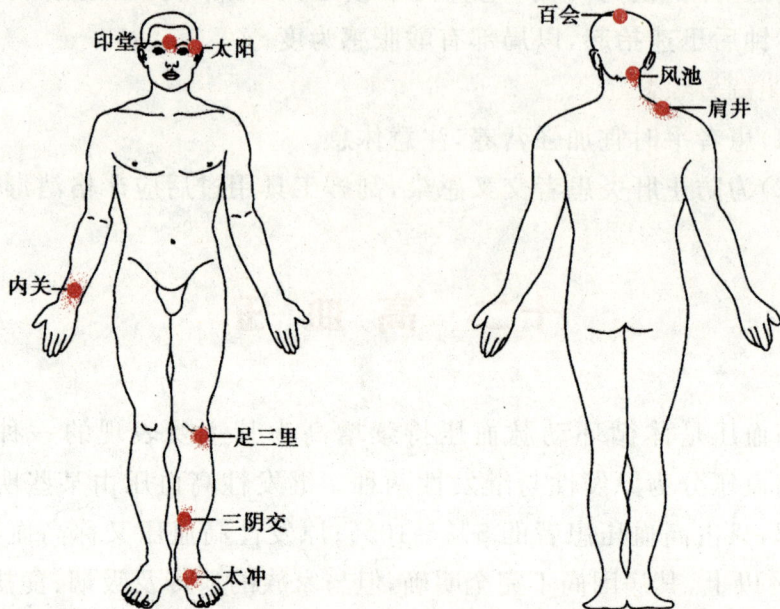

✕✕✕✕图 3-61　高血压的刮痧部位✕✕✕✕

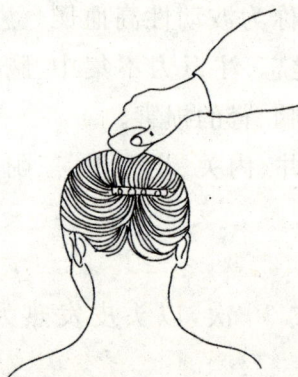

✕✕✕✕图 3-62　刮百会穴✕✕✕

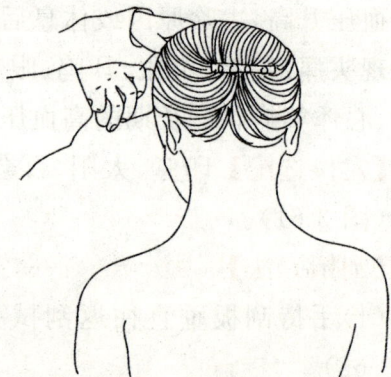

✕✕✕✕图 3-63　点按太阳穴✕✕✕✕

（5）选择刮板的一角，倾斜按柔太冲穴 30 次（图 3-31）。

【注意事项】

（1）高血压患者应及早发现，及早治疗，定期检查，病情稳定后坚

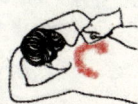

持刮拭治疗或其他治疗,以防止脑中风的出现。

(2)时刻监测血压,患者在家里量血压是最能监测血压的方式。

(3)保持心情愉快,快乐的情绪使收缩压下降,而焦虑则使舒张压上升。

(4)高血压患者在饮食方面要注意的原则是低糖、低盐、低脂、高纤维素。控制体重,并且多食含钙的食物。戒烟限酒。

(5)进行有氧运动,可以帮助血压降低。许多研究显示有氧运动对高血压有多种益处,运动的用意在迫使血管舒张,以降低血压。

十三、前列腺炎

前列腺炎是中青年男性的常见病之一,可分为急性和慢性两种。急性前列腺炎是由细菌或其毒素所致的前列腺体和腺管的急性炎症;慢性前列腺炎可继发于急性前列腺炎或慢性后尿道炎,也可继发于全身其他部位的感染。诱发因素可以是过度饮酒、会阴部损伤、前列腺增生、房事过度等引起的前列腺长期充血。

【穴位选配】肾俞、膀胱俞、气海、中极、阴陵泉、三阴交、太溪(图3-64)。

【刮拭方法】

(1)俯卧位,用泻法刮拭腰部肾俞、膀胱俞穴各30次,以出痧为度(图3-16)。

(2)选择刮板的一角,按压腹部气海、中极穴,做柔和的旋转动作各30次(图3-28)。

(3)选择刮板的一角,用长刮法刮阴陵泉、三阴交穴至太溪穴处,以出痧为度(图3-65)。

【注意事项】

(1)平时注意个人卫生,防止尿路感染。

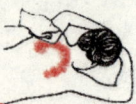

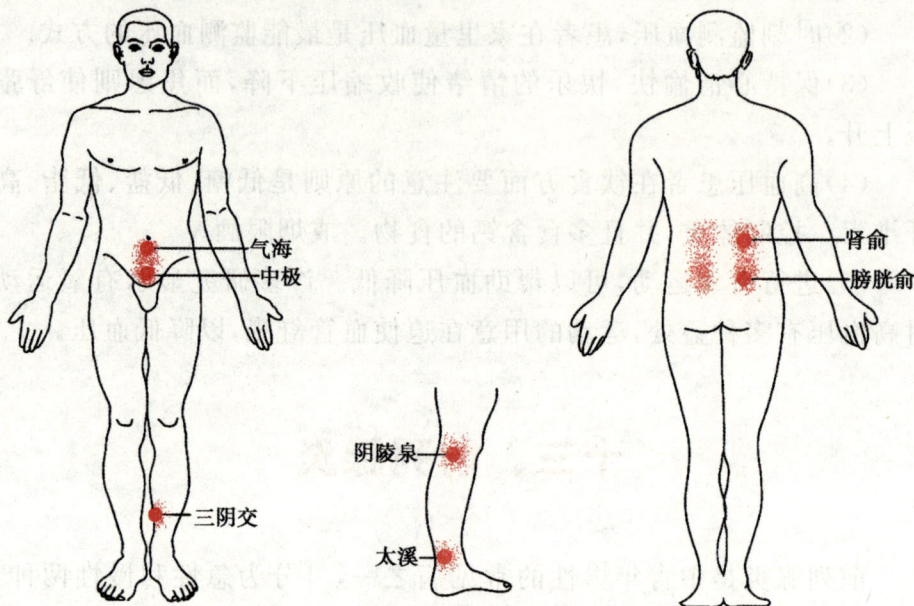

气海
中极
三阴交
阴陵泉
太溪
肾俞
膀胱俞

<<<< 图 3-64　前列腺炎的刮痧部位 >>>>

（2）起居有规律，性生活要有节制，避免房事过度，强忍精出。不要骑车时间过长和久坐。

（3）饮食有节，不过食肥甘厚味、辛辣之品，多食蔬菜、水果，保持大便通畅。

（4）加强锻炼，经常提肛、收紧臀部，绷紧会阴部肌肉及活动骨盆，对于改善会阴部位的血液循环，促使炎症消散有好处。

<<<< 图 3-65　刮阴陵泉、三阴交、太溪穴 >>>>

（5）用药适度，详察病情，辨证施治，不可妄投壮阳之品，坚持热水坐浴。

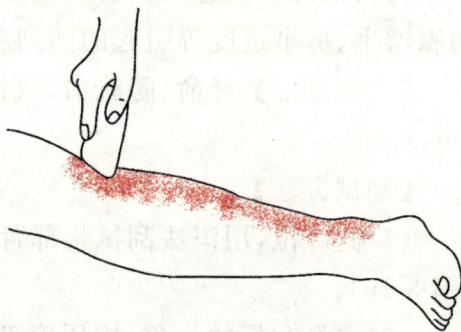

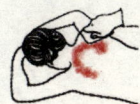

十四、前列腺增生

前列腺增生又称前列腺肥大,是老年男性常见的疾病之一。据报道,50～60岁男性中,35％～45％有前列腺增生,至60～70岁时,则达75％。前列腺增生的发病机制目前尚不明了,一般认为慢性炎症、性生活过度、盆腔充血是重要的致病因素。前列腺由围绕尿道的腺体和在其外层的前列腺腺体所组成,前列腺增大时压迫尿道,可造成排尿不畅。由于排尿不畅,尿过多积存,又可引起泌尿系统继发感染,有的发生膀胱结石。

【穴位选配】肾俞、腰阳关、天枢、关元、内关、神门、血海、阴陵泉、足三里、三阴交、太溪、太冲(图3-66)。

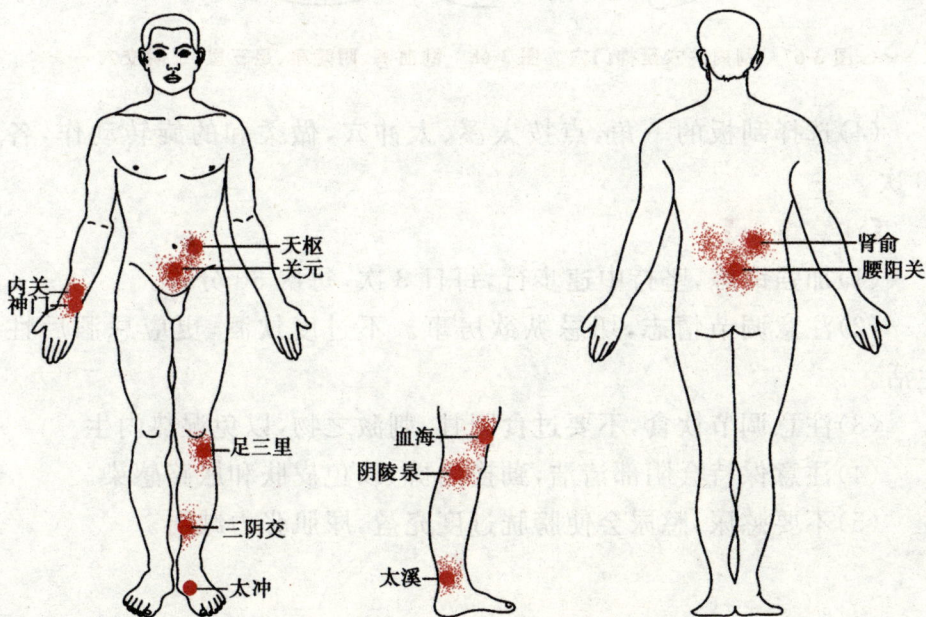

天枢
关元
内关
神门
肾俞
腰阳关
血海
阴陵泉
足三里
三阴交
太溪
太冲

〉〉〉〉图3-66　前列腺增生的刮痧部位〈〈〈〈

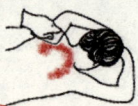

【刮拭方法】

（1）俯卧位，刮肾俞及腰骶阳关穴，以出痧为度。

（2）选择刮板的一角，刮天枢、关元穴，以出痧为度。刮拭用长刮法刮内关、神门穴，以出痧为度（图3-36，图3-67）。

（3）用长刮法刮血海、阴陵泉、足三里、三阴交穴，以出痧为度（图3-68）。

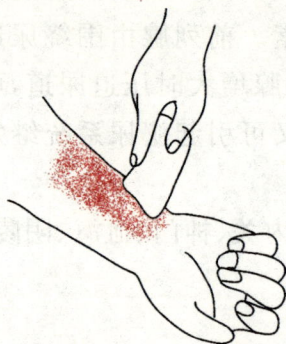

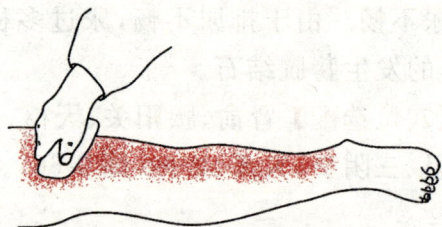

✕✕✕✕图3-67　刮内关穴至神门穴　图3-68　刮血海、阴陵泉、足三里、三阴交穴✕✕✕✕

（4）选择刮板的一角，点按太溪、太冲穴，做柔和的旋转动作，各30次。

【注意事项】

（1）加强锻炼，坚持中速步行，每日3次，每次30分钟。

（2）注意调节情志，切忌纵欲房事。不过度饮酒，更应忌酒后性生活。

（3）注意调节饮食，不要过食肥甘、刺激之物，以免湿热内生。

（4）注意保持会阴部清洁，勤换内裤，以免皮肤和尿路感染。

（5）不要憋尿，憋尿会使膀胱过度充盈，尿肌张力减弱。

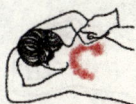

十五、阳　痿

　　阳痿是指在性交时阴茎不能勃起或举而不坚,不能进行性交的一种性功能障碍性疾病。发生阳痿的原因是多方面的,多数是因为神经系统功能失常而引起,这类阳痿称为功能性阳痿,也叫精神性阳痿,占阳痿患者的85％～90％。另外,一些肿瘤、损伤、炎症等也可引起神经功能紊乱而导致性功能衰退。有的则可能由于内分泌系统的疾病,生殖器发育不全或有损伤、疾病而引起,这类阳痿被称为器质性阳痿。

　　【穴位选配】命门、肾俞、次髎、关元、中极、阴陵泉、三阴交、足三里、太溪(图3-69)。

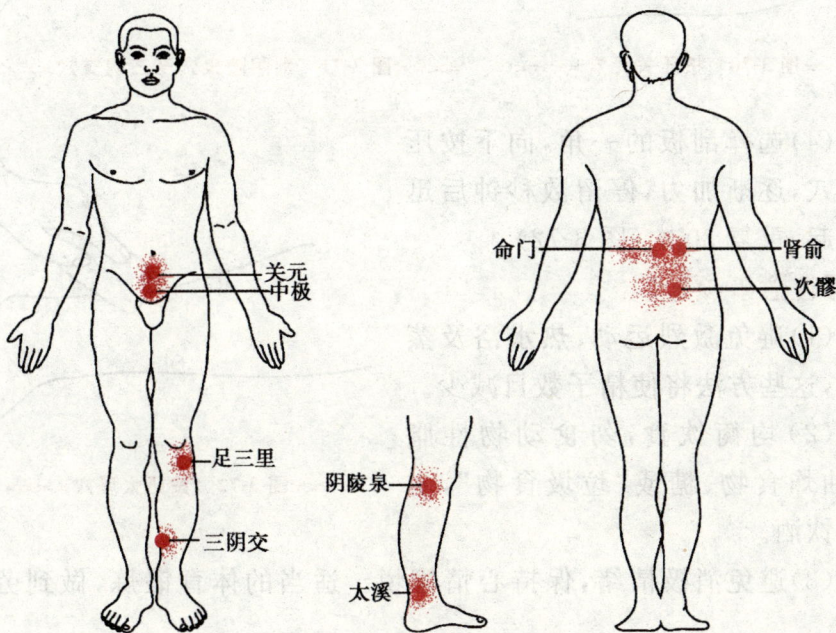

关元
中极
足三里
三阴交
阴陵泉
太溪
命门
肾俞
次髎

〰〰〰〰图3-69　阳痿的刮痧部位〰〰〰〰

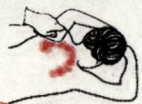

【刮拭方法】

（1）俯卧位，用泻法刮拭腰骶部次髎、命门、肾俞穴，以出痧为度（图3-16，图3-44）。

（2）选择刮板的一角，按压关元、中极穴，做柔和的旋转动作各30次（图3-70）。

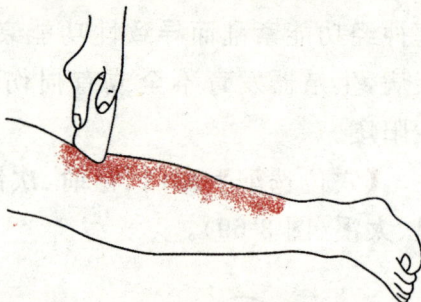

（3）用长刮法刮下肢内侧阴陵泉穴至三阴交穴，以出痧为度；刮拭足三里穴30次（图3-71，图3-5）。

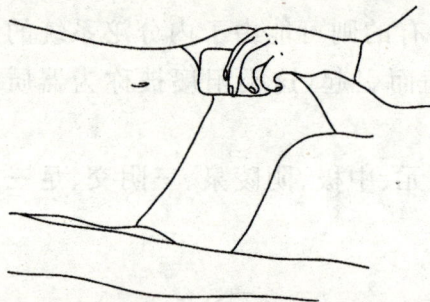

〰〰〰〰图3-70　按压关元穴〰〰〰〰　　〰〰〰〰图3-71　刮阴陵泉穴至三阴交穴〰〰〰〰

（4）选择刮板的一角，向下按压太溪穴，逐渐加力，停留数秒钟后迅速抬起，重复30次（图3-72）。

【注意事项】

（1）避免激烈运动、热水浴及蒸气浴，这些方法将使精子数目减少。

（2）均衡饮食，勿食动物性脂肪、油炸食物、糖或"垃圾食物"，勿吸烟饮酒。

〰〰〰〰图3-72　按压太溪穴〰〰〰〰

（3）避免消极情绪，保持心情愉悦。适当的体育锻炼，做到劳逸结合。

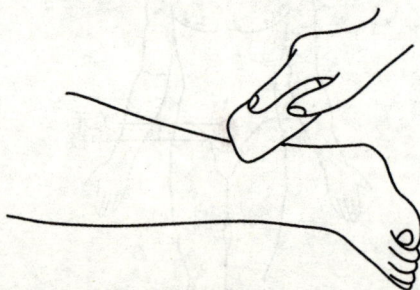

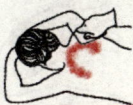

十六、早泄

早泄是指性交时间极短，或阴茎插入阴道就射精，随后阴茎即软，不能进行正常性交的一种病症，是一种最常见的男性性功能障碍。中医认为多由于房劳过度或频犯手淫，导致肾精亏耗，肾阴不足，相火偏亢，或体虚羸弱，虚损遗精日久，肾气不固，导致肾阴阳俱虚所致。过度兴奋，紧张冲动也是导致早泄的原因之一。

【穴位选配】命门、肾俞、中极、关元、足三里、三阴交、太溪（图3-73）。

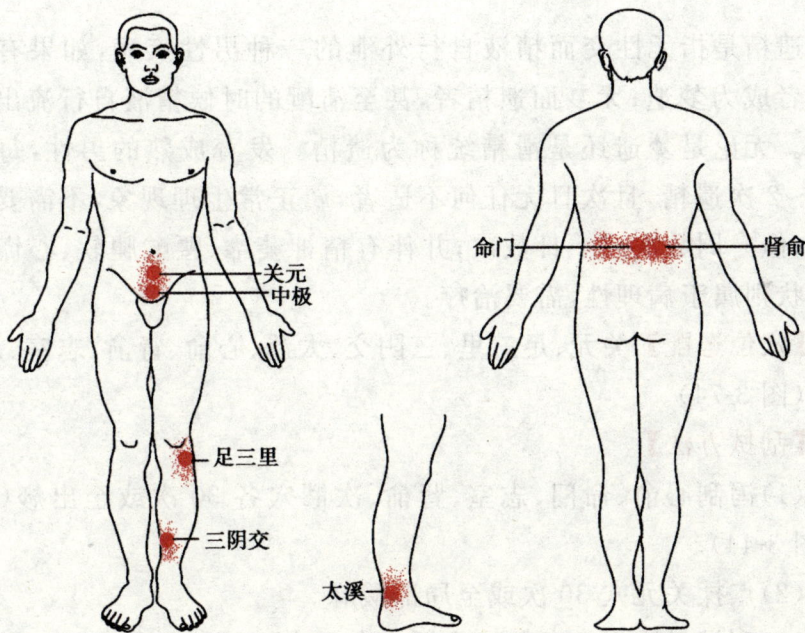

~~~~图3-73　早泄的刮痧部位~~~~

【刮拭方法】

（1）俯卧位，刮拭肾俞、命门穴，以出痧为度（图3-16，图3-44）。

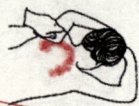

(2)仰卧位,刮拭中极、关元穴,以出痧为度(图3-36)。

(3)刮下肢足三里、三阴交、太溪穴(图3-5,图3-48)。

【注意事项】

(1)解除精神紧张,清心寡欲,节制房事。

(2)掌握性生活规律,如果身体处于疲劳状态则不要进行性生活。

(3)发生早泄次数较多的人,最好暂时停止性生活。

(4)如果发生了早泄,女方要更加亲切地关怀和体贴,帮助男子消除心理上的恐惧。

十七、遗 精

遗精是指无性交而精液自行外泄的一种男性疾病,如果有梦而遗精者成为梦遗;无梦而遗精者,甚至清醒的时候精液自行流出称为滑精。无论是梦遗还是滑精统称为遗精。发育成熟的男性,每月偶有1～2次遗精,且次日无任何不适者,属正常生理现象,不需要任何治疗;但一周数次或一日数次,并伴有精神萎靡、腰酸腿软、心慌气喘等症状则属于病理性,需要治疗。

【穴位选配】关元、足三里、三阴交、太溪、心俞、肾俞、志室、命门、次髎(图3-74)。

【刮拭方法】

(1)泻刮心俞、命门、志室、肾俞、次髎穴各30次或至出痧(图3-16,图3-44)。

(2)点揉关元穴30次或至局部酸麻。

(3)刮拭足三里、三阴交、太溪穴各30次(图3-5,图3-48)。

【注意事项】

(1)建立正常的生活制度,婚后保持正常的性生活。

(2)经常更换内衣裤,保持性器官清洁卫生。

关元

足三里

三阴交

太溪

心俞

肾俞
命门

志室

次髎

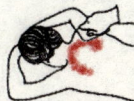

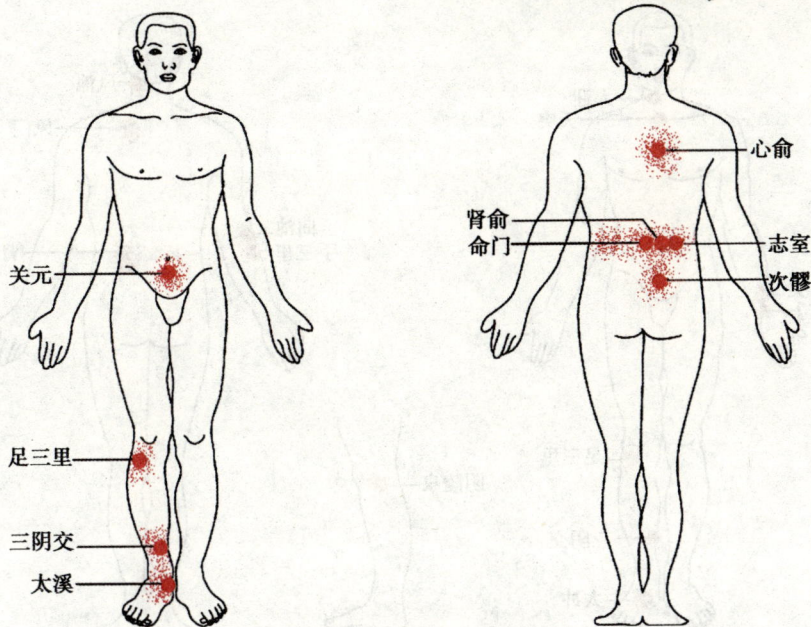

∽∽∽ 图 3-74　遗精的刮痧部位 ∽∽∽

（3）调整睡眠习惯，夜间睡眠时下身及足部不宜过暖，睡眠姿势以仰卧、侧卧为宜。

（4）调适情志，注意饮食营养，节制醇酒厚味。

十八、甲状腺功能亢进症

甲状腺功能亢进症（简称甲亢）是由多种病因引起的一种甲状腺激素分泌过多的内分泌疾病。本病多见于女性，临床以弥漫性甲状腺肿大和结节性甲状腺肿大为多见，主要表现为颈前甲状腺部位有弥漫性肿大，并伴有烦躁易怒、心慌、失眠、咽干舌燥、怕热多汗、消瘦易饥，以及出现手抖、突眼等体征。

【穴位选配】风池、风门、肾俞、人迎、天突、手三里、内关、曲池、神门、太冲、阴陵泉、三阴交、足三里（图 3-75）。

人迎
天突
风池
风门
曲池
手三里
内关
神门
肾俞
足三里
三阴交
阴陵泉
太冲

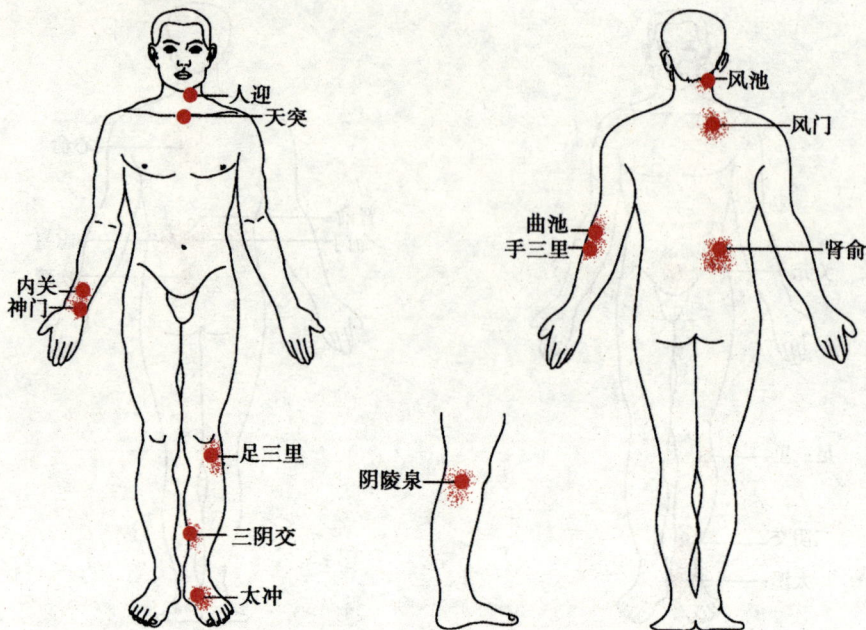

◇◇◇◇图 3-75　甲状腺功能亢进症的刮痧部位◇◇◇◇

【刮拭方法】

（1）选择刮板的一角，刮板与皮肤呈 45°，刮拭后头部两侧风池穴 30 次（图 3-76）。

（2）用长刮法由上而下从风门穴沿脊柱两侧刮至肾俞穴，以出痧 为度（图 3-77）。

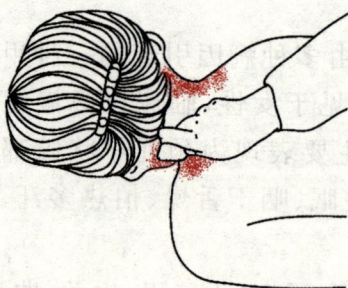

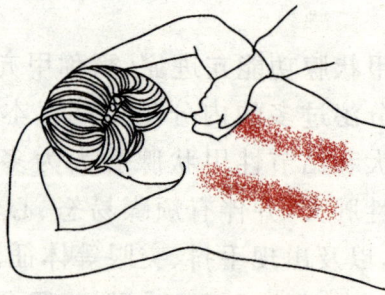

◇◇◇◇图 3-76　刮风池穴◇◇◇◇　　　◇◇◇◇图 3-77　刮风门穴至肾俞穴◇◇◇◇

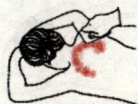

(3)揪起人迎穴处皮肤与肌肉,然后瞬间用力向外滑动再松开,反复进行至出痧(图3-78)。

(4)用刮板倾斜按天突穴做柔和的旋转动作30次(图3-79)。

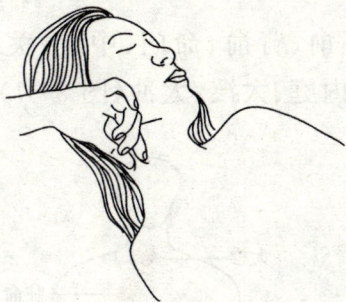

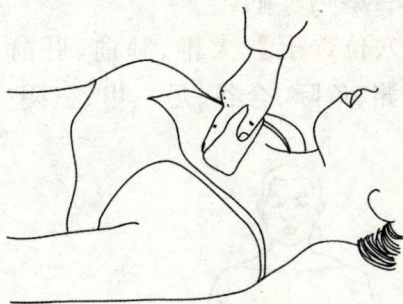

❮❮❮❮图3-78 揪人迎穴❯❯❯❯　　　　❮❮❮❮图3-79 按天突穴❯❯❯❯

(5)选择刮板的一角,垂直向下按压手三里、内关、曲池、神门及足部太冲穴,逐渐加力,停留数秒钟后迅速抬起,以有麻胀感为度(图3-80,图3-67,图3-31)。

(6)用长刮法刮下肢阴陵泉至三阴交、足三里穴,以出痧为度。(图3-71,图3-5)。

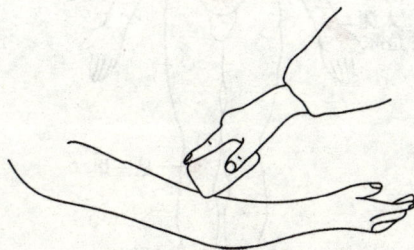

❮❮❮❮图3-80 按压手三里穴❯❯❯❯

【注意事项】

(1)忌碘饮食,饮食清淡,忌辛辣,戒烟酒。

(2)调节情绪,保持心情舒畅。

十九、糖尿病

糖尿病是一种常见的代谢性内分泌疾病,病因大多未明,是胰岛素绝对或相对不足所引起的包括糖、蛋白质、脂肪、水及电解质等代

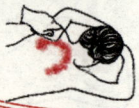

谢紊乱,病情严重时导致酸碱平衡失常。其特点为血糖过高、糖尿、葡萄糖耐量减低及胰岛素释放试验异常。糖尿病患者的典型症状有多尿、烦渴、多饮。患者尿意频繁,多者1昼夜可20余次,夜间多次起床小便,影响睡眠。

【穴位选配】大椎、肺俞、肝俞、脾俞、肾俞、命门、中脘、关元、曲池、太渊、鱼际、合谷、足三里、三阴交、内庭、太溪、太冲(图3-81)。

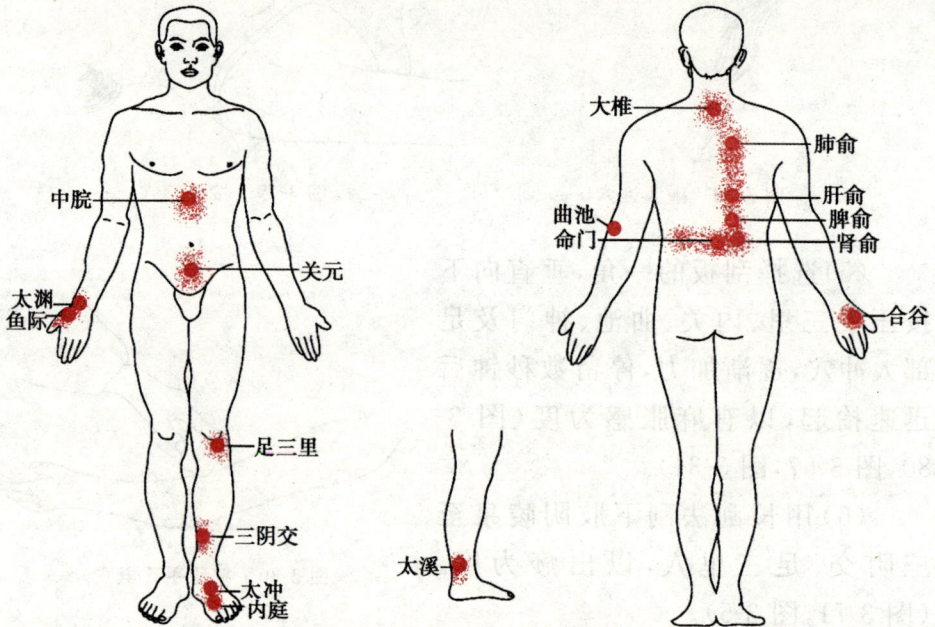

次×××× 图3-81 糖尿病的刮痧部位 ××××次

【刮拭方法】

(1)俯卧位,刮拭背部大椎、肺俞、肝俞、脾俞、肾俞、命门穴,以出痧为度(图3-2,图3-13,图3-16,图3-43,图3-44)。

(2)仰卧位,由中脘穴刮至关元穴,以出痧为度(图3-82)。

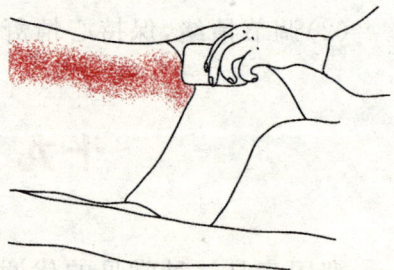

次×××× 图3-82 刮中脘穴至关元穴 ××××次

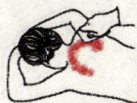

（3）选择刮板的一角,点按合谷、曲池穴,做柔和的旋转动作各30次(图3-83,图3-84)。

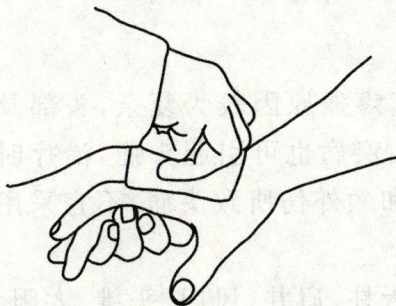

〰〰〰图3-83　点按合谷穴〰〰〰　　〰〰〰图3-84　点按曲池穴〰〰〰

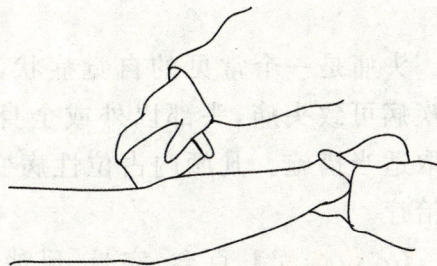

（4）用长刮法刮拭太渊、鱼际穴,以出痧为度(图3-85)。

（5）选择刮板的一角,刮拭足三里、三阴交、内庭、太溪、太冲穴,以出痧为度(图3-5,图3-38,图3-41,图3-48,图3-86)。

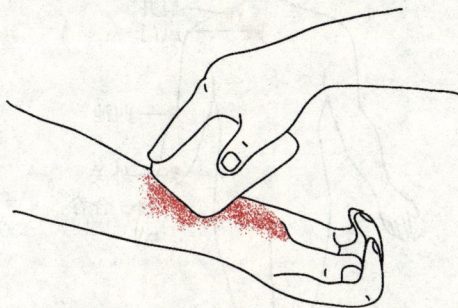

〰〰〰图3-85　刮太渊穴至鱼际穴〰〰〰　　〰〰〰图3-86　刮太溪穴〰〰〰

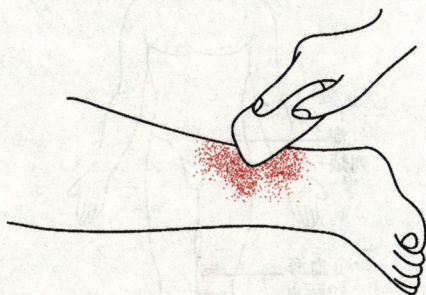

【注意事项】

（1）忌食辛辣热性食物,包括热性补药。不要过度限制食量,以免引发低血糖症状。

（2）避免情志过激和精神紧张,长期坚持劳逸结合。

（3）尽量不拔牙和不使皮肤受创伤。

（4）减少房事。

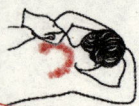

二十、头 痛

头痛是一个常见的自觉症状,其疼痛原因较为复杂,头部及五官疾病可致头痛,头部以外或全身性疾病也可引起头痛,治疗时应采取适当措施。凡颅内占位性病变和颅外伤所致头痛,不宜采用刮痧治疗。

【穴位选配】百会、完骨、风池、天柱、肩井、风门、头维、太阳、气海、曲池、外关、合谷、列缺、血海、阴陵泉、足三里、三阴交、太冲、行间、丰隆(图3-87)。

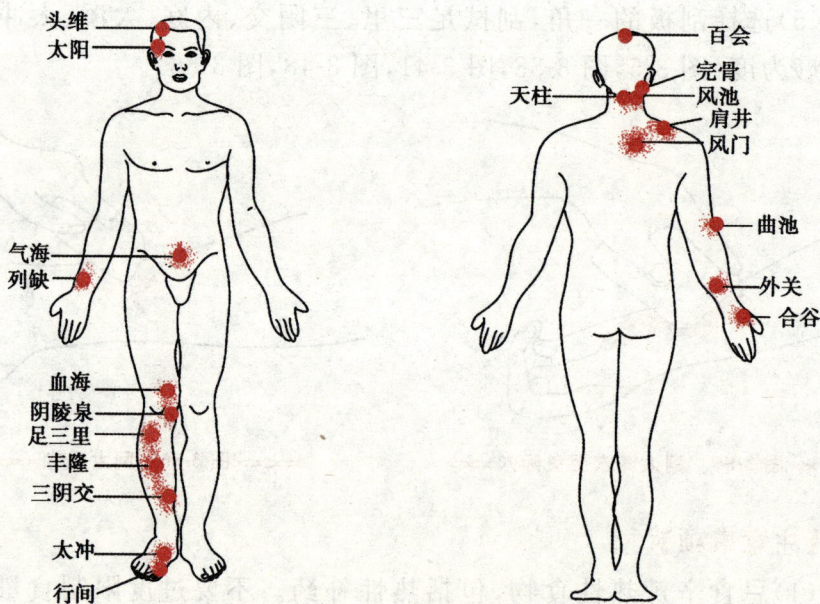

◇◇◇◇图3-87 头痛的刮痧部位◇◇◇◇

【刮拭方法】

(1)平刮百会、天柱、风池、完骨穴及后头部至局部发热。

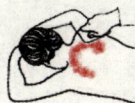

（2）泻刮肩井、风门穴，点揉头维、太阳穴（图 3-88，图 3-63）。

（3）刮拭曲池、外关、列缺穴，点揉气海、合谷穴（图 3-83，图 3-89，图 3-90）。

（4）刮拭血海、阴陵泉、足三里、丰隆、三阴交穴，以出痧为度（图 3-5，图 3-48，图 3-91，图 3-92，图 3-93）。

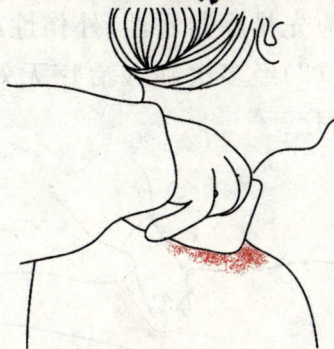

××××图 3-88 刮肩井穴××××

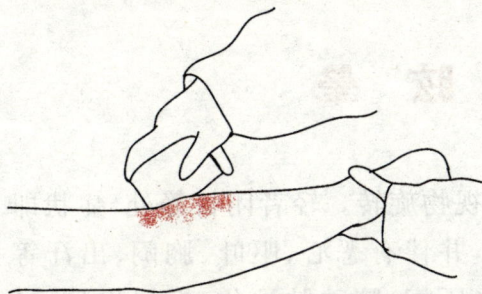

××××图 3-89 刮曲池穴××××

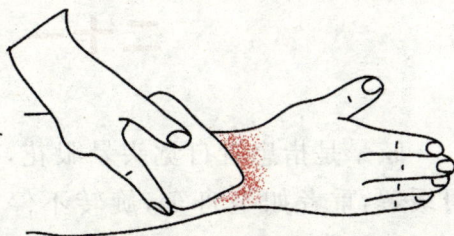

××××图 3-90 刮外关穴××××

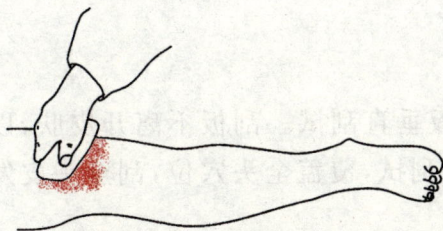

××××图 3-91 刮血海穴××××

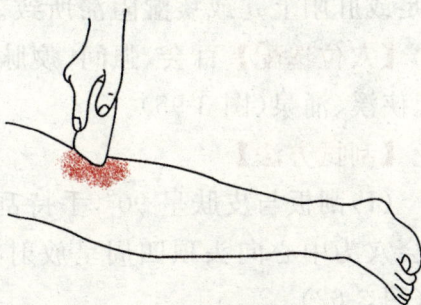

××××图 3-92 刮阴陵泉穴××××

（5）点揉太冲、行间穴（图 3-94）。

【注意事项】

（1）刮痧治疗头痛对缓解其症状效果较好，但引起头痛的原因复杂,应先排除器质性、外伤性或感染性引起的头痛,对症处理。

(2)经多次刮痧治疗无效或症状加剧者,需去医院查明病因,对症治疗。

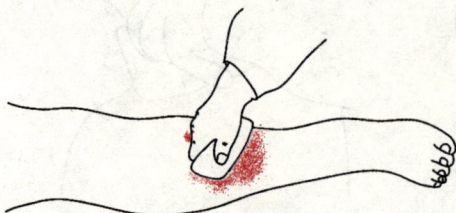

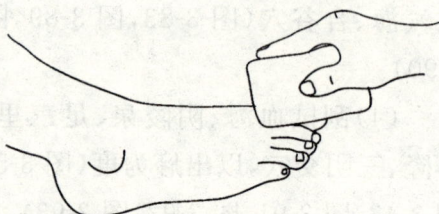

×××× 图3-93　刮丰隆穴 ××××　　　　×××× 图3-94　点揉行间穴 ××××

二十一、眩　晕

眩晕是指患者自觉头晕眼花,视物旋转。轻者闭目静处,症状即可缓解,重者如坐舟车,旋转不停,并伴有恶心、呕吐、胸闷、出汗等症。现代医学认为,本症多由高血压病、脑动脉硬化、梅尼埃病、贫血、神经官能症、脑部肿瘤等疾病引起。中医学认为,本症乃因气血不足或肝阳上亢或痰湿阻滞所致。

【穴位选配】百会、强间、瘈脉、风池、天柱、太阳、印堂、三阴交、大敦、侠溪、涌泉(图3-95)。

【刮拭方法】

(1)刮板与皮肤呈90°,手持刮板垂直刮拭。刮板不离开皮肤,以百会穴为中心向头顶四周呈放射状刮拭,覆盖全头穴位,刮至头皮发热(图3-62)。

(2)把太阳、印堂穴部位的皮肤与肌肉用手指关节揪起,然后瞬间用力向外滑动再松开,反复进行至出痧(图3-96,图3-97)。

(3)选择刮板的一角,向下按压三阴交、侠溪、大敦穴,点按涌泉穴,逐渐加力,停留数秒钟后迅速抬起,以局部麻胀为度(图3-98,图3-99)。

百会
强间
印堂
太阳
瘈脉
风池
天柱

侠溪
三阴交
涌泉
大敦

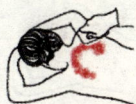

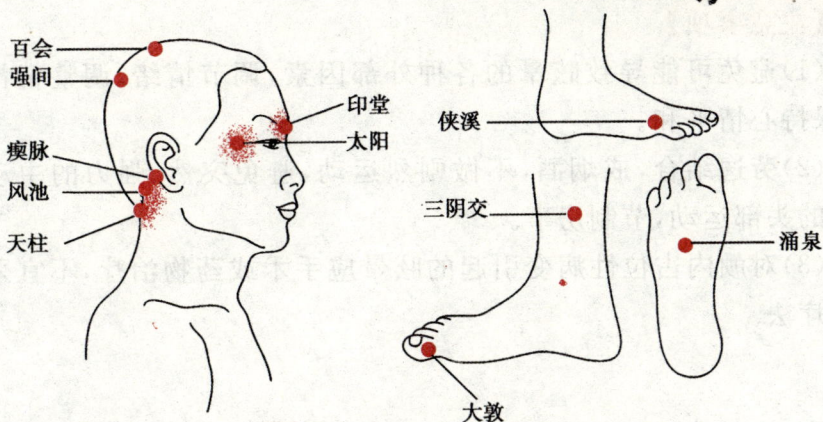

～～～～图 3-95　眩晕的刮痧部位～～～～

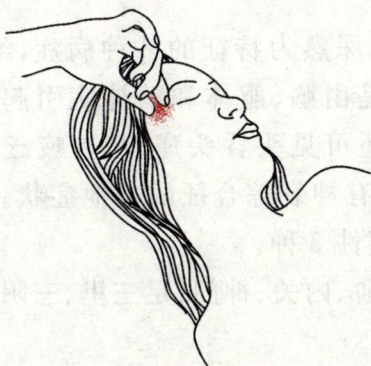

～～～～图 3-96　揪太阳穴～～～～　　　　～～～～图 3-97　揪印堂穴～～～～

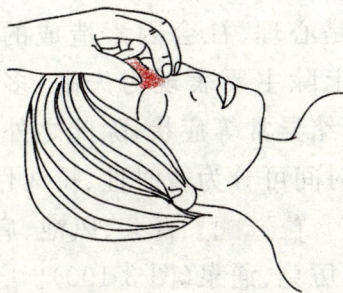

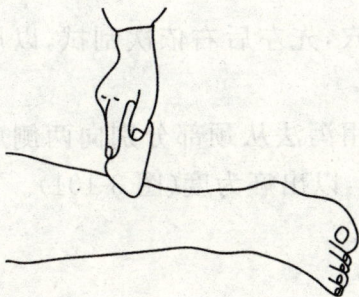

～～～～图 3-98　按压三阴交穴～～～～　　　　～～～～图 3-99　点按涌泉穴～～～～

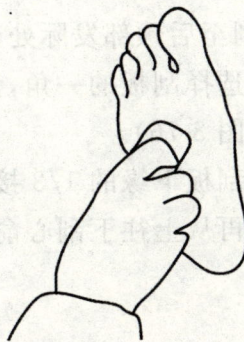

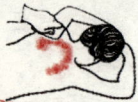

【注意事项】

（1）避免可能导致眩晕的各种外部因素，调节情绪，调整精神状态，保持心情平和。

（2）劳逸结合，戒烟酒，不做剧烈运动，避免突然、强力的主动或被动的头部运动，节制房事。

（3）对颅内占位性病变引起的眩晕应手术或药物治疗，不宜采用刮痧疗法。

二十二、失　眠

失眠是指经常性不易入睡或睡不深熟为特征的一种病症，绝大多数是心理、社会因素造成的，少数是由脑、躯体和精神病引起的。临床上除主要表现为失眠、多梦外，还可见头昏头痛、精神疲乏、健忘、情绪异常等症状，除此之外还常伴有神衰综合征的其他症状。失眠按时间可分为暂时性、持久性和周期性3种。

【穴位选配】百会、风池、肩井、心俞、内关、神门、足三里、三阴交、行间、厉兑、涌泉（图3-100）。

【刮拭方法】

（1）刮板不离开皮肤，来回往返刮拭百合穴，再由百会穴向下先左后右刮至后颈部发际处（图3-62）。

（2）选择刮板的一角，刮拭风池穴，先左后右依次刮拭，以局部发热为度（图3-76）。

（3）刮板下缘的1/3接触皮肤，用泻法从颈部分别向两侧肩峰刮肩井穴，再从上往下刮心俞穴区部位，以出痧为度（图3-101）。

百会
风池
肩井
心俞

内关
神门
足三里
三阴交
涌泉
行间
厉兑

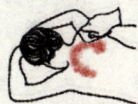

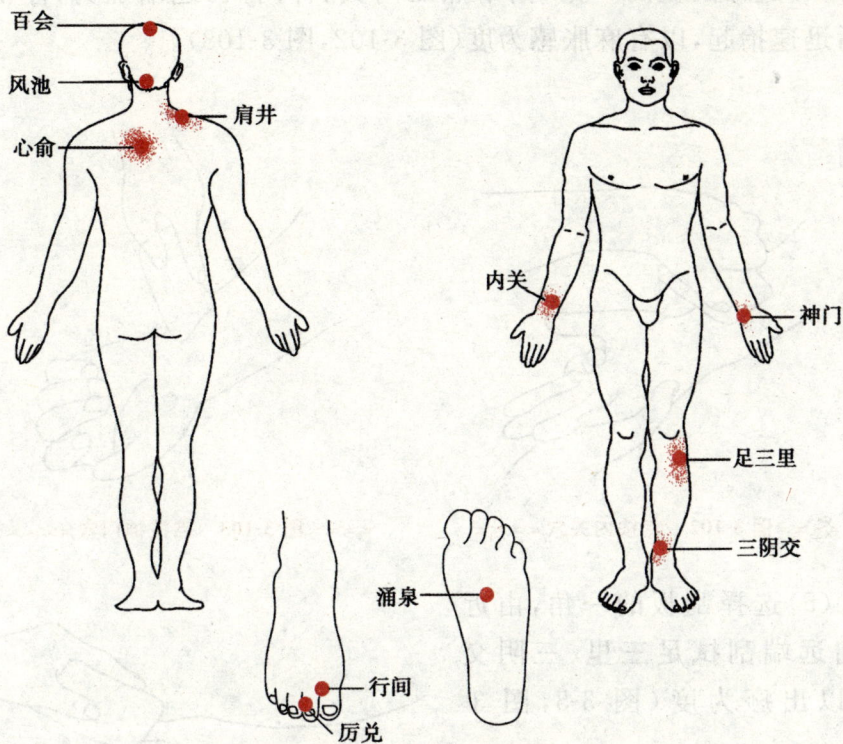

❋❋❋图 3-100　失眠的刮痧部位❋❋❋

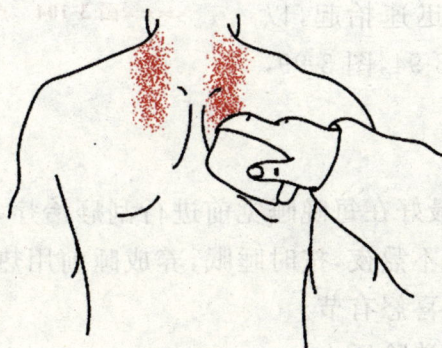

❋❋❋图 3-101　刮心俞穴❋❋❋

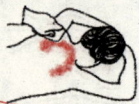

（4）选择刮板的一角，向下点压内关、神门穴，逐渐加力，停留数秒后迅速抬起，以有麻胀感为度（图 3-102，图 3-103）。

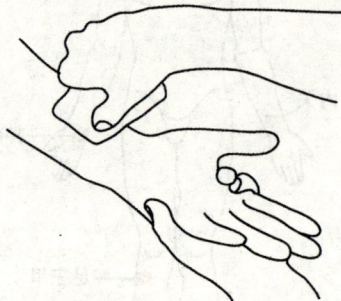

✕✕✕✕图 3-102　点按内关穴✕✕✕✕

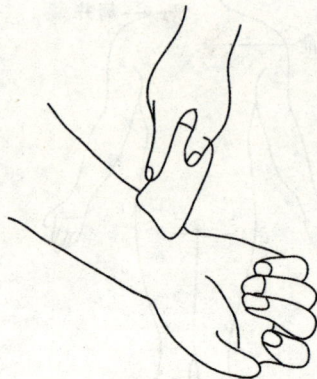

✕✕✕✕图 3-103　点按神门穴✕✕✕✕

（5）选择刮板的一角，由近端向远端刮拭足三里、三阴交穴，以出痧为度（图 3-5，图 3-98）。

（6）选择刮板的一角，向下按压行间、厉兑、涌泉穴，逐渐加力，停留数秒钟后迅速抬起，以有麻胀感为度（图 3-94，图 3-99，图 3-104）。

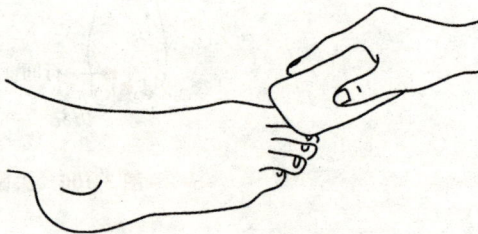

✕✕✕✕图 3-104　点按厉兑穴✕✕✕✕

【注意事项】

（1）失眠病人最好在每晚睡觉前进行刮痧治疗，手法不宜过重。

（2）起居规律，不熬夜，按时睡眠，养成睡前用热水烫脚的习惯。

（3）调节情绪，喜怒有节。

（4）加强锻炼，消除压力。

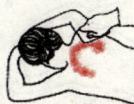

二十三、健　忘

　　健忘是指大脑皮质功能减退，脑力减退，出现记忆力差、记忆模糊等症状。临床表现为头昏脑涨，反应迟钝，思维能力下降，随着年龄的增大，症状会更加严重。

　　【穴位选配】百会、膏肓俞、次髎、中脘、内关、神门、足三里、复溜、中封（图 3-105）。

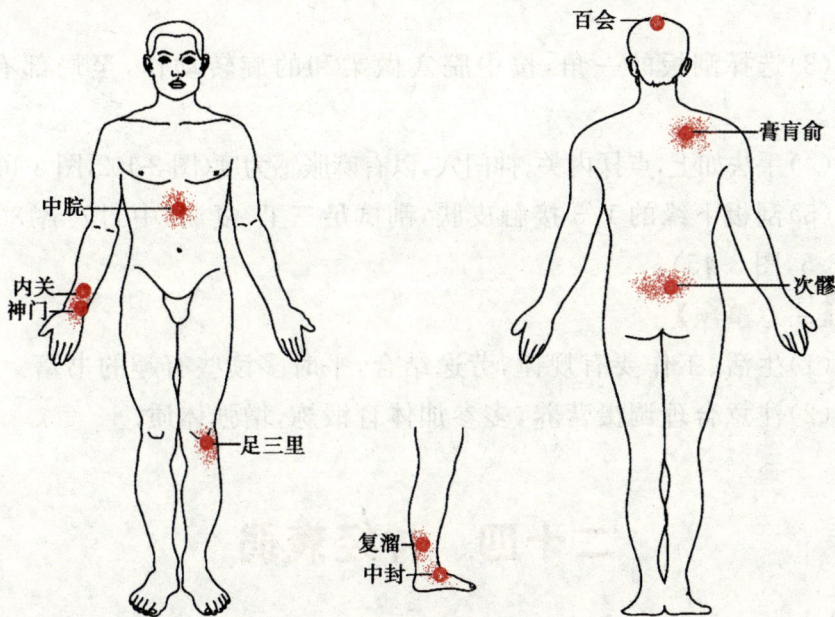

　　✕✕✕✕图 3-105　健忘的刮痧部位✕✕✕✕

　　【刮拭方法】

　　(1)刮板不离开皮肤，以百会穴为中心向头顶四周呈放射状刮拭，覆盖全头穴位，刮至头皮发热（图 3-106）。

　　(2)刮板下缘的 1/3 接触皮肤，从膏肓俞穴沿着背部两侧刮至臀部次髎穴，以出痧为度（图 3-107）。

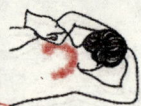

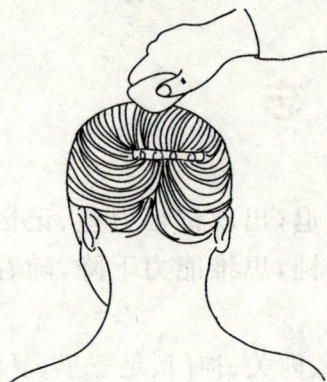

图 3-106　刮拭全头穴位　　　　图 3-107　刮膏肓俞穴至次髎穴

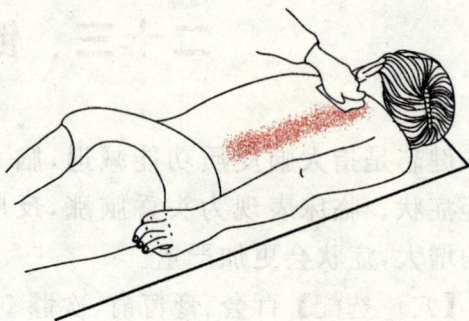

（3）选择刮板的一角，按中脘穴做柔和的旋转动作，至局部有麻胀感。

（4）手法如上，点揉内关、神门穴，以有麻胀感为度（图 3-102，图 3-103）。

（5）刮板下缘的 1/3 接触皮肤，刮拭足三里、复溜、中封穴各 30 次（图 3-5，图 3-45）。

【注意事项】

（1）生活、工作要有规律，劳逸结合，平时多读些有趣的书籍。

（2）注意合理调摄营养，多参加体育锻炼，增强体质。

二十四、神经衰弱

神经衰弱是一种以大脑功能性障碍为特征的疾病，属神经官能症的一种类型。本病多见于脑力劳动者，且多与个体素质有关，患者常常性格内向，脆弱多病，身体虚弱，对一些自身不适感觉过分关切。其发病因素有多种，如过度疲劳、中毒、精神创伤等，以上因素引起大脑功能失调，继而自主神经功能紊乱，从而导致一系列症状的产生。

【穴位选配】百会、太阳、印堂、睛明、膻中、期门、章门、心俞、胆

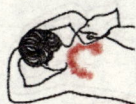

俞、脾俞、肾俞、曲池、内关、血海、三阴交、行间（图 3-108）。

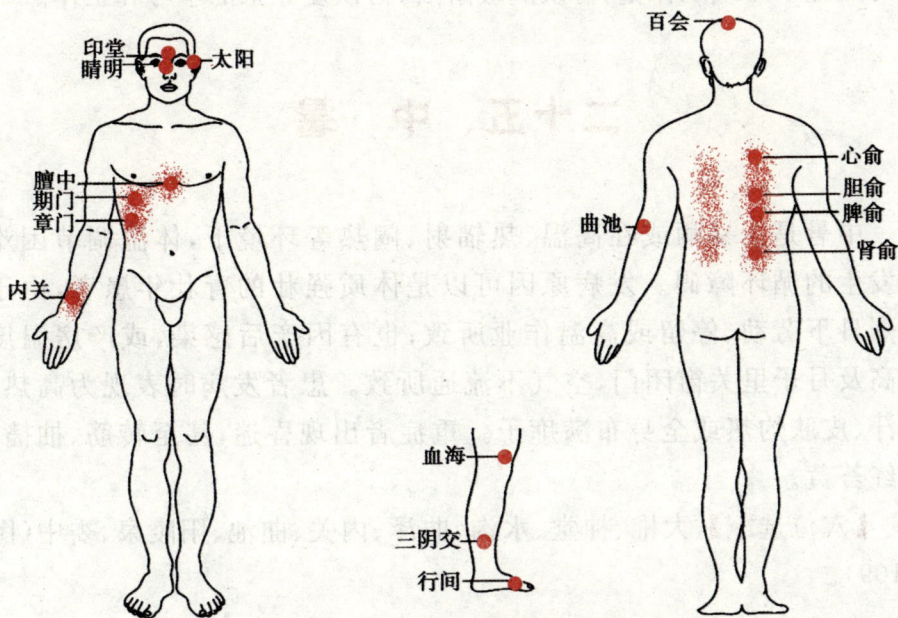

◇◇◇◇图 3-108　神经衰弱的刮痧部位◇◇◇◇

【刮拭方法】

（1）选择刮板的一角，按百会、太阳、印堂、睛明穴做柔和的旋转动作各 30 次（图 3-63）。

（2）仰卧位，刮拭膻中、期门、章门穴，刮至出痧为止（图 3-14）。

（3）俯卧位，刮拭心俞、胆俞、脾俞、肾俞、曲池、内关穴，以出痧为度（图 3-16，图 3-29，图 3-43，图 3-89）。

（4）选择刮板的一角，向下按压血海、三阴交、行间穴，逐渐加力，停留数秒钟后迅速抬起，以有麻胀感为度（图 3-98，图 3-94）。

【注意事项】

（1）改善生活和工作环境，减少紧张刺激。

（2）学会放松自己。当感到疲乏和心烦时，暂时放下工作，给自己一个喘息的机会。

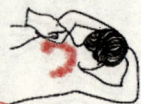

（3）要避免长期紧张而繁重的工作，注意劳逸结合，有张有弛，必要时可减轻学习或工作量，待疾病缓解后，再恢复原来的学习和工作。

二十五、中　暑

中暑是指暴晒或在高温、热辐射、闷热等环境下，体温调节困难而发生的循环障碍。发病原因可以是体质强壮的青壮年患者，由于在烈日下劳动、停留或高温作业所致；也有因产后感染，或产房温度过高及月子里关窗闭门，空气不流通所致。患者发病时表现为高热、无汗、皮肤灼热或全身布满痱子。重症者出现昏迷，甚至转筋、抽搐、舌红苔黄。

【穴位选配】大椎、神堂、水沟、曲泽、内关、曲池、阳陵泉、委中（图3-109）。

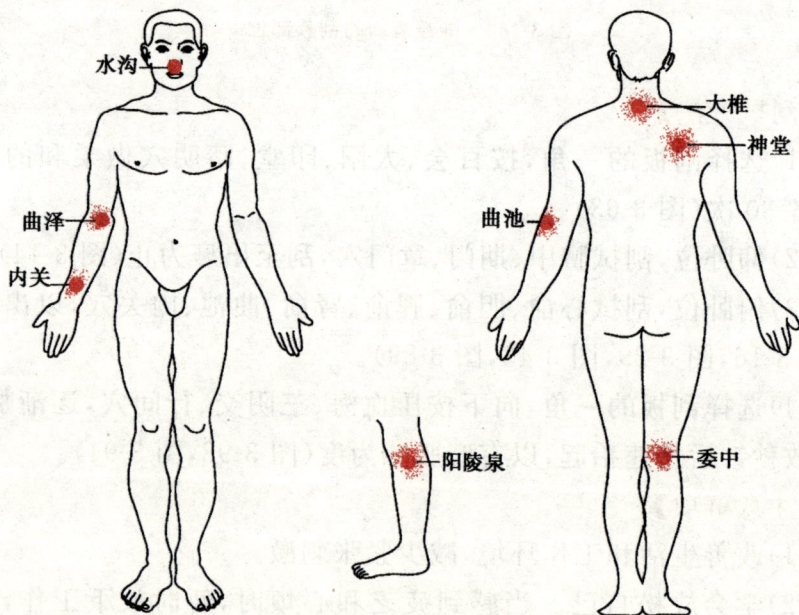

图3-109　中暑的刮痧部位

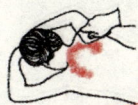

【刮拭方法】

(1)用泻法从颈部大椎穴刮拭至背部神堂穴,先左后右依次刮拭,以出痧为度(图 3-110)。

(2)选择刮板的一角,用泻法刮拭头部水沟穴,以有麻胀感为度(图 3-111)。

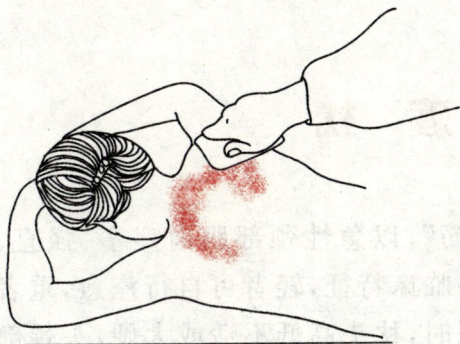

~~~~~图 3-110 刮大椎穴至神堂穴~~~~~   ~~~~~图 3-111 刮水沟穴~~~~~

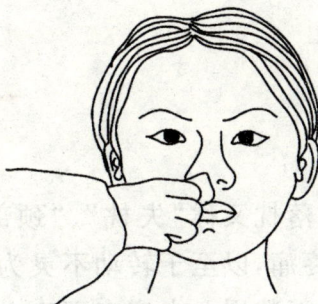

(3)刮拭上肢内侧曲泽、内关、曲池穴,以局部出痧为度(图 3-89)。

(4)选择刮板的一角,泻法刮拭下肢阳陵泉、委中穴,以局部出痧为度(图 3-40,图 3-112)。

【注意事项】

(1)施术前,先使患者脱离烈日、高温场所,宜置身于通风的室内或阴凉处。

(2)对重症昏迷患者,可用三棱针快速点刺水沟、曲泽、委中等穴,使瘀血和痧毒从血液中放出。待清醒后,再施行刮痧术。

~~~~~图 3-112 刮阳陵泉穴~~~~~

(3)中暑昏迷不醒者,要防止痧毒聚于心腹胸膈,故若放血而血不流,刮拭而"痧"不显时,要及时送医院抢救。

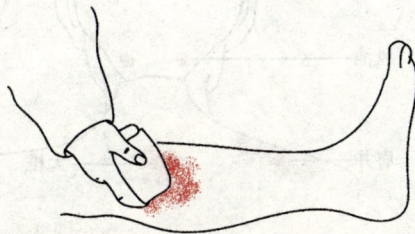

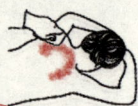

第四章 外科常见病刮痧治疗

一、落 枕

落枕又称"失枕"、"颈部伤筋",以急性颈部肌肉痉挛、强直、酸胀、疼痛,以至于转动不灵为主要临床特征,轻者可自行痊愈,重者可牵延至数周。本病多因晚上睡眠时,枕头高低不适或太硬,头颈部位置不当,使颈项部肌肉长时间处在过度伸展或紧张状态下,致使颈项部肌肉静力性损伤或痉挛所致。

【穴位选配】风池、大椎、肩井、悬钟、外关(图4-1)。

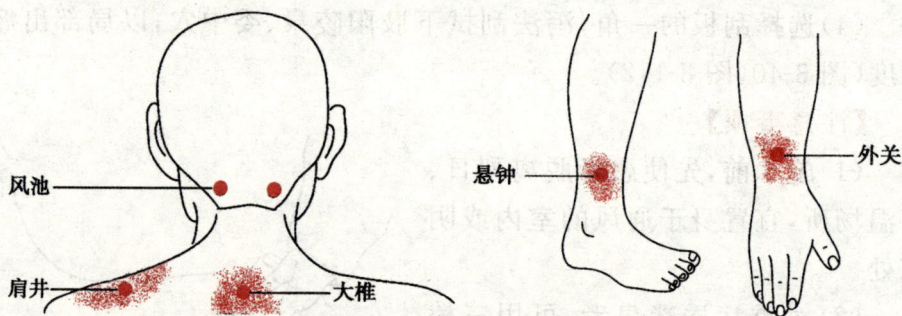

×××× 图4-1 落枕的刮痧部位 ××××

【刮拭方法】

(1)刮风池穴30次(图3-76)。

(2)泻刮大椎、肩井穴各30次(图3-2,图3-88)。

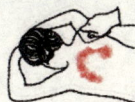

（3）角刮悬钟、外关穴各 30 次（图 4-2，图 3-90）。

【注意事项】

（1）睡眠时应选择合适的枕头和睡眠姿势，注意颈部保暖。

（2）刮痧治疗配合颈部按摩可缩短病程。

（3）若在一段时间内反复落枕，在排除高枕等诱发因素外，宜进一步详细的检查，如拍颈部 X 线片等，以考虑是否为早期颈椎病。

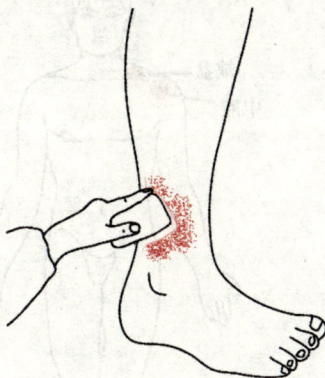

〰〰〰图 4-2　刮悬钟穴〰〰〰

二、肩周炎

肩周炎又名"五十肩"、"漏肩风"或"肩关节周围炎"，是肩关节周围软组织的一种退行性炎性疾病。本病多见于女性患者，早期以肩部疼痛为主，夜间加重，并伴有凉、僵感觉；后期病变组织有粘连，且并发功能障碍。中医学认为，本病多由营卫虚弱，局部又感受风寒，或过度劳累、慢性劳损，或闪挫、扭伤，使筋脉受损，气血阻滞，脉络不通所致。

【穴位选配】天柱、肩井、肩髃、天髎、天宗、膈关、肩贞、缺盆、中府、曲池、外关穴及肩部压痛点（图 4-3）。

【刮拭方法】

（1）用泻法从颈部的天柱穴分别向两侧肩峰的肩井、天髎、肩髃穴，再从上往下由天宗、肩贞穴刮至膈关穴，以出痧为度（图 4-4）。

（2）刮拭曲池、外关穴及上肢后外侧至出痧（图 3-89、图 3-90）。

（3）选择刮板的一角，刮板与皮肤呈 20°倾斜，点按中府、缺盆穴，做柔和的旋转动作各 30 次（图 4-5）。

缺盆
中府

天柱
肩井
天髎
肩髃
天宗
肩贞
膈关
曲池
外关

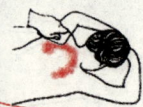

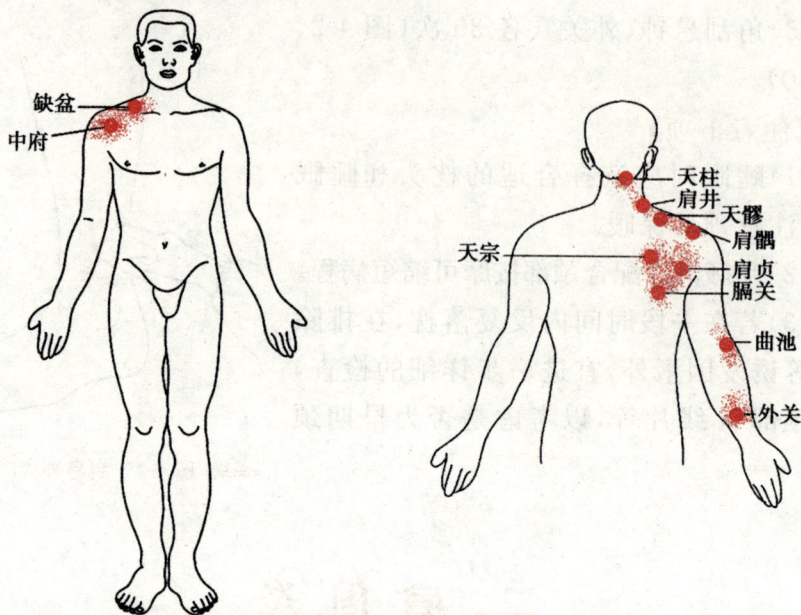

===== 图 4-3　肩周炎的刮痧部位 =====

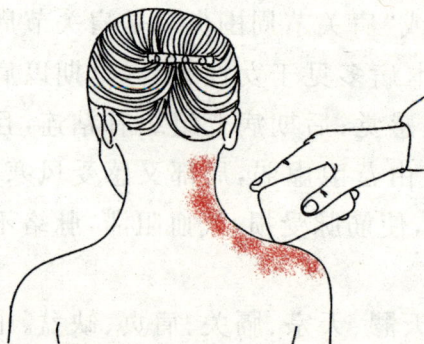

===== 图 4-4　刮肩背部穴位 =====

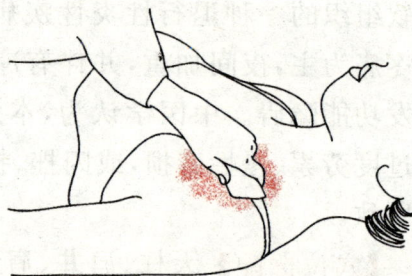

===== 图 4-5　刮缺盆、中府穴及压痛点 =====

（4）刮板下缘的 1/3 接触皮肤，向刮拭方向倾斜 45°，泻刮肩前部及压痛点，至酸胀为度（图 4-5）。

【注意事项】

（1）刮痧时，若配合推拿、按摩及针灸同时进行，可缩短病程。

（2）积极进行肩部的功能锻炼，并注意肩部保暖以防风寒，避免

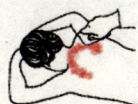

过度疲劳。

三、颈椎病

　　颈椎病是由于颈部长期劳损、颈椎及其周围软组织发生病理改变或骨质增生等,导致颈神经根、颈部脊髓、椎动脉及交感神经受到压迫或刺激而引起的一组复杂的综合征。本病初起见颈肩局部疼痛不适,颈项强直;神经根受压时,出现颈肩痛、颈枕痛;臂丛神经受压时,出现颈、肩、臂的放射痛,伴有手指麻木、肢冷、上肢沉坠、抬手无力;椎动脉受压时,常有眩晕、头痛、头晕、耳鸣等,多在转动头部时诱发并加重。

　　【穴位选配】风池、天柱、肩井、大杼、天宗、膈俞、肾俞、列缺、曲池、合谷(图 4-6)。

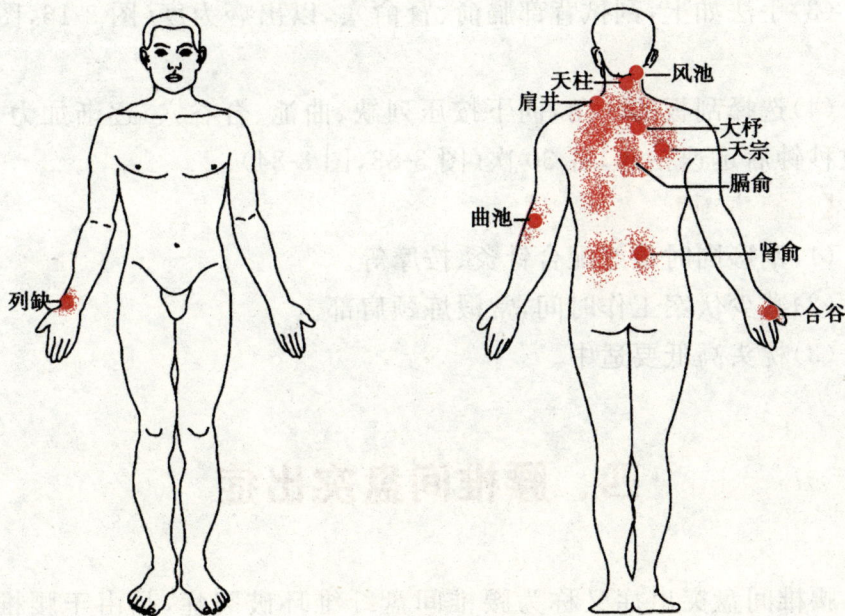

图 4-6　颈椎病的刮痧部位

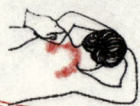

【刮拭方法】

(1)选择刮板的一角,沿后颈部刮拭风池、天柱穴,以出痧为度(图 4-7)。

(2)刮板下缘的 1/3 接触皮肤,用泻法从颈部分别向两侧肩峰刮肩井穴,再从上往下刮大杼、天宗穴部位,以出痧为度(4-8)。

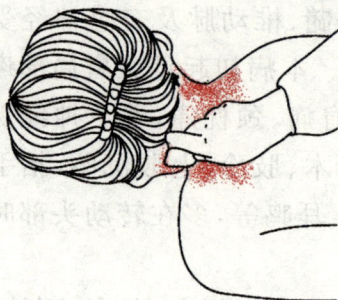

〰〰〰〰 **图 4-7　刮风池穴至天柱穴** 〰〰〰　　〰〰〰〰 **图 4-8　刮肩井、大杼、天宗穴** 〰〰〰

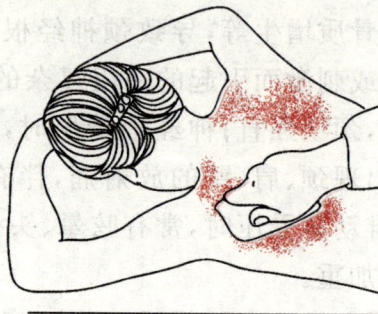

(3)手法如上,刮拭背部膈俞、肾俞穴,以出痧为度(图 3-16,图 3-34)。

(4)选择刮板的一角,向下按压列缺、曲池、合谷穴,逐渐加力,停留数秒钟后迅速抬起,各 30 次(图 3-83,图 3-84)。

【注意事项】

(1)刮痧同时最好配合针灸、按摩等。

(2)减少伏案工作时间,常锻炼颈肩部。

(3)枕头高低要适中。

四、腰椎间盘突出症

腰椎间盘突出症又称为腰椎间盘纤维环破裂症,是由于腰椎间盘退行性变、腰外伤、积累性劳损,使纤维环部分或完全破裂,髓核向

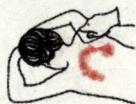

椎管内突出,压迫或刺激神经根和脊髓而引起的腰腿疼痛综合征。大多数患者都有急性扭伤或慢性劳损引起的腰痛史,有些患者只是夜间睡觉时受风寒而引发本病。此病疼痛轻重不一,重者影响翻身和站立,疼痛沿着坐骨神经分布区放射,久病后,小腿外侧及足背、足跟、足掌等处会有麻木感和感觉减退。

【穴位选配】肾俞、次髎、环跳、殷门、承山、阳陵泉、悬钟、委中、昆仑(图4-9)。

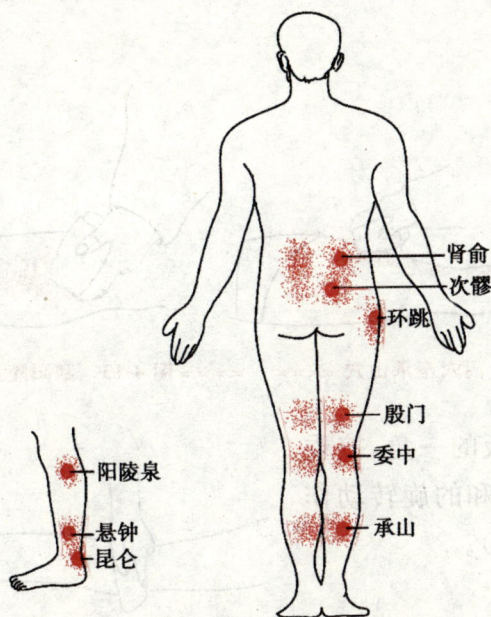

肾俞
次髎
环跳
殷门
委中
承山
阳陵泉
悬钟
昆仑

❯❯❯❯图4-9 腰椎间盘突出症的刮痧部位❮❮❮❮

【刮拭方法】

(1)刮板下缘的1/3接触皮肤,用泻法刮拭腰骶部脊柱两侧从肾俞穴至次髎穴,以出痧为度(图4-10)。

(2)选择刮板的一角,点揉环跳穴,重压30次(图4-11)。

(3)刮板下缘的1/3接触皮肤,用长刮法从殷门穴刮至承山穴,由阳陵泉穴刮至悬钟穴,各30次(图4-12,图4-13)。

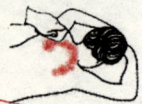
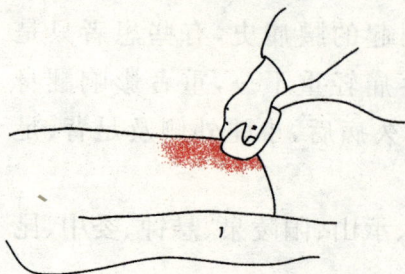

〰〰〰图 4-10　刮肾俞穴至次髎穴〰〰〰

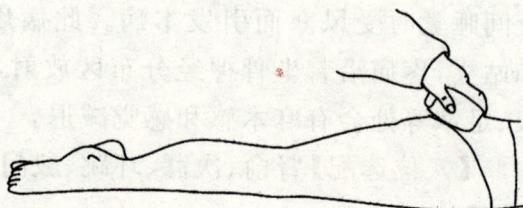

〰〰〰图 4-11　点揉环跳穴〰〰〰

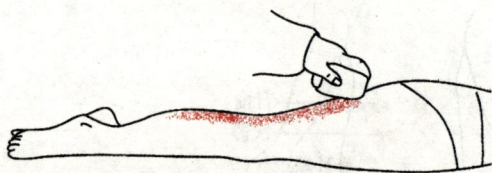

〰〰〰图 4-12　刮殷门穴至承山穴〰〰〰

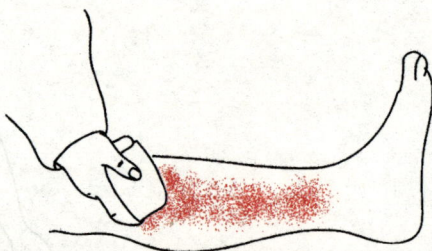

〰〰〰图 4-13　刮阳陵泉穴至悬钟穴〰〰〰

（4）选择刮板的一角，按委中、昆仑穴，做柔和的旋转动作各 30 次（图 4-14）。

【注意事项】

（1）对重症患者要结合牵引、理疗甚至手术等综合治疗措施。

（2）患者应该睡硬板床，腰部要注意保暖，避免风寒湿邪。

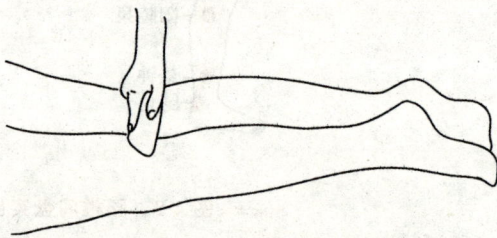

〰〰〰图 4-14　点按委中穴〰〰〰

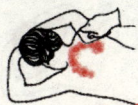

五、网 球 肘

网球肘,即肱骨外上髁炎,是一种常见的慢性劳损性疾病。本病起病较慢,多数无明显外伤史,但有长期使用肘部、腕部活动的劳损史。临床表现为肘后外侧酸痛,尤其是在做转、拉、提、伸、推等动作时疼痛更为剧烈。

【穴位选配】大椎、肩井、肩髎、臂臑、天井、支沟、曲池、手三里、外关、阳池、合谷(图 4-15)。

【刮拭方法】

(1)刮板下缘的 1/3 接触皮肤,刮大椎、肩井穴各 30 次(图 3-2)。

(2)手法如上,由肩髎穴向臂臑穴刮拭各 30 次(图 4-16)。

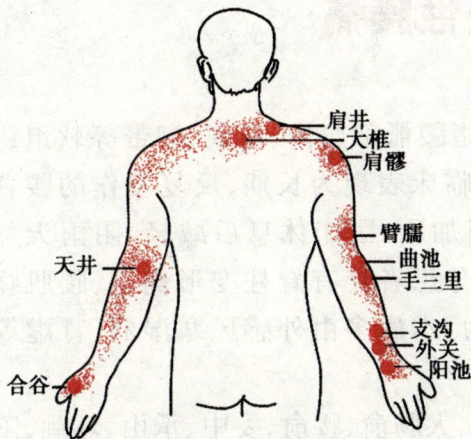

图 4-15 网球肘的刮痧部位   图 4-16 刮肩髎穴至臂臑穴

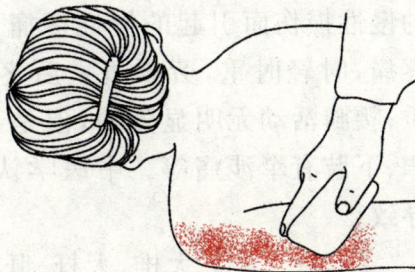

(3)手法如上,从上向下由天井穴刮拭至支沟穴,以出痧为度(图 4-17)。

(4)手法如上,刮拭前臂曲池穴至手三里穴,以出痧为度(图 4-18)。

(5)选择刮板的一角,按外关、阳池、合谷穴,做柔和的旋转动作,

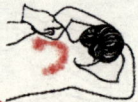

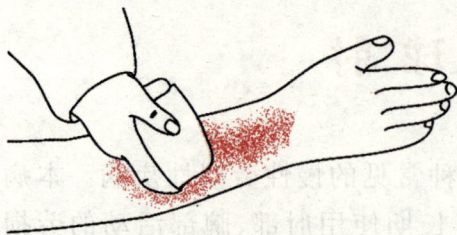

◇◇◇◇图 4-17　刮天井穴至支沟穴◇◇◇◇　　◇◇◇◇图 4-18　刮曲池穴至手三里穴◇◇◇◇

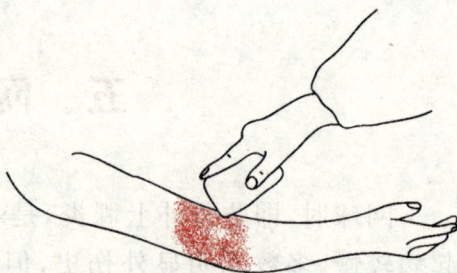

以局部有麻胀感为度(图 3-83)。

【注意事项】

(1)治疗期间尽量减少肘部活动,不要提重物。

(2)配合推拿和热敷,效果会更好。

六、慢性腰痛

慢性腰痛(腰肌劳损)主要是指腰骶部肌肉、筋膜、韧带等软组织的慢性损伤而引起的慢性疼痛。临床表现为长期、反复发作的腰背疼痛,时轻时重,劳累负重后疼痛加剧,卧床休息后减轻,阴雨天加重;腰腿活动无明显障碍,但是部分患者伴有脊柱变形侧弯、腰肌痉挛、下肢有牵涉痛等。中医学认为,本病多由外感风寒湿邪,肾虚等导致。

【穴位选配】大椎、大杼、肝俞、大肠俞、腰俞、委中、承山、环跳、阳陵泉、悬钟、昆仑、束骨、京骨(图 4-19)。

【刮拭方法】

(1)俯卧位,刮大椎穴向下至腰俞穴处。再从大杼穴经肝俞穴刮至腰骶部,以出痧为度(图 4-20)。

(2)选择刮板的一角,泻法刮拭下肢从委中穴沿小腿后侧向下经承山穴刮至昆仑穴,以出痧为度(图 4-21)。

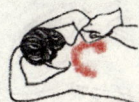

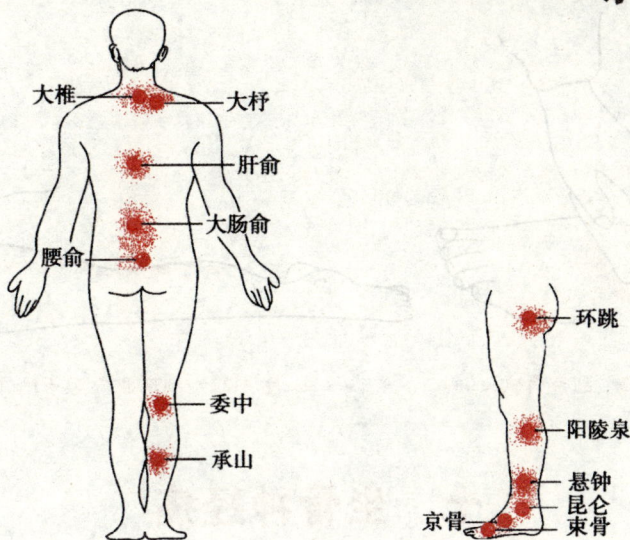

×××× 图 4-19　慢性腰痛的刮痧部位 ××××

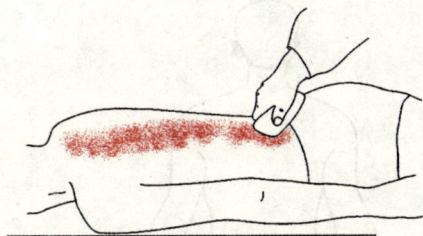

大椎　大杼　肝俞　大肠俞　腰俞　委中　承山

环跳　阳陵泉　悬钟　昆仑　束骨　京骨

×××× 图 4-20　刮大椎穴至腰俞穴 ××××　　×××× 图 4-21　刮委中穴至昆仑穴 ××××

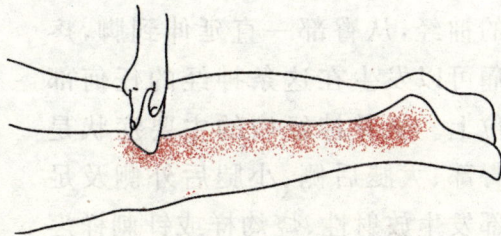

　　(3)刮足部的京骨、束骨穴(图 4-22)。

　　(4)有下肢放射性疼痛者,加刮环跳穴并沿大腿后侧经委中穴刮至承山穴,刮阳陵泉穴经悬钟穴至昆仑穴(图 4-23)。

　　【注意事项】

　　(1)凡腰椎结核及肿瘤者,不宜做刮痧治疗。

　　(2)凡肾虚引起的腰痛禁用泻法刮拭。

　　(3)刮痧时可采取局部与远端相结合的循经刮拭方法,并配合推拿、热敷同时进行,严重者可考虑手术。

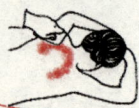

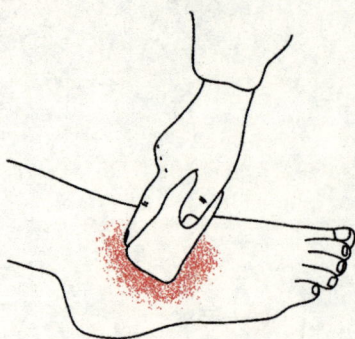

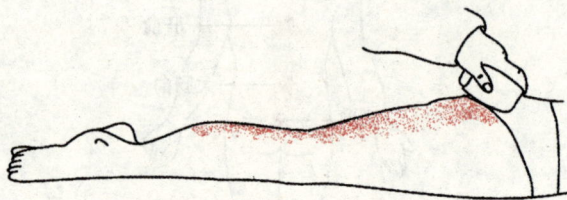

❯❯❯❯图 4-22　刮京骨穴❮❮❮❮　　❯❯❯❯图 4-23　刮环跳穴至承山穴❮❮❮❮

七、坐骨神经痛

坐骨神经是周围神经中最长的神经，从臀部一直延伸到脚，疼痛可以发生在这条神经的任何部位上。坐骨神经痛的主要症状是臀部、大腿后侧、小腿后外侧及足部发生放射性、烧灼样或针刺样疼痛。本病分为原发性和继发性两种。原发性坐骨神经痛与受风、寒、湿及损伤、感染等因素有关；继发性坐骨神经痛多为神经通路的临近组织病变而引起，如腰椎间盘突出、脊椎肿瘤及椎间关节或骨盆病变、腰骶部软组织损伤等。

【穴位选配】腰俞、大肠俞、殷门、委中、承山、阳陵泉、悬钟、昆仑、环跳、承扶（图 4-24）。

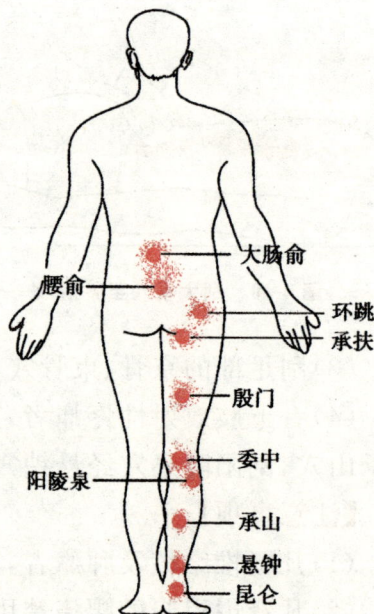

腰俞
大肠俞
环跳
承扶
殷门
委中
阳陵泉
承山
悬钟
昆仑

❯❯❯❯图 4-24　坐骨神经痛的刮痧部位❮❮❮❮

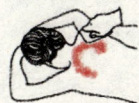

【刮拭方法】

(1)俯卧位,刮板下缘的 1/3 接触皮肤,向刮拭方向倾斜 45°,长刮法刮拭大肠俞、腰俞穴至出痧(图 4-25)。

(2)俯卧位,刮拭下肢后侧承扶、殷门、委中穴,以出痧为度(图 4-26)。

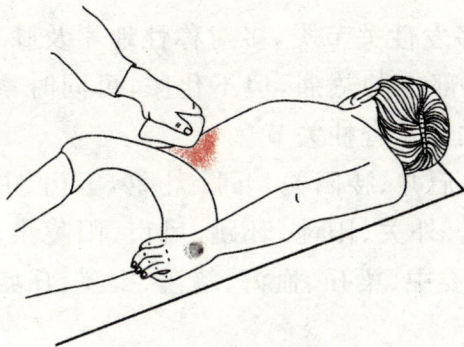

⋙⋙图 4-25 刮大肠俞穴⋘⋘   ⋙⋙图 4-26 刮承扶穴⋘⋘

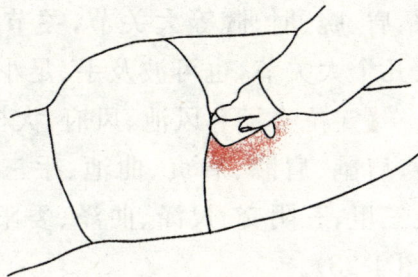

(3)俯卧位,刮拭下肢外侧环跳、阳陵泉、悬钟、昆仑穴,以出痧为度(图 4-27)。

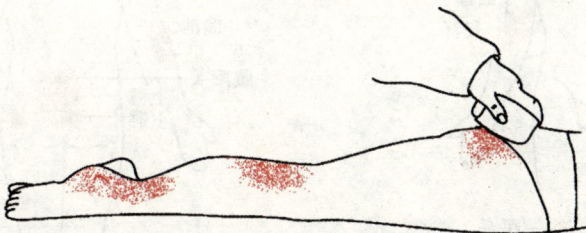

⋙⋙图 4-27 刮环跳、阳陵泉、悬钟、昆仑穴⋘⋘

(4)选择刮板的一角,垂直向下按压委中穴,逐渐加力,停留数秒钟后,迅速抬起,以有麻胀感为度(图 4-14)。

【注意事项】

(1)刮痧时,应同时对原发病进行治疗。

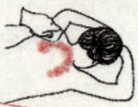

（2）治疗期间应卧床休息，调节饮食，注意保暖，适当锻炼，节制房事。

八、风湿性关节炎

风湿性关节炎表现为游走性多发性关节炎，多对称性地累及膝、踝、肩、腕、肘、髋等大关节，关节局部红肿热痛，但不化脓，可同时累及几个大关节，也可波及手、足小关节及脊柱关节。

【穴位选配】风池、风府、大椎、肩井、腰阳关、下髎、上髎、云门、中府、肩髃、肩髎、肩贞、曲池、手三里、外关、阳池、环跳、风市、阳陵泉、足三里、三阴交、尺泽、曲泽、委阳、委中、梁丘、血海、解溪、太溪、丘墟（图4-28）。

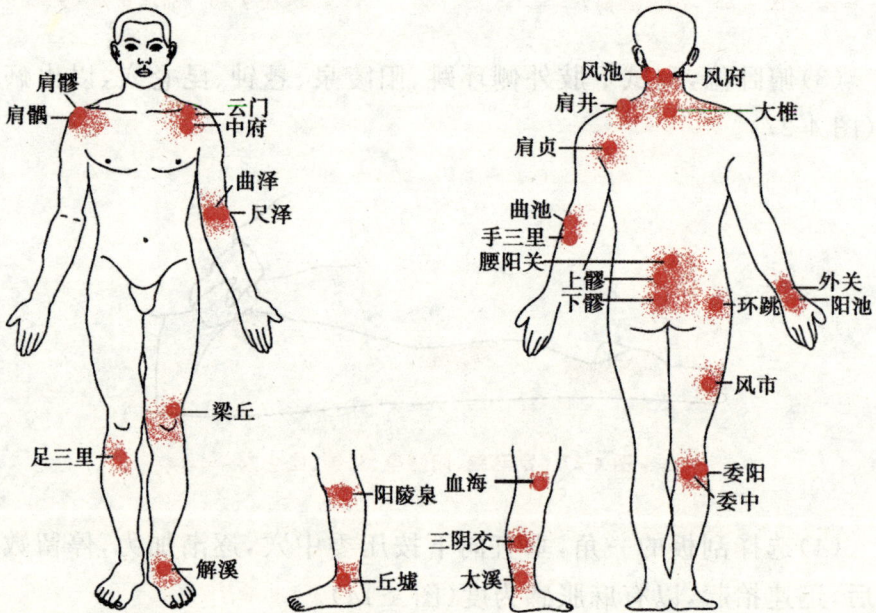

◇◇◇◇◇图4-28 风湿性关节炎的刮痧部位◇◇◇◇◇

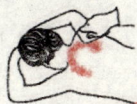

【刮拭方法】

(1)用刮板下缘的 1/3 接触皮肤,向刮拭方向倾斜 45°,用长刮法刮风池、风府穴至发际,重复 30 次或以出痧为度(图 4-29)。

(2)手法如上,用长刮法从大椎穴刮至肩井穴,重复 30 次或以出痧为度(图 4-30)。

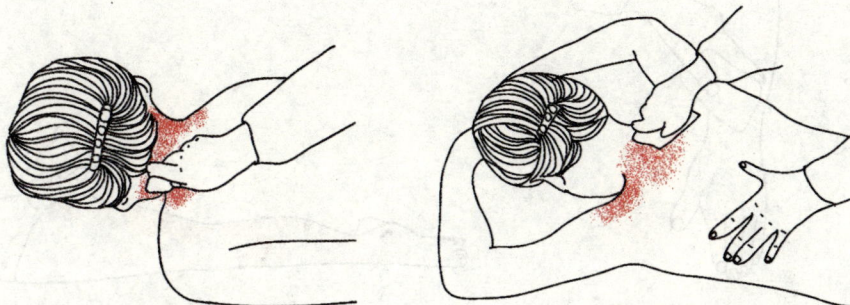

><<<<图 4-29　刮风池、风府穴至发际><<<<　><<<<图 4-30　刮大椎穴至肩井穴><<<<

(3)手法如上,用长刮法刮背部,从颈后大椎穴刮至与腰阳关穴齐平,各 30 次或以出痧为度。

(4)选择刮板的一角,从下髎穴刮至上髎穴,以出痧为度(图 4-31)。

(5)刮拭肩部云门穴至中府穴,肩髃、肩髎穴至肩贞穴;前臂曲池穴至手三里穴,外关穴至阳池穴;大腿侧面环跳穴至风市穴;小腿外侧阳陵泉穴至足三里穴,以出痧为度(图 4-32)。

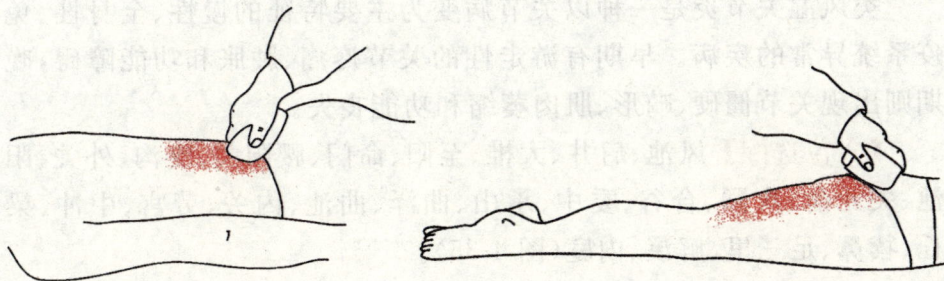

><<<<图 4-31　刮下髎穴至上髎穴><<<<　><<<<图 4-32　刮环跳穴至风市穴><<<<

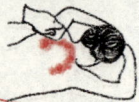

(6)选择刮板的一角,点按上肢穴位群(尺泽、曲泽、外关)和下肢穴位群(委阳、委中、梁丘、血海、足三里、三阴交、解溪、太溪、丘墟),做柔和的旋转动作各30次(图4-33,图4-34)。

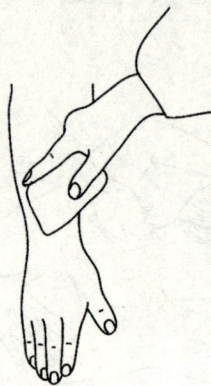

〰️〰️图 4-33　点按外关穴〰️〰️　　〰️〰️图 4-34　刮下肢穴位群〰️〰️

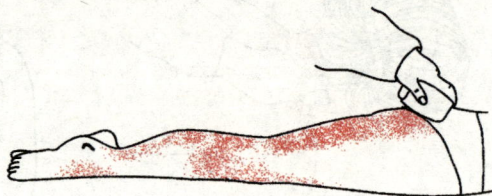

【注意事项】

(1)本病应积极配合中西医药物治疗。

(2)急性发作期应卧床休息。

九、类风湿关节炎

类风湿关节炎是一种以关节病变为主要特征的慢性、全身性、免疫系统异常的疾病。早期有游走性的关节疼痛、肿胀和功能障碍,晚期则出现关节僵硬、畸形、肌肉萎缩和功能丧失。

【穴位选配】风池、肩井、大椎、至阳、命门、腰阳关、支沟、外关、阳池、关元俞、次髎、合谷、委中、承山、曲泽、曲池、内关、劳宫、中冲、梁丘、犊鼻、足三里、解溪、内庭(图4-35)。

【刮拭方法】

(1)俯卧位,用刮板下缘的1/3接触皮肤,向刮拭方向倾斜45°,

曲泽

内关
劳宫
中冲

梁丘

犊鼻
足三里

解溪
内庭

风池
大椎
肩井
至阳

曲池
腰阳关
次髎
合谷

命门
关元俞
支沟
外关
阳池

委中

承山

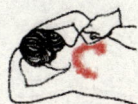

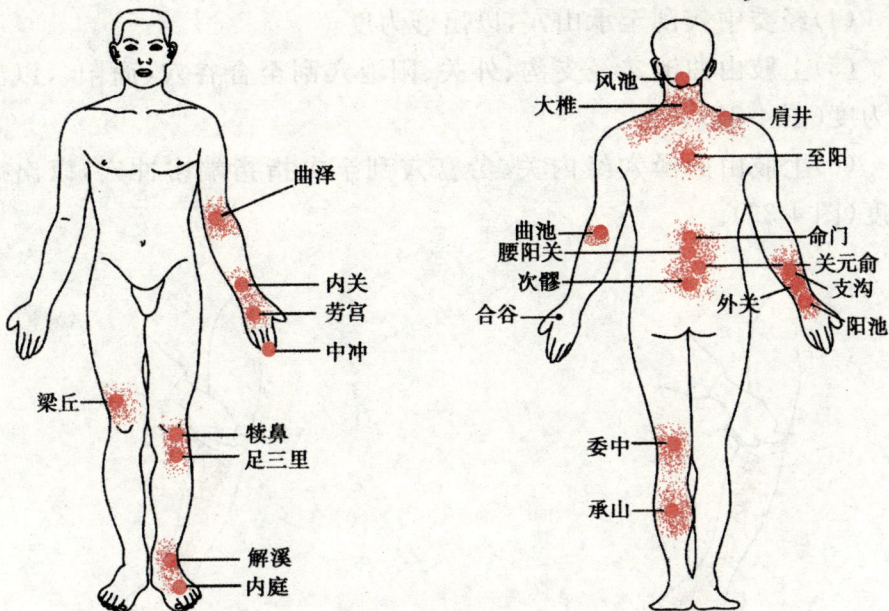

图 4-35　类风湿关节炎的刮痧部位

分别从大椎穴向下经至阳、命门穴刮至腰阳关、关元俞、次髎穴，以出痧为度（图 4-36）。

（2）俯卧位，由风池穴刮至肩井穴，以出痧为度（图 3-10）。

（3）下肢由梁丘穴经犊鼻、足三里、解溪穴刮至内庭穴，以出痧为度（图 4-37）。

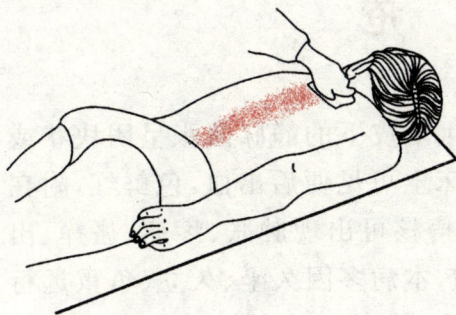

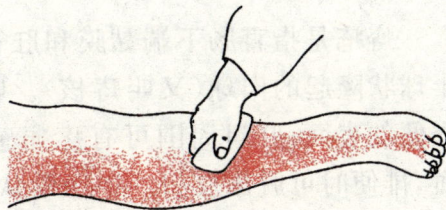

图 4-36　刮大椎至腰阳关、关元俞、次髎穴

图 4-37　刮梁丘穴至内庭穴

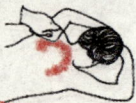

（4）经委中穴刮至承山穴，以出痧为度。

（5）上肢由曲池穴经支沟、外关、阳池穴刮至合谷穴（商阳），以出痧为度（图4-38）。

（6）上肢由曲泽穴经内关、劳宫穴刮至中指指端中冲穴，以出痧为度（图4-39）。

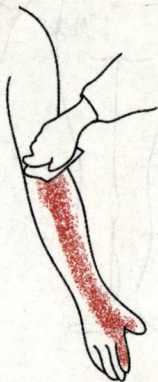

❯❯❯❯图4-38　刮曲池穴至商阳穴❮❮❮❮　❯❯❯❯图4-39　刮曲泽穴至中冲穴❮❮❮❮

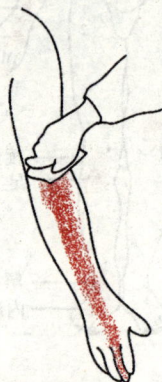

【注意事项】

（1）本病应积极配合中西医药物治疗。

（2）急性发作期应卧床休息。

十、痔　疮

痔疮是指直肠下端黏膜和肛管远端皮下的静脉曲张呈团块状或半球状隆起的肉球（又叫痔核）。临床上可见便后出血，色鲜红，附在粪便的表面；肛门周围可有疼痛感；痔核可出现肿胀、疼痛、瘙痒、出血，排便时可脱出肛门。中医学认为，本病多因久坐、久立、负重远行或饮食失调、嗜食辛辣肥甘、泻痢日久、劳倦过度等导致气血运行不畅，络脉瘀阻，蕴生湿热而引发。

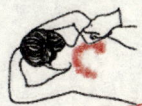

【穴位选配】百会、肾俞、白环俞、孔最、关元、承山（图 4-40）。

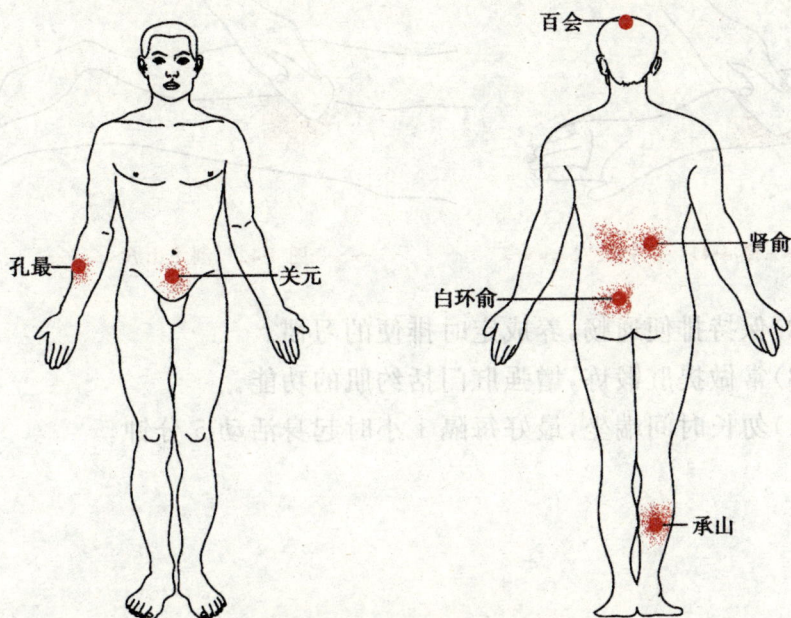

图中标注：百会、肾俞、白环俞、孔最、关元、承山

<><><>图 4-40　痔疮的刮痧部位<><><>

【刮拭方法】

（1）刮板不离开皮肤，泻法刮拭百会穴，至头皮发热为度（图 3-62）。

（2）刮板下缘的 1/3 接触皮肤，刮拭腰部肾俞、白环俞穴及腰骶部，至出痧为度。

（3）手法如上，刮拭前臂孔最穴 30 次（图 4-41）。

（4）选择刮板的一角，按关元穴做柔和的旋转动作 30 次（图 3-70）。

（5）刮板下缘的 1/3 接触皮肤，刮拭下肢后面承山穴 30 次（图 4-42）。

【注意事项】

（1）少食辛辣、刺激性食物，多食蔬菜、水果。

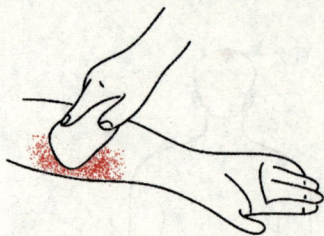

><×××图 4-41　刮孔最穴×××<　　　×××图 4-42　刮承山穴×××<

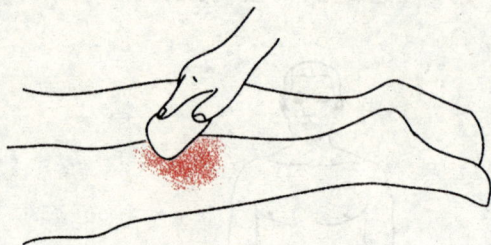

（2）保持排便通畅，养成定时排便的习惯。

（3）常做提肛锻炼，增强肛门括约肌的功能。

（4）勿长时间端坐，最好每隔 1 小时起身活动 5 分钟。

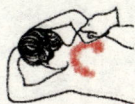

第五章　妇科常见病刮痧治疗

一、痛　经

痛经是指妇女月经来潮及行经前后出现小腹胀痛和下腹剧痛等症状,有原发性和继发性之分。原发性痛经指生殖器官无明显器质性病变的月经疼痛,又称功能性痛经,常发生在月经初潮或初潮后不久,多见于未婚或未孕妇女,多数经生育后痛经缓解或消失;继发性痛经指生殖器官有器质性病变,如子宫内膜异位症、盆腔炎和子宫黏膜下肌瘤等引起的月经疼痛。

【穴位选配】关元、中极、子宫、血海、三阴交、次髎、期门、归来、内关、地机、光明、阳辅、气海、水道、阴市、命门、中脘、足三里、心俞、肝俞、脾俞、肾俞、太冲、太溪(图 5-1)。

【刮拭方法】

(1)患者取仰卧位,刮拭关元、中极、子宫、血海、三阴交穴(图 3-36,图 3-48)。

(2)患者取俯卧位,刮拭肝俞、次髎穴,视病情虚实,分别施以不同的补泻刮法(图 3-53)。

(3)气滞血瘀者,仰卧位加刮期门、归来、内关、地机、光明、阳辅穴(图 5-2,图 5-3)。

(4)寒湿凝滞者,仰卧位加刮气海、水道、阴市穴。俯卧位加刮命门穴(图 5-4,图 5-5)。

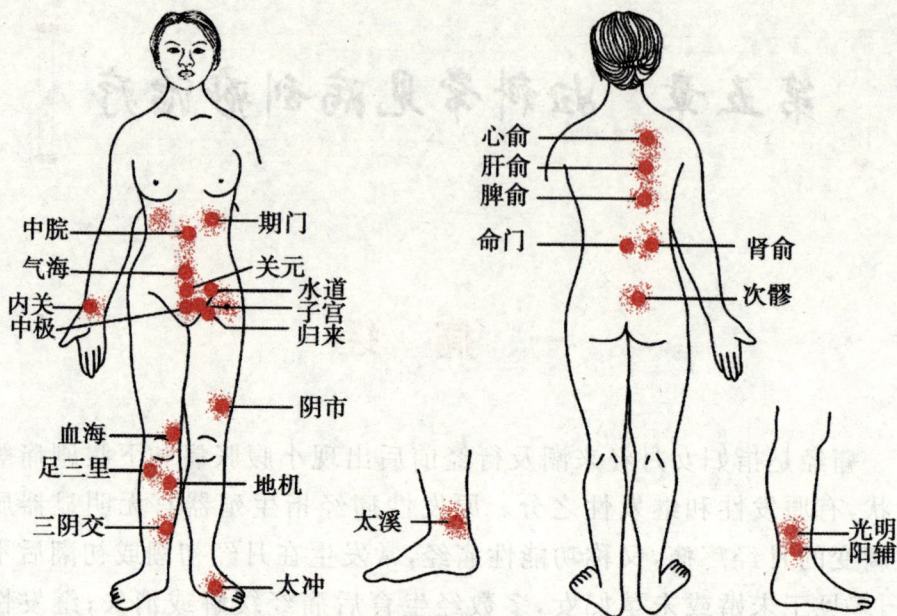

中脘
气海
内关
中极

期门
关元
水道
子宫
归来

心俞
肝俞
脾俞
命门

肾俞
次髎

阴市

血海
足三里
三阴交

地机

太溪

光明
阳辅

太冲

<xxxx>图 5-1　痛经的刮痧部位<xxxx>

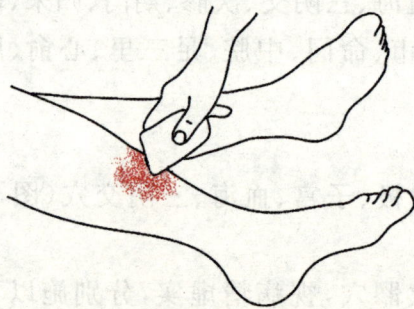

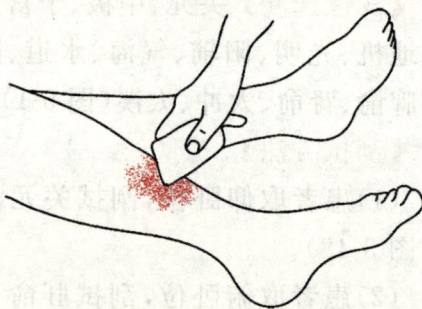

<xxxx>图 5-2　刮光明穴<xxxx>　　　<xxxx>图 5-3　刮阳辅穴<xxxx>

　　（5）气血虚弱者，仰卧位补法加刮中脘、气海、足三里穴，俯卧位补法加刮心俞、脾俞穴（图 3-5，图 3-43）。

　　（6）肝肾不足者，仰卧位补法加刮太冲、太溪穴，俯卧位加刮肾俞穴（图 3-16，图 3-41，图 3-86）。

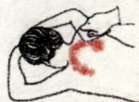

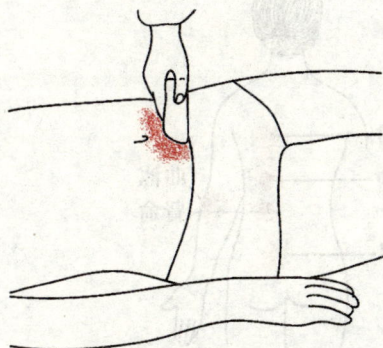

×××× 图 5-4 刮水道穴 ××××　　×××× 图 5-5 刮阴市穴 ××××

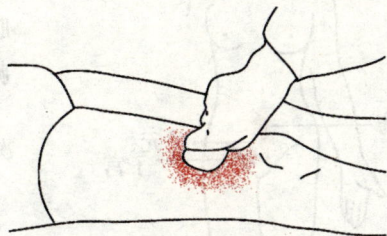

【注意事项】

(1)注意经期卫生,勤换卫生巾和内裤。

(2)月经期禁止房事。

(3)注意保暖,忌涉水、游泳。

(4)避免精神紧张、恐惧、忧虑和烦恼。

(5)适当进行体育锻炼和体力劳动,不宜做剧烈运动,注意休息。

二、月经不调

　　月经不调是指月经的周期、经期、经量、经质发生异常改变的一种妇科疾病。临床症状主要表现为经期超前或延后、经量或多或少、色淡红或暗红、有血块,经质清稀或赤稠,并伴有头晕、心悸、心烦易怒、睡眠较差、腰酸腰痛、精神疲倦等。大多数患者为体质虚弱或内分泌失调所致。

1. 月经先期

【穴位选配】气海、关元、子宫、血海、三阴交、肝俞、脾俞、次髎、曲池、水泉、太溪、肾俞、地机、太冲、足三里、隐白(图 5-6)。

气海
关元
子宫
血海
足三里
三阴交
太冲
隐白
地机

肝俞
脾俞
曲池
肾俞
次髎

太溪
水泉

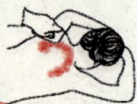

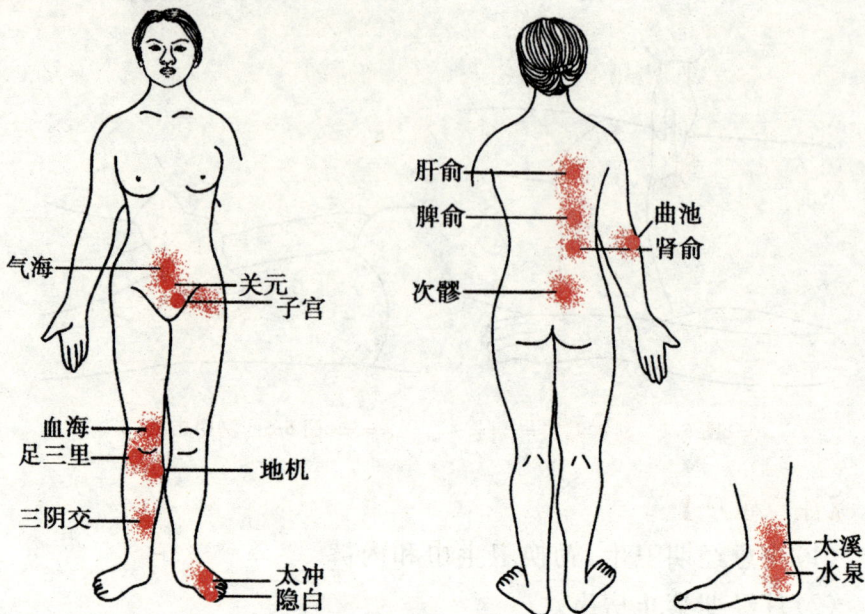

~~~~图 5-6　月经先期的刮痧部位~~~~

【刮拭方法】

（1）患者仰卧，刮拭气海、关元、子宫、血海、三阴交穴，以出痧为度（图 3-36，图 3-48，图 5-7）。

（2）俯卧位，刮拭肝俞、次髎穴。视病情虚实，分别施以不同的补泻刮法，以出痧为度（图 3-53）。

（3）实热者加刮曲池、水泉穴，以出痧为度（图 3-89，图 5-8）。

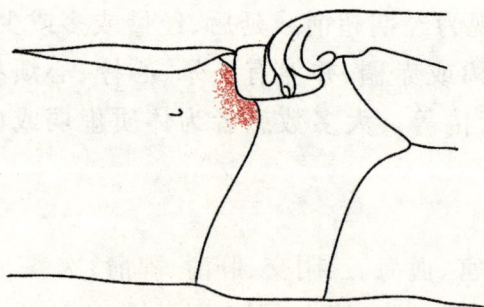

~~~~图 5-7　刮子宫穴~~~~

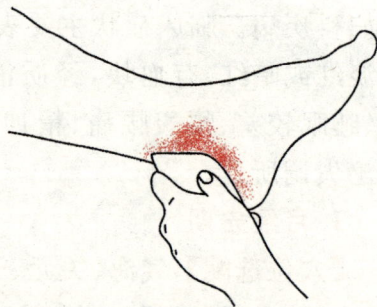

~~~~图 5-8　刮水泉穴~~~~

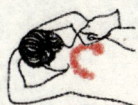

妇科常见病刮痧治疗

(4)虚热者加刮太溪、肾俞穴,以出痧为度(图3-16,图3-86)。

(5)肝郁者加刮地机、太冲穴,以出痧为度(图3-41,图5-9)。

(6)气虚者加刮足三里、隐白、脾俞穴,以出痧为度(图5-10,图3-5,图3-43)。

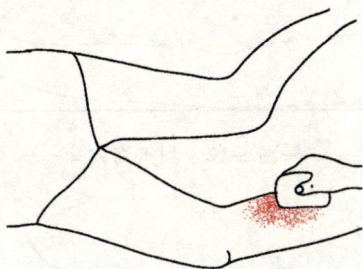

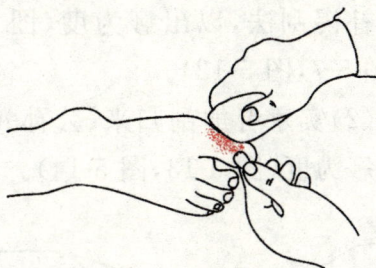

✕✕✕✕图5-9　刮地机穴✕✕✕✕　　　✕✕✕✕图5-10　刮隐白穴✕✕✕✕

2. 月经后期

【穴位选配】气海、关元、子宫、血海、肝俞、归来、公孙、四满、命门、神门、足三里、心俞、脾俞、期门、中极(图5-11)。

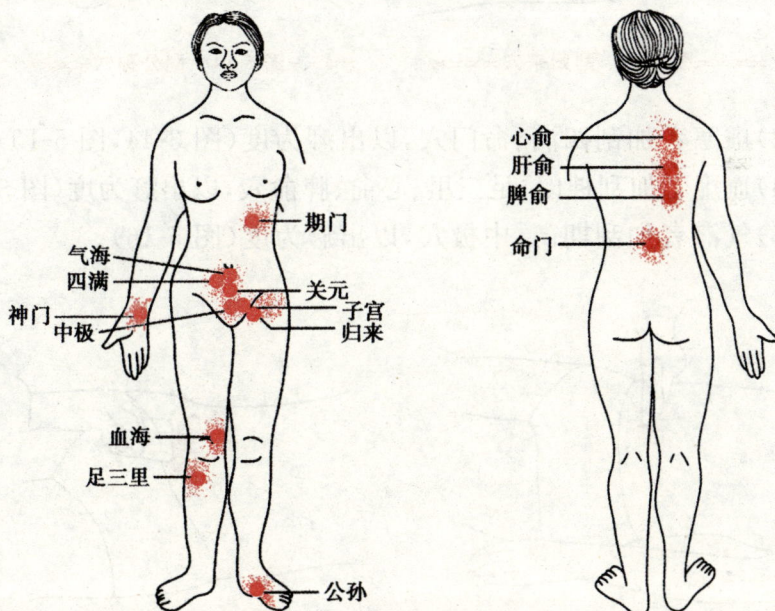

✕✕✕✕图5-11　月经后期的刮痧部位✕✕✕✕

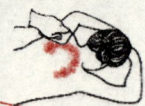

【刮拭方法】

(1)患者仰卧位,取气海、关元、子宫、血海穴,然后俯卧位,取肝俞穴,视病情虚实,分别施以不同的补泻刮法,以出痧为度(图3-91,图5-7,图5-12)。

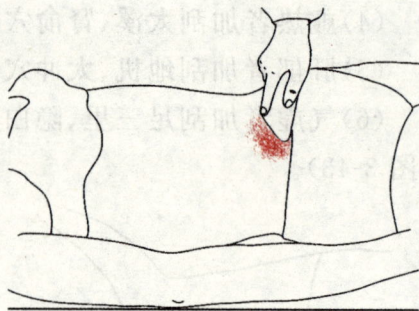

(2)实寒者加刮归来、公孙穴,以出痧为度(图5-13,图5-14)。

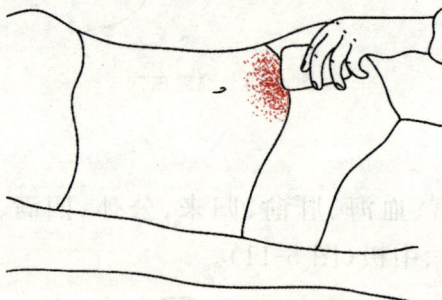

✕✕✕✕图 5-12　刮气海穴✕✕✕✕

✕✕✕✕图 5-13　刮归来穴✕✕✕✕

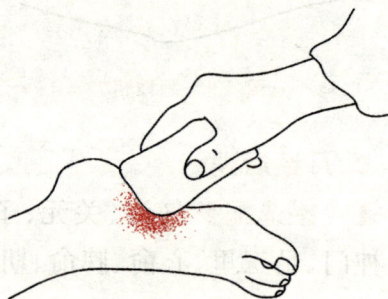

✕✕✕✕图 5-14　刮公孙穴✕✕✕✕

(3)虚寒者加刮四满、命门穴,以出痧为度(图3-44,图5-15)。

(4)血虚者加刮神门、足三里、心俞、脾俞穴,以出痧为度(图3-5)。

(5)气滞者加刮期门、中极穴,以出痧为度(图5-16)。

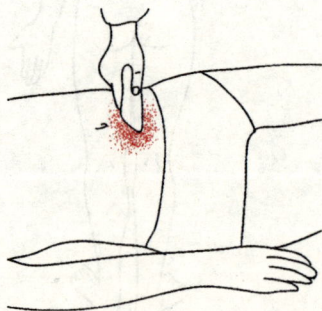

✕✕✕✕图 5-15　刮四满穴✕✕✕✕

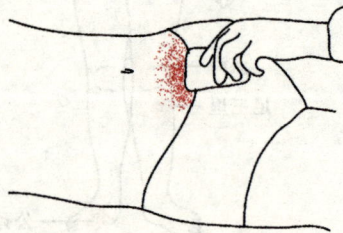

✕✕✕✕图 5-16　刮中极穴✕✕✕✕

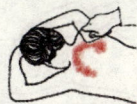

3. 月经先后无定期

【穴位选配】关元、子宫、血海、三阴交、公孙、中极、蠡沟、太冲、肝俞、次髎、气海、交信、太溪、命门、肾俞（图5-17）。

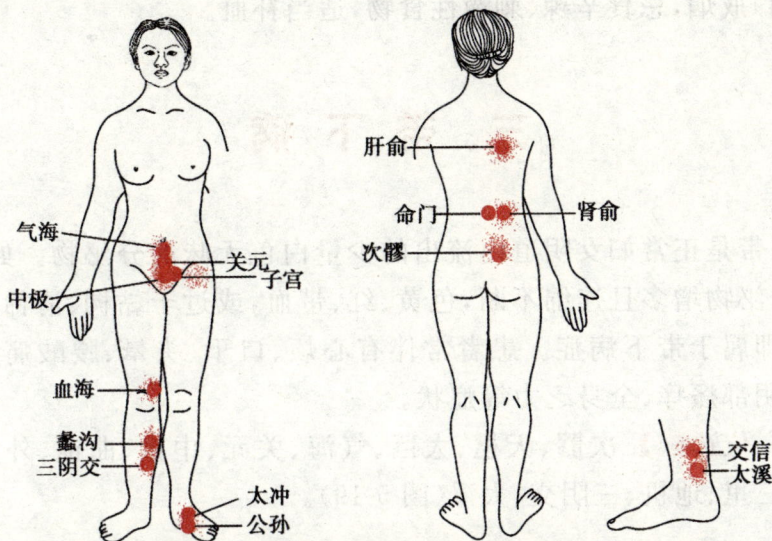

~~~~图5-17　月经先后无定期的刮痧部位~~~~

【刮拭方法】

（1）患者仰卧位，取关元、子宫、血海、三阴交、公孙穴进行刮拭（图3-36，图3-48，图3-91，图5-7，图5-14）。

（2）肝郁者，仰卧位，加刮拭中极、蠡沟、太冲穴；俯卧位加刮肝俞、次髎穴（图3-41，图3-53，图5-16，图5-18）。

（3）肾虚者，仰卧位，加刮拭气海、交信、太溪穴；俯卧位，加刮命门、肾俞穴（图3-16，图3-44，图3-86）。

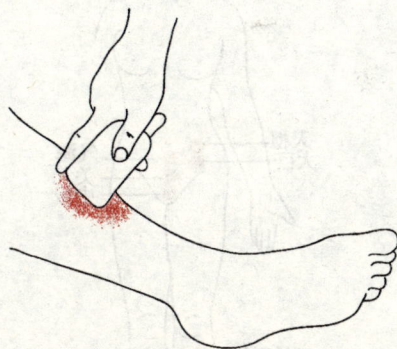

~~~~图5-18　刮蠡沟穴~~~~

【注意事项】

（1）注意经期卫生，保持阴部清洁，应特别注意下半身的保暖。

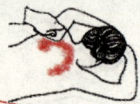

(2)生活有规律，保持心情舒畅，适当锻炼身体和参加轻体力劳动。

(3)经期严禁性生活。

(4)戒烟，忌食辛辣、刺激性食物，适当补血。

三、带下病

白带是正常妇女阴道内流出的少量白色无味的分泌物。如妇女阴道分泌物增多且连绵不断，色黄、红、带血，或过于黏稠、清稀，气味腥臭，即属于带下病症。患者常伴有心烦、口干、头晕、腰酸痛、小腹胀坠、阴部瘙痒、全身乏力等症状。

【穴位选配】次髎、天枢、大巨、气海、关元、中极、曲池、外关、合谷、足三里、地机、三阴交、太溪（图5-19）。

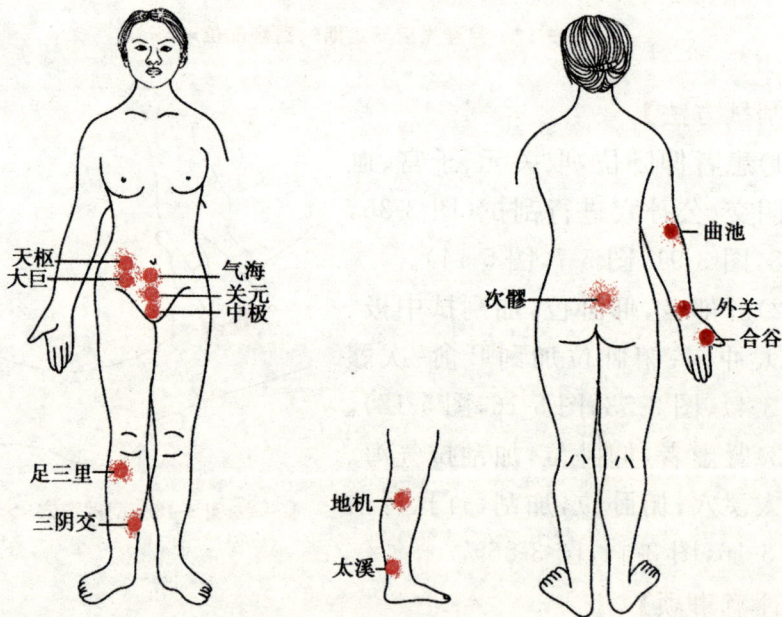

天枢　气海
大巨　关元
　　　中极
足三里
三阴交

曲池
次髎
外关
合谷
地机
太溪

◇◇◇◇图5-19　带下病的刮痧部位◇◇◇◇

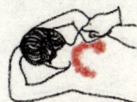

【刮拭方法】

（1）刮板下缘的 1/3 接触皮肤，刮拭腰骶部次髎穴，以出痧为度（图 3-53）。

（2）选择刮板的一角，按天枢、大巨、气海、关元、中极穴，做柔和的旋转动作各 30 次（图 3-37，图 3-36，图 5-16，图 5-20）。

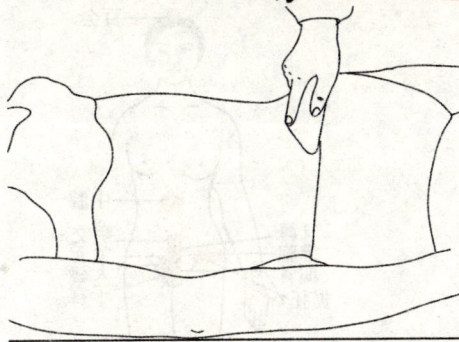

×××图 5-20　点按大巨穴×××

（3）刮板下缘的 1/3 接触皮肤，用泻法由上至下刮曲池、外关、合谷穴，以出痧为度（图 3-89，图 3-90）。

（4）手法如上，用长刮法刮足三里、地机穴，从三阴交穴刮至太溪穴，以出痧为度（图 3-5，图 5-9）。

【注意事项】

（1）调适情志，保持愉悦的心情。

（2）少食生冷、辛辣和刺激性食物，戒烟酒。

（3）注意阴部卫生，节制房事，积极治疗可能引起本病的原发病症。

四、子宫脱垂

子宫脱垂是指子宫从正常位置沿阴道下滑至阴道外口，甚至全部脱出阴道外的一种妇科疾病。临床表现为下腹、阴道、会阴部有下坠感，伴有腰背酸痛，自觉有物从阴道脱出，行走、劳作、咳嗽、排便、下蹲时症状更加明显。

【穴位选配】百会、阴交、气海、关元、子宫、曲骨、三阴交、照海、中脘、维胞、足三里、脾俞、提托、大赫、曲泉、命门、肾俞、阴陵泉、蠡沟、行间（图 5-21）。

185

百会

脾俞
命门
肾俞

中脘
气海
维胞
曲骨
提托
阴交
关元
大赫
子宫

曲泉
足三里
阴陵泉
三阴交
蠡沟
照海
行间

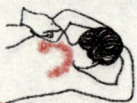

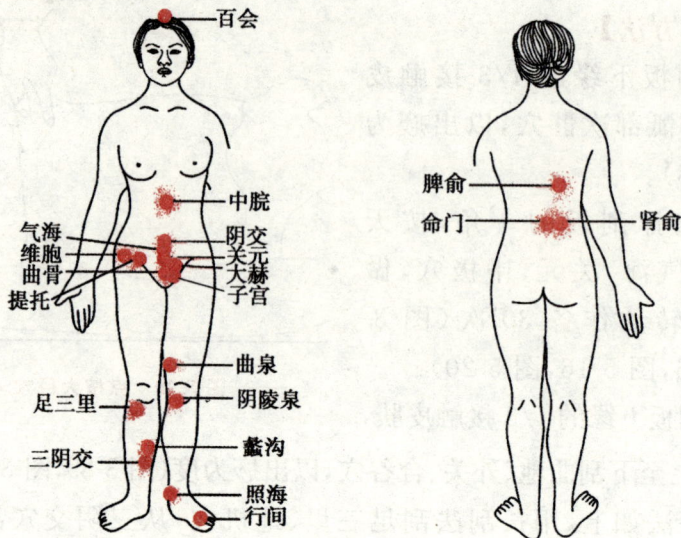

〜〜〜〜图 5-21　子宫脱垂的刮痧部位〜〜〜〜

【刮拭方法】

(1)患者取坐位,刮板与皮肤呈 90°,手持刮板垂直刮拭。刮板不离开皮肤,用补法刮拭百会穴,以头皮发热为度(图 3-62)。

(2)患者取仰卧位,刮拭阴交、气海、关元、子宫、曲骨、三阴交、照海穴(图 3-36,图 3-46,图 3-48,图 5-7,图 5-22)。

(3)脾气虚者,仰卧位补法加刮中脘、维胞、足三里穴;俯卧位,补法加刮脾俞穴(图 5-23)。

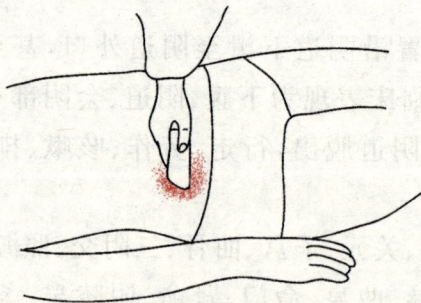

〜〜〜〜图 5-22　刮阴交穴〜〜〜〜　　　〜〜〜〜图 5-23　刮维胞穴〜〜〜〜

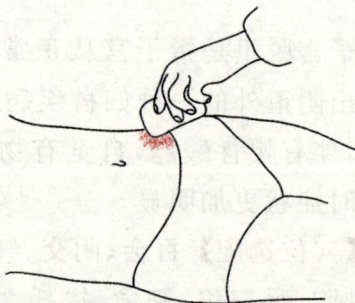

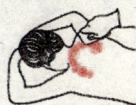

（4）肾气虚者，仰卧位补法加刮提托、大赫、曲泉穴；俯卧位，补法加刮命门、肾俞穴（图 5-24，图 5-25，图 5-26）。

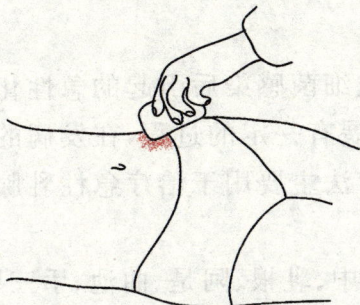

✕✕✕✕ 图 5-24　刮提托穴 ✕✕✕✕　　✕✕✕✕ 图 5-25　刮大赫穴 ✕✕✕✕

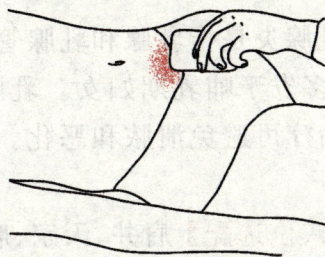

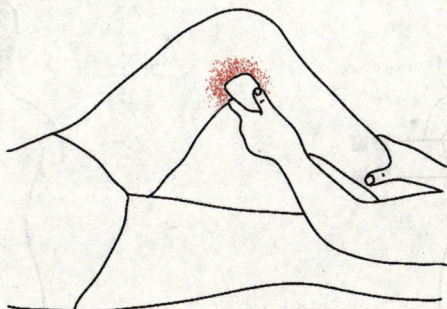

✕✕✕✕ 图 5-26　刮曲泉穴 ✕✕✕✕

（5）湿热下注者，仰卧位加刮阴陵泉、蠡沟、行间穴（图 3-92，图 5-18）。

【注意事项】

（1）产后保持侧卧姿势，防止子宫后倾。

（2）调节饮食，保持大便通畅。

（3）经常做提肛运动，增加韧性，促进功能恢复。

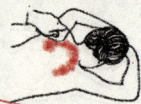

五、乳腺炎

乳腺炎是指乳腺和乳腺管组织被细菌感染后引起的急性化脓性炎症,多发于哺乳期妇女。乳腺炎发展有一定的过程,在发病的初期及早治疗可避免溃脓和恶化。刮痧疗法主要用于治疗急性乳腺炎的初期。

【穴位选配】肩井、天宗、膺窗、膻中、乳根、阿是、曲池、手三里、少泽、足三里、温溜、梁丘、下巨虚、天池、足临泣(图5-27)。

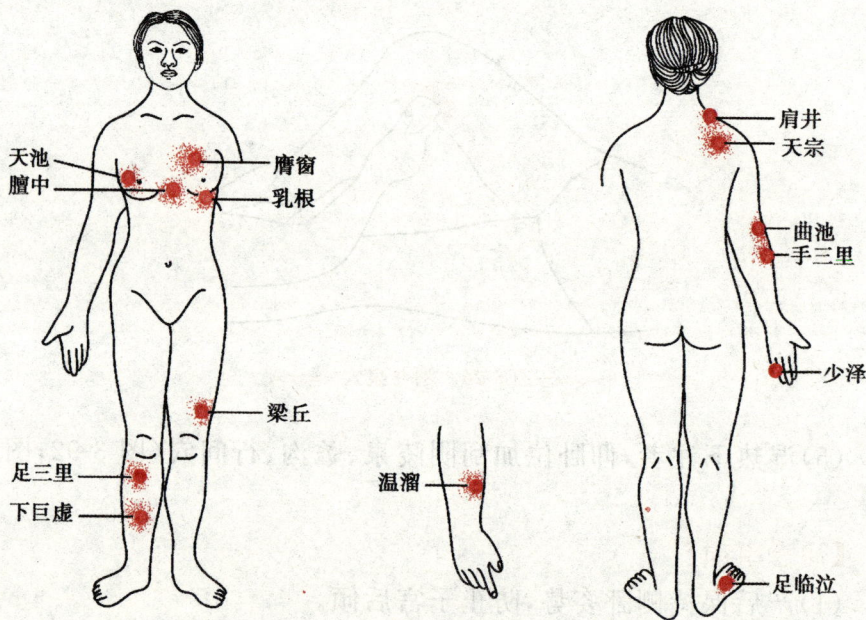

天池
膻中
膺窗
乳根
肩井
天宗
曲池
手三里
少泽
梁丘
足三里
下巨虚
温溜
足临泣

〰〰〰〰图 5-27　乳腺炎的刮痧部位〰〰〰

【刮拭方法】

(1)仰卧位,泻法刮拭肩井、天宗、膺窗、膻中、乳根、阿是、曲池、手三里、少泽、足三里穴(图3-14,图3-88,图5-28,图5-29,图5-30)。

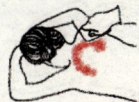

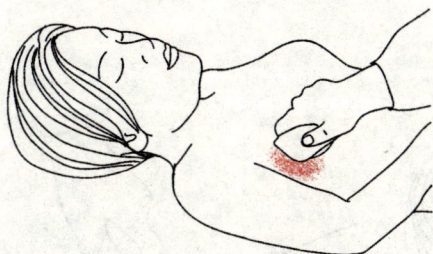

××××图 5-28　刮膺窗穴××××

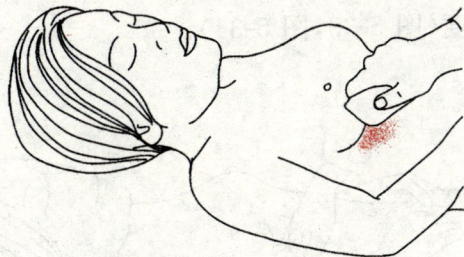

××××图 5-29　刮乳根穴××××

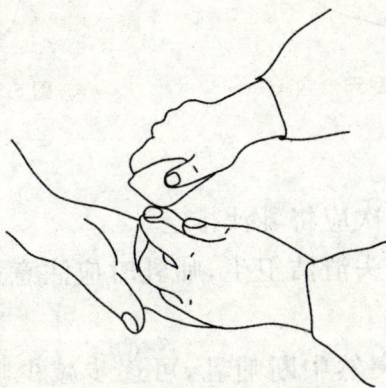

××××图 5-30　刮少泽穴××××

（2）胃热者，仰卧位加刮温溜、梁丘、下巨虚穴，均用泻法，以出痧为度（图 5-31，图 5-32）。

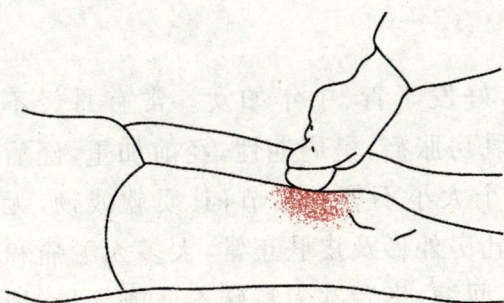

××××图 5-31　刮梁丘穴××××

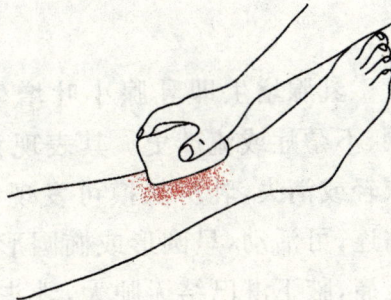

××××图 5-32　刮下巨虚穴××××

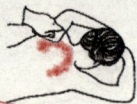

（3）肝郁者，取仰卧位加刮天池、足临泣穴，均用泻法，以出痧为度（图5-33，图5-34）。

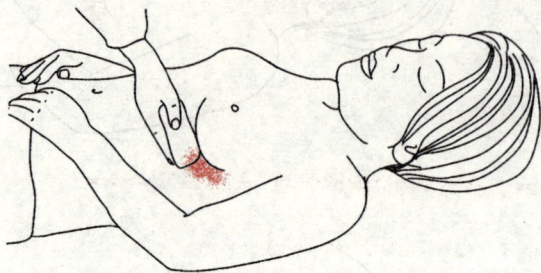

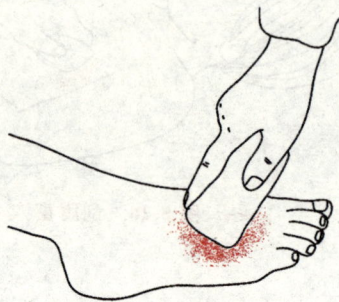

〰〰〰图5-33　刮天池穴〰〰　　　　〰〰〰图5-34　刮足临泣穴〰〰

【注意事项】

（1）定时哺乳，每次应将乳汁排空。

（2）保持乳房、乳头清洁卫生，哺乳时应注意避风保暖，哺乳后应轻揉乳房。

（3）断乳时不应突然中断哺乳，可逐步减少哺乳时间，让乳房有一个渐进的生理调整过程。

（4）在早期可以配合热敷治疗，若已化脓须转为外科治疗。

六、乳腺增生

乳腺增生即乳腺小叶增生，好发于青、中年妇女。常有月经不调、不孕症或流产史。其表现为乳房胀痛，呈周期性，经前加重，经后减轻或消失，乳房触摸可发现多个大小不等的结节，其质软或韧，无粘连，可活动，呈圆形或椭圆形，乳房外形及皮肤正常，大多无触痛和压痛，腋下淋巴结无肿大，乳头不回缩，患者常无特殊不适或头晕、烦躁易怒、口干口苦等。

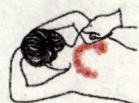

【穴位选配】天突、膻中、屋翳、乳根、鸠尾、足三里、丰隆、行间、肩井、天宗、外关、心俞、膈俞、肝俞、脾俞、胃俞（图5-35）。

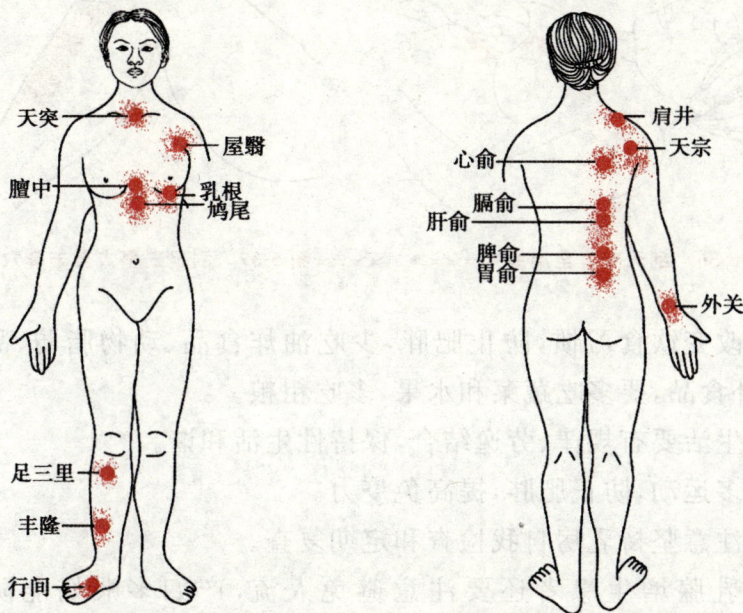

~~~~图5-35 乳腺增生的刮痧部位~~~~

【刮拭方法】

（1）仰卧位，点按天突穴，再从天突穴刮至鸠尾穴，以出痧为度（图5-36）。

（2）膻中穴用角揉手法，重点刮拭屋翳、乳根穴处，乳房区域做向心性刮拭（图5-29）。

（3）从足三里穴向下刮至丰隆穴，以出痧为度（图5-37）。

（4）点揉太溪、行间穴；俯卧位，刮肩井、天宗、心俞、膈俞、肝俞、脾俞、胃俞穴，以出痧为度；点按外关穴（图3-101，图3-88，图4-8，图3-42，图3-43）。

【注意事项】

（1）保持心情舒畅，控制情绪。

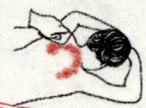

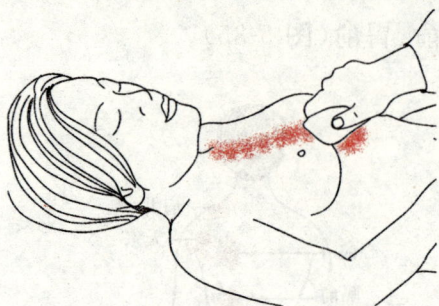

◇◇◇◇图 5-36　刮天突穴至鸠尾穴◇◇◇◇　　◇◇◇◇图 5-37　刮足三里穴至丰隆穴◇◇◇◇

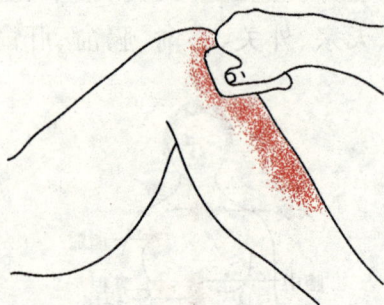

（2）改变饮食习惯，防止肥胖，少吃油炸食品、动物脂肪、甜食及过多进补食品，要多吃蔬菜和水果，多吃粗粮。

（3）生活要有规律、劳逸结合，保持性生活和谐。

（4）多运动，防止肥胖，提高免疫力。

（5）注意坚持乳房自我检查和定期复查。

（6）乳腺增生患者还要注意避免人流，产妇多喂奶能防患于未然。

七、产后缺乳

产后缺乳是指妇女分娩后乳汁分泌甚少，不能满足婴儿的需求，也叫乳少，多发生在产后两三天至半个月内，也可发生在整个哺乳期。产后缺乳与孕前、孕期乳腺发育不良，或产妇体质虚弱，或分娩出血过多，或产后情绪失调等因素有关。

【穴位选配】膈俞、肝俞、脾俞、胃俞、肾俞、肩井、膻中、关元、乳根、足三里、三阴交、内关、太冲、期门（图 5-38）。

【刮拭方法】

（1）俯卧位，用刮板下缘 1/3 接触皮肤，向刮拭方向倾斜 45°，用

膻中
期门
乳根
内关
关元
足三里
三阴交
太冲

肩井
膈俞
肝俞
脾俞
胃俞
肾俞

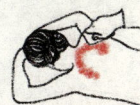

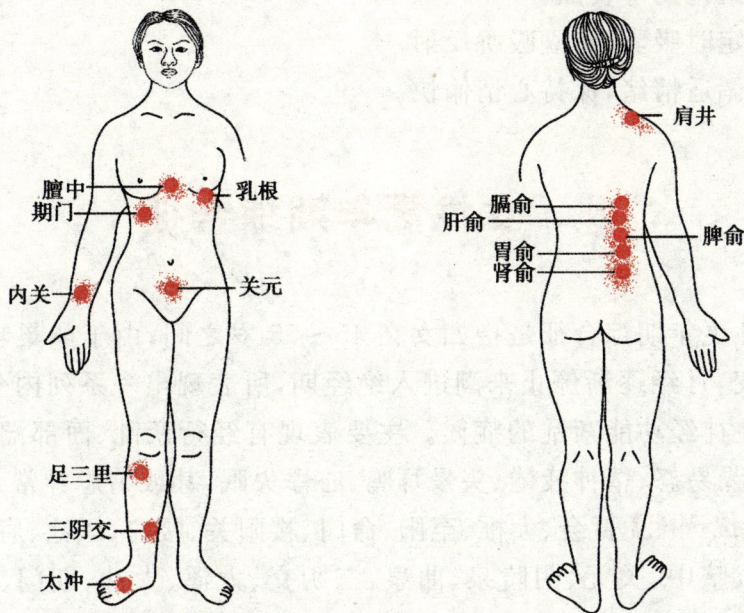

❯❯❯❯ 图 5-38　产后缺乳的刮痧部位 ❮❮❮❮

补法沿脊柱两侧经膈俞、肝俞、脾俞、胃俞穴刮至肾俞穴，以出痧为度（图 3-16，图 3-34，图 3-43，图 3-42）。

（2）仰卧位由膻中穴刮至关元穴，以出痧为度（图 5-39）。

（3）刮肩井、乳根穴，以出痧为度（图 3-88、图 5-29）。

（4）刮足三里、三阴交穴。

❯❯❯❯ 图 5-39　刮膻中穴至关元穴 ❮❮❮❮

凡肝郁气滞者加刮内关、太冲及期门穴（图 3-5，图 3-48）。

【注意事项】

（1）刮痧对产后缺乳的疗效较好，在治疗期间应增加营养，可多

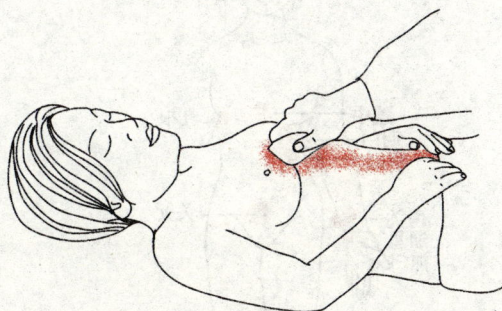

193

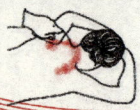

食猪蹄、鲫鱼汤等食品。

（2）定时吸乳，建立吸吮反射。

（3）调适情绪，保持心情愉快。

八、女性更年期综合征

女性更年期综合征是指妇女在 45～55 岁之间，由于卵巢功能退行性改变，月经逐渐停止来潮进入绝经期，所表现出一系列内分泌失调和自主神经功能紊乱的症候。主要表现有经行紊乱、面部潮红、易出汗、烦躁易怒、精神疲倦、头晕耳鸣、心悸失眠，甚或情志异常。

【穴位选配】百会、大椎、至阳、命门、腰阳关、腰俞、风池、肩井、心俞、次髎、膻中、关元、阴陵泉、曲泉、三阴交、太溪、太冲、期门、章门、内关、神门、通里、合谷、人中（图 5-40）。

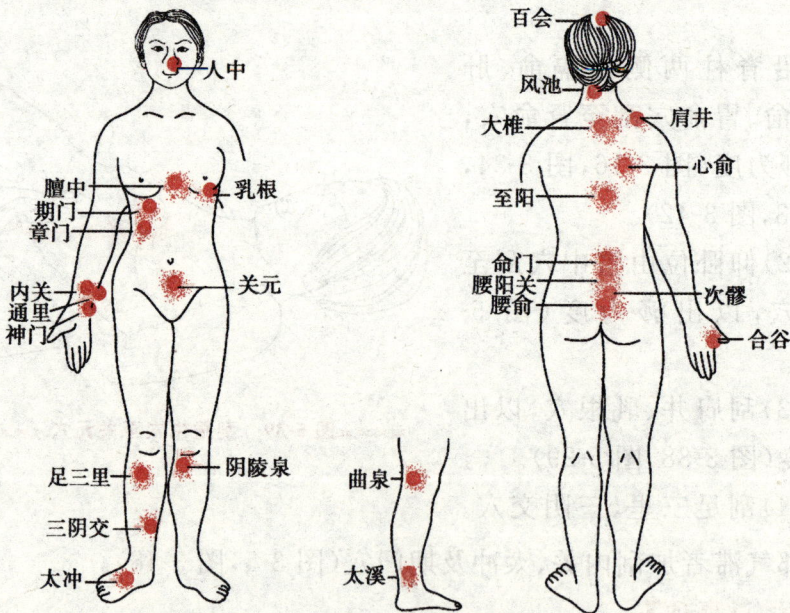

◇◇◇◇ 图 5-40　更年期综合征的刮痧部位 ◇◇◇◇

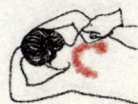

【刮拭方法】

（1）从百会穴向下刮大椎、至阳、命门、腰阳关，刮至腰俞穴处，以出痧为度。

（2）由风池穴刮至肩井穴，由心俞穴刮至次髎穴，以出痧为度（图3-10）。

（3）仰卧位，由膻中穴刮至关元穴，由阴陵泉、曲泉穴向下经三阴交、太溪穴刮至太冲穴处。以出痧为度。

（4）肝阳上亢者加刮期门穴；脾胃虚弱者加刮章门穴；心悸、失眠、心烦加刮内关、神门、通里穴；面部潮红、汗出者加刮合谷穴；神志失常加刮人中穴。以出痧为度。

【注意事项】

（1）本病治疗的同时应注意心理治疗，若病人的精神异常明显时，可配合中西药对症治疗。

（2）以乐观、积极的心态看待更年期。

（3）定期去医院做健康检查，包括妇科检查、防癌检查等，做到发现病情及早治疗。

（4）多补充营养，多食用富含雌激素的食物，如大豆、坚果、茴香、芹菜等。限用少量的酸乳酪或酸奶。

（5）多锻炼身体，增强体质，保证充足睡眠。

（6）阴道瘙痒可用维生素 E 乳霜（不加香料），涂抹痒部。

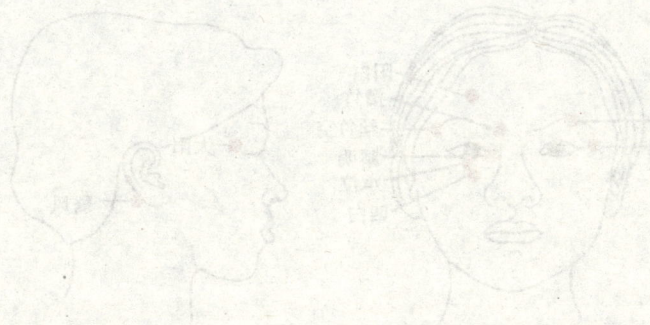

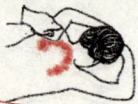

第六章 五官科常见病刮痧治疗

一、近 视

近视是一种屈光不正的眼病,多见于青少年。造成近视的原因很多,以阅读、书写、姿势不当,近距离工作时的光线不够,持续时间过长为主要原因。本病与先天不足和遗传因素有关。

【穴位选配】大椎、风池、心俞、肾俞、睛明、攒竹、鱼腰、阳白、丝竹空、瞳子髎、太阳、承泣、四白、翳风、足三里、光明、合谷(图6-1)。

【刮拭方法】

(1)患者取俯卧位,颈项脊背暴露,先刮拭大椎穴,再从风池穴刮至颈项部;由心俞穴刮至肾俞穴处(图3-2,图6-2)。

(2)仰卧位,刮拭眼周部位的穴位,用点揉法、刮法等,取穴睛明、攒竹、鱼腰、阳白、丝竹空、瞳子髎、太阳、承泣、四白等,点揉耳后的翳风穴(图6-3)。

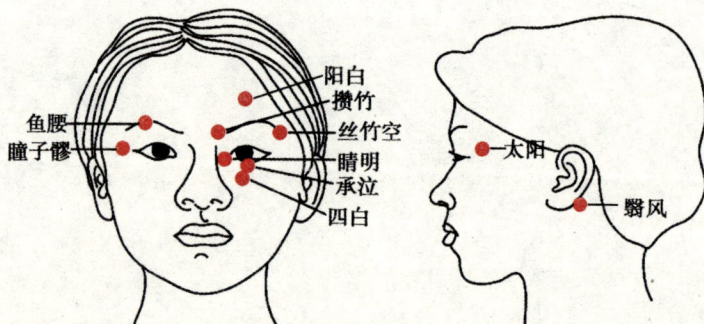

阳白　攒竹　丝竹空　睛明　承泣　四白　鱼腰　瞳子髎　太阳　翳风

风池

大椎

心俞

肾俞

合谷

足三里

光明

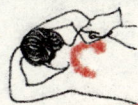

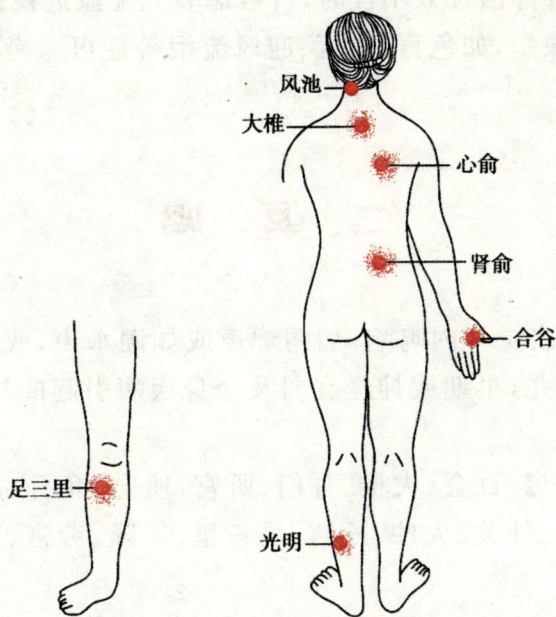

<><><>图 6-1　近视的刮痧部位<><><>

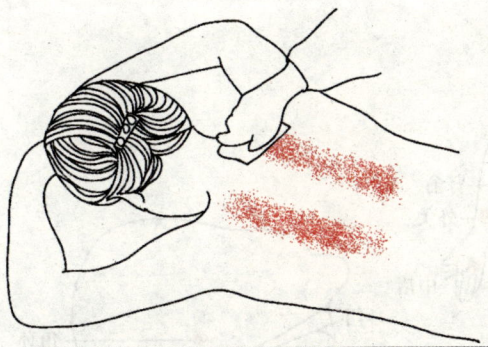

<><><>图 6-2　刮心俞穴至肾俞穴<><><>　　<><><>图 6-3　点揉刮眼周穴位<><><>

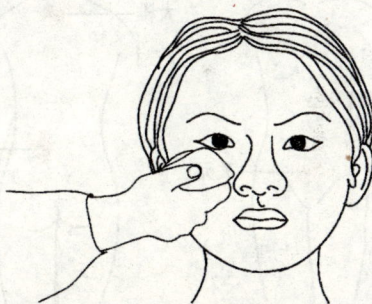

（3）用刮法刮拭足三里穴，点揉光明、合谷穴（图 3-5）。

【注意事项】

（1）刮痧疗法对假性近视的效果较好，近视患者年龄越小，疗效越好。在治疗的同时，可配合其他疗法，如耳穴埋豆、梅花针等。

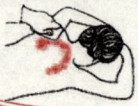

（2）若各种疗法疗效不佳时，可考虑验光配戴近视镜。

（3）一些眼病，如色盲、夜盲、迎风流泪等症可参考近视的治疗方法进行治疗。

二、耳 鸣

耳鸣是指自觉耳内鸣响，如闻蝉声或如潮水声，或大或小。耳鸣常是耳聋的先兆，早期或神经衰弱及全身疾病引起的耳鸣，常不影响听力。

【穴位选配】 百会、大椎、耳门、听宫、听会、角孙、颅息、瘛脉、翳风、天容、中渚、外关、太冲、丘墟、足三里、丰隆、劳宫、肾俞、关元、太溪（图6-4）。

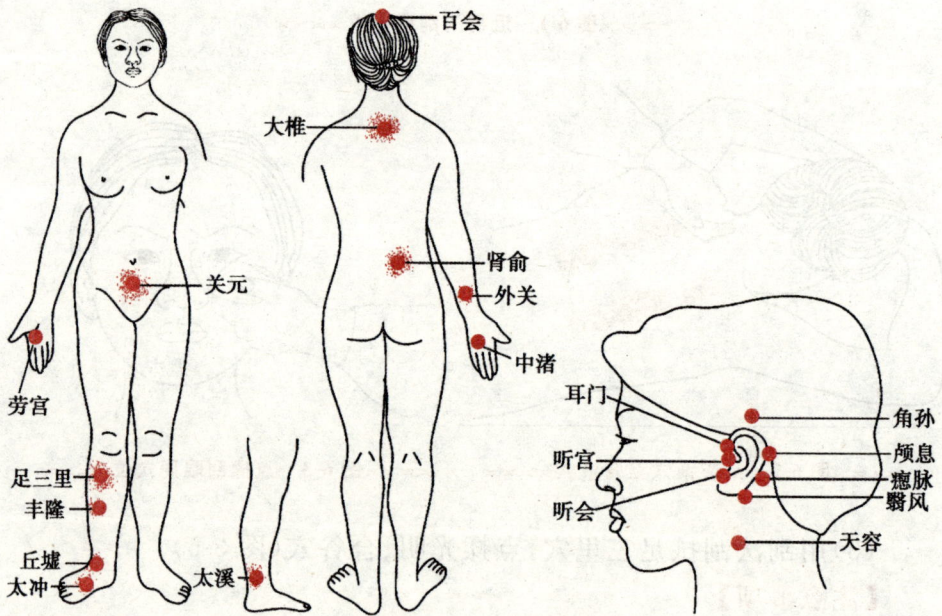

百会
大椎
肾俞
外关
中渚
关元
劳宫
足三里
丰隆
丘墟
太冲
太溪
耳门
听宫
听会
角孙
颅息
瘛脉
翳风
天容

<><><>图 6-4　耳鸣的刮痧部位<><><>

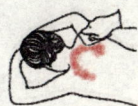

【刮拭方法】

(1)坐位,刮百会穴,从百会穴沿正中线向后刮至大椎穴(图3-2,图3-62)。

(2)从耳门、听宫穴,刮至听会穴。从角孙穴沿耳周呈弧形向后刮拭,经颅息、瘈脉、翳风穴,刮至天容穴(图6-5)。

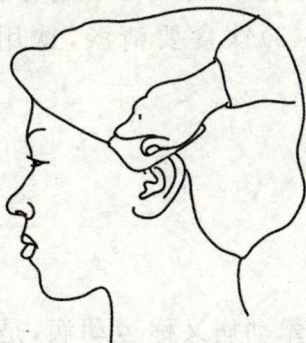

◇◇◇◇ 图6-5 刮耳周穴 ◇◇◇◇

(3)用点、颤的手法刮拭手背的中渚、外关穴。肝胆火盛者加刮太冲、丘墟穴。痰热郁结者加刮足三里穴至丰隆穴,点揉手心劳宫穴。肾虚者加刮肾俞、关元、太溪穴(图3-16,图3-36,图3-41,图3-90,图6-6,图6-7)。

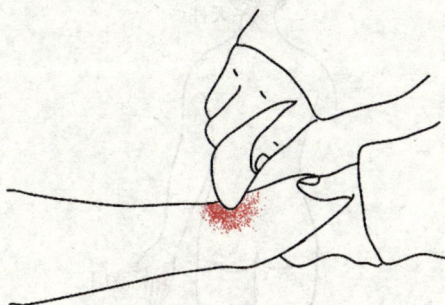

✕✕✕✕ 图6-6 刮中渚穴 ✕✕✕✕

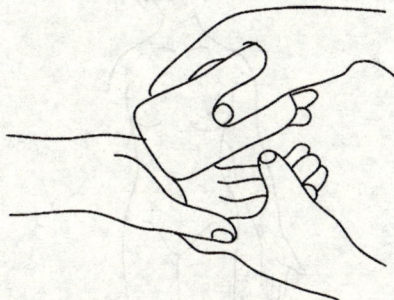

✕✕✕✕ 图6-7 点揉劳宫穴 ✕✕✕✕

【注意事项】

(1)刮痧治疗本病时可同时结合自我按摩疗法,双手心搓热,以双手心劳宫穴对准外耳道口,用四指反复敲击枕部或乳突部,继而手掌起伏,使外耳道口有规律地开合。每天坚持早晚各做1次,每次数分钟。

(2)平时保持心情舒畅,轻松、愉快等良好的情绪和心理状态可

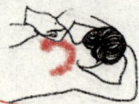

减轻或缓解耳鸣。节制房事,劳逸结合。

(3)饮食要清淡,饮用浓茶、含咖啡因的饮料、饮酒均可加重耳鸣。

三、晕 动 病

晕动病又称运动病,是晕车、晕船、晕机等的总称。它是指乘坐交通工具时,人体内耳前庭平衡感受器受到过度运动刺激,前庭器官产生过量生物电,影响神经中枢而出现的出冷汗、恶心、呕吐、头晕等症状群。

【穴位选配】百会、天柱、液门、厉兑、人中、足三里(图6-8)。

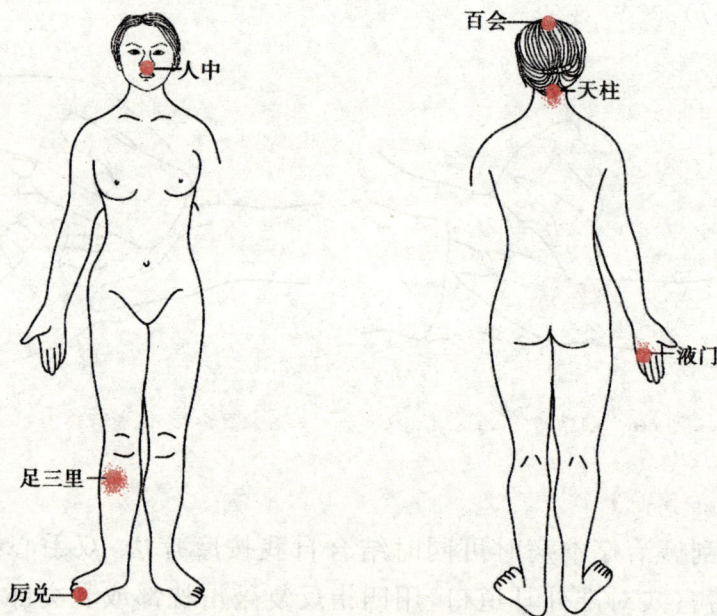

图 6-8 晕动病的刮痧部位

【刮拭方法】

(1)刮百会穴,点揉或刮天柱、液门、厉兑穴,各点揉30次或以出

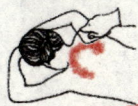

痧为度（图6-9,图3-62）。

（2）选择刮板的一角,点按人中穴,刮足三里穴（图3-5）。

【注意事项】

（1）在乘车、船、飞机前应避免过饱或过饥。

（2）保证足够的睡眠,必要时乘车半小时前服用防晕车药。

××××图6-9　点揉液门穴××××

（3）途中出现不适的时候不要紧张,全身放松,进行深呼吸。

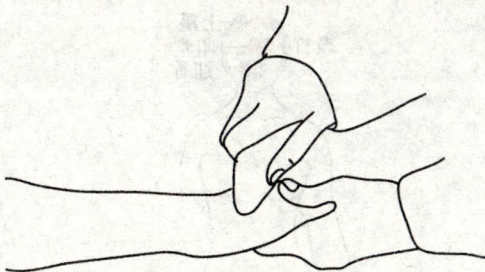

四、慢性鼻炎

慢性鼻炎是指鼻腔黏膜及黏膜下层的慢性炎症。主要是因急性鼻炎反复发作或失治造成。本病主要临床表现为突发性鼻痒、连续喷嚏、鼻塞流涕、分泌物增多、嗅觉减退,伴有头痛、头晕等症。

【穴位选配】百会、风门、上星、印堂、攒竹、迎香、曲池、合谷、手三里、阴陵泉、足三里（图6-10）。

【刮拭方法】

（1）刮板不离开皮肤,自百会穴向下刮至风门穴,以头皮发热为度（图3-62）。

（2）选择刮板的一角,刮拭曲池、手三里、合谷、阴陵泉及足三里穴各30次（图3-5,图3-7,图3-89,图3-92,图6-11）。

（3）选择刮板的一角,点按上星、印堂、攒竹、迎香穴,做柔和的旋转动作各30次（图6-12）。

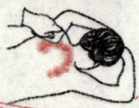

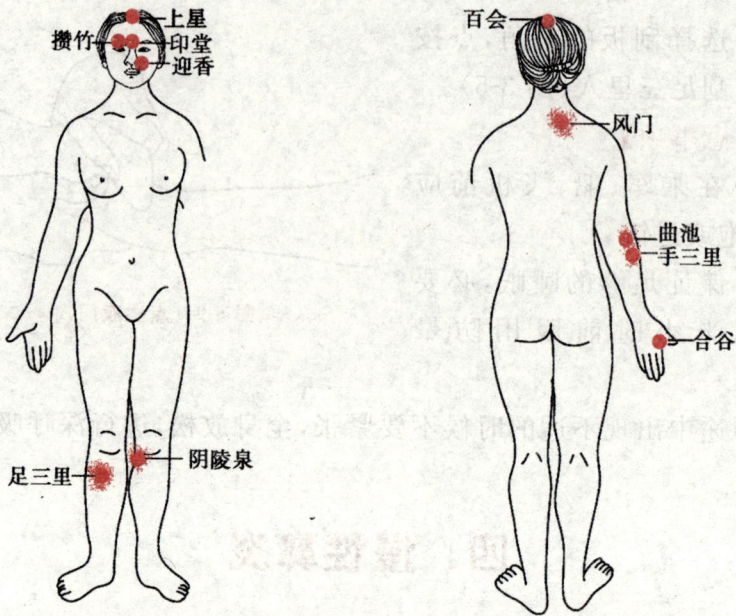

<<<<<图 6-10　慢性鼻炎的刮痧部位<<<<<

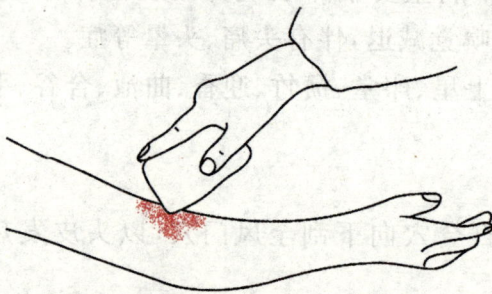

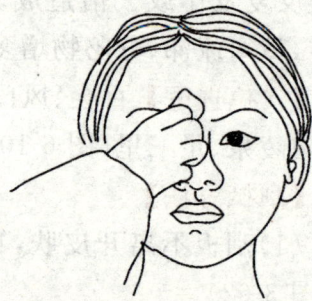

<<<<<图 6-11　刮手三里穴<<<<<　　　　<<<<<图 6-12　点按印堂穴<<<<<

【注意事项】

（1）慢性鼻炎经刮拭和点揉手法治疗后，症状会很快得到缓解，平时应经常做面部的保健按摩，同时注意避免风寒外袭。

（2）可经常做面部冷水浴。

（3）日常起居要有规律，少吃辛辣、厚味食物。

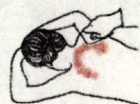

（4）增强体质，注意防寒保暖。

五、牙　痛

　　牙痛是常见的症状，牙龈、牙周和牙质的疾病皆可引起牙痛。现代医学认为，牙痛多由牙齿本身、龋齿、过敏、牙周炎等疾病引起，主要表现为牙齿疼痛，咀嚼困难，遇到冷、热、酸、甜时牙痛加剧。中医学认为，本病多因风热邪毒侵袭，风火、胃火、肝火、虚火上扰，肾阴不足所致。

　　【穴位选配】太渊、大迎、承浆、水沟、下关、颊车、合谷、三间、内庭（图 6-13）。

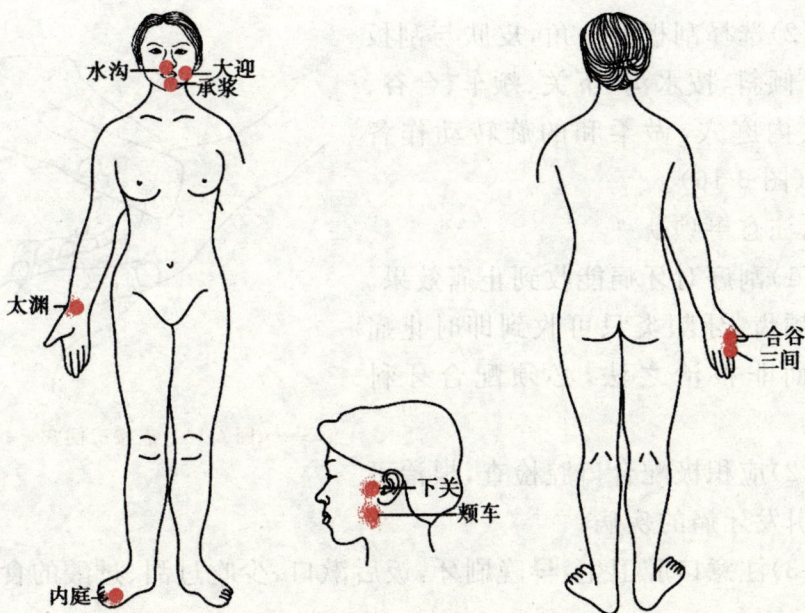

图 6-13　牙痛的刮痧部位

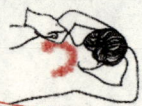

【刮拭方法】

（1）选择刮板的一角，垂直向下按压太渊、大迎、承浆穴，逐渐加力，停留数秒钟后迅速抬起各30次（图3-24，图6-14，图6-15）。

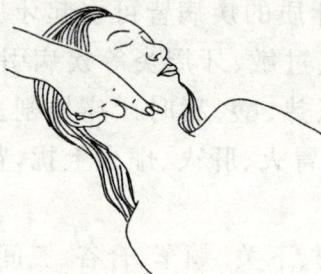

◇◇◇◇图6-14　点按大迎穴◇◇◇◇　　　◇◇◇◇图6-15　按压承浆穴◇◇◇◇

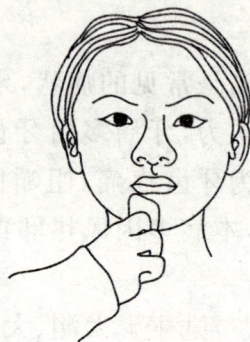

（2）选择刮板的一角，皮肤与刮板呈20°倾斜，按水沟、下关、颊车、合谷、三间、内庭穴，做柔和的旋转动作各30次（图6-16）。

【注意事项】

（1）刮痧对牙痛能收到止痛效果。但对龋齿、牙龈炎只可收到即时止痛效果而非根治之法，必须配合牙科治疗。

（2）应积极配合口腔检查，根治可能会引发牙痛的疾病。

◇◇◇◇图6-16　点按三间穴◇◇◇◇

（3）注意口腔卫生，早晚刷牙，饭后漱口，少吃过甜、过酸的食品。

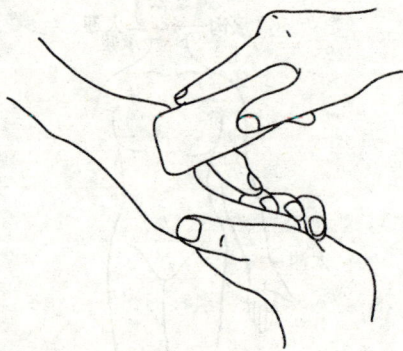

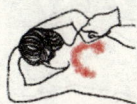

第七章　儿科常见病刮痧治疗

一、小儿腹泻

　　小儿腹泻是2岁以下婴儿常见的一种消化道疾病,以夏秋雨季多见。临床表现为排便次数增多,粪便稀薄,呈黄绿色,有黏液及尚未消化的食物。现代医学认为,本病与饮食卫生、病原体感染、气候突变及免疫功能减退等有关。中医学认为,本病多因外感邪毒、内伤乳食、脾胃虚弱、脾肾阳虚,导致脾胃运化失常而引发。刮痧疗法不适用于病原体感染引起的小儿腹泻。

　　【穴位选配】身柱、大肠俞、肾俞、天枢、气海、足三里(图7-1)。

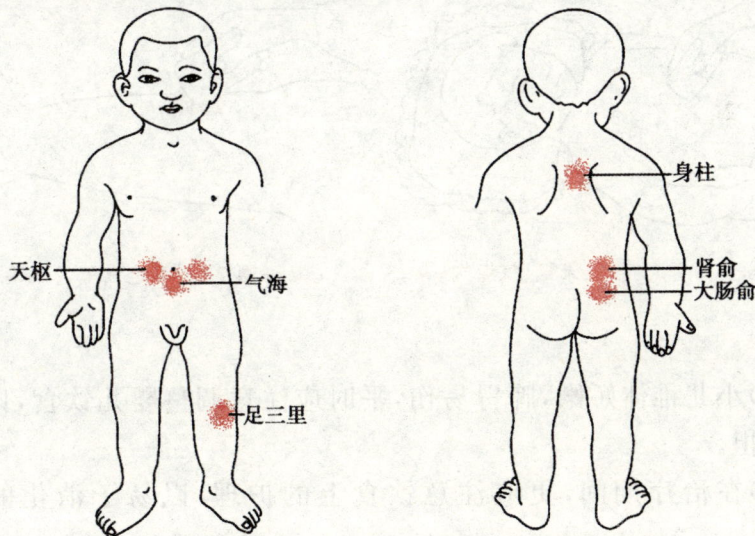

天枢　　　气海

身柱

肾俞
大肠俞

足三里

×××× 图7-1　小儿腹泻的刮痧部位 ××××

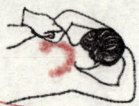

【刮拭方法】

（1）小儿取俯卧位，刮板下缘的 1/3 接触皮肤，向刮拭方向倾斜 45°，刮身柱、大肠俞、肾俞穴各 30 次，注意不可用力过度(7-2)。

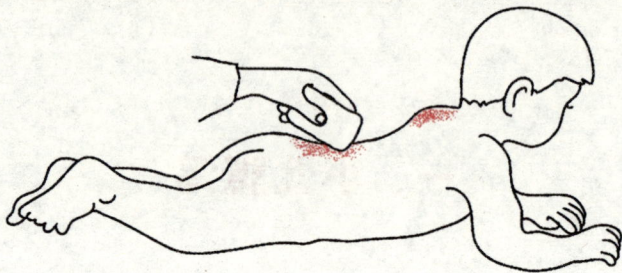

≪≪≪≪图 7-2 刮身柱、大肠俞、肾俞穴≫≫≫

（2）选择刮板的一角，刮板与皮肤呈 20°倾斜，按天枢、气海穴，做柔和的旋转动作各 30 次（图 7-3）。

（3）刮板下缘的 1/3 接触皮肤，向刮拭方向倾斜 45°，刮足三里穴 30 次（图 7-4）。

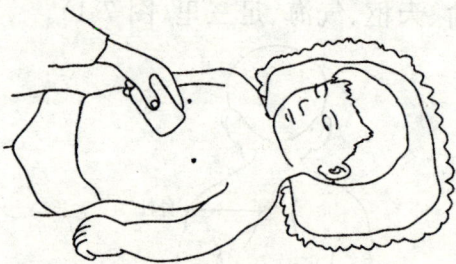

≪≪≪≪图 7-3 按揉天枢、气海穴≫≫≫ ≪≪≪≪图 7-4 刮足三里穴≫≫≫

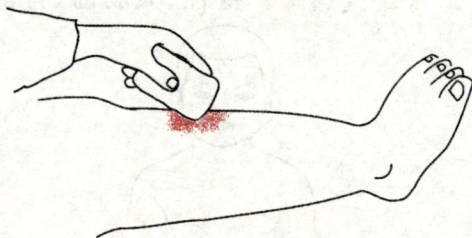

【注意事项】

（1）小儿稚体娇嫩，脾胃易伤，平时应注意调整婴儿饮食，以减轻胃肠负担。

（2）在治疗期间，更应注意饮食上的护理，以易于消化的食物为主。

（3）注意气候变化，适时增减衣物，多洗澡，勤换衣，加强护理，提

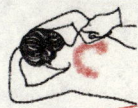

倡母乳喂养。婴儿断奶要避开夏天。

(4)刮痧治疗的同时,可结合其他的治疗方法,如推拿、中药、穴位敷贴等。

(5)当病情严重时,应及时采用中西医药物对症治疗,及早尽快地控制病情。

二、小儿便秘

小儿便秘是指小儿大便秘结不通,或排便间隔时间超过2天以上,大便质地干燥坚硬,难于排出。本病多因饮食不节、过食辛辣之物,郁久化热,使肠胃积热,造成大肠传导功能失常;或因先天不足,气血不充,肠道干涩所致。

【穴位选配】大肠俞、天枢、左腹结、大横、支沟、足三里、上巨虚、三阴交(图7-5)。

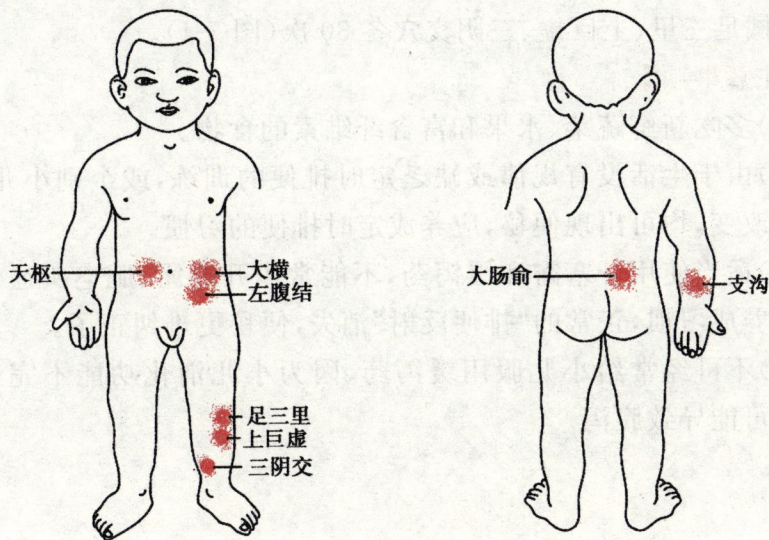

图7-5 小儿便秘的刮痧部位

【刮拭方法】

(1)仰卧位,选择刮板的一角,刮板与皮肤呈 20°倾斜,按天枢、左腹结、大横穴,做柔和的旋转运动各 30 次(图 7-6)。

(2)俯卧位,刮板下缘的 1/3 接触皮肤,向刮拭方向倾斜 45°,刮拭大肠俞穴,再刮支沟穴各 30 次(图 7-2,图 7-7)。

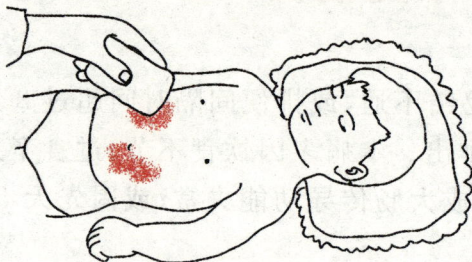

❯❯❯❯图 7-6　按天枢、左腹结、大横穴❮❮❮❮　　❯❯❯❯图 7-7　刮支沟穴❮❮❮❮

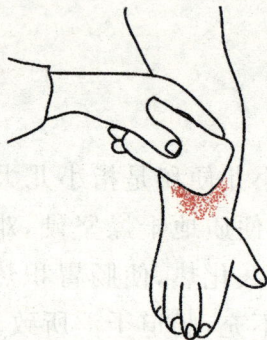

(3)选择刮板的一角,刮板下缘 1/3 接触皮肤,向刮拭方向倾斜 45°,刮拭足三里、上巨虚、三阴交穴各 30 次(图 7-4)。

【注意事项】

(1)多吃新鲜蔬菜、水果和富含纤维素的食物。

(2)由于生活没有规律或缺乏定时排便的训练,或个别小儿因突然环境改变,均可出现便秘,应养成定时排便的习惯。

(3)适当使用开塞露和缓泻药,不能常用开塞露、肥皂头通便,因为一旦养成习惯,正常的"排便反射"消失,便秘更难纠正了。

(4)不可经常给小儿服用缓泻药,因为小儿消化功能不完善,用泻药后可能导致腹泻。

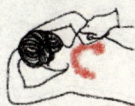

三、小儿厌食症

小儿厌食症是指小儿较长时期见食不贪、食欲缺乏、厌恶进食的病症,是儿科临床常见病之一。本病多见于1～6岁小儿,少数长期不愈者可影响儿童的生长发育,也可成为其他疾病的发生基础。

【穴位选配】脾俞、胃俞、大肠俞、中脘、梁门、足三里(图7-8)。

【刮拭方法】

(1)小儿俯卧位,刮拭脾俞、胃俞、大肠俞穴各30次(图7-9)。

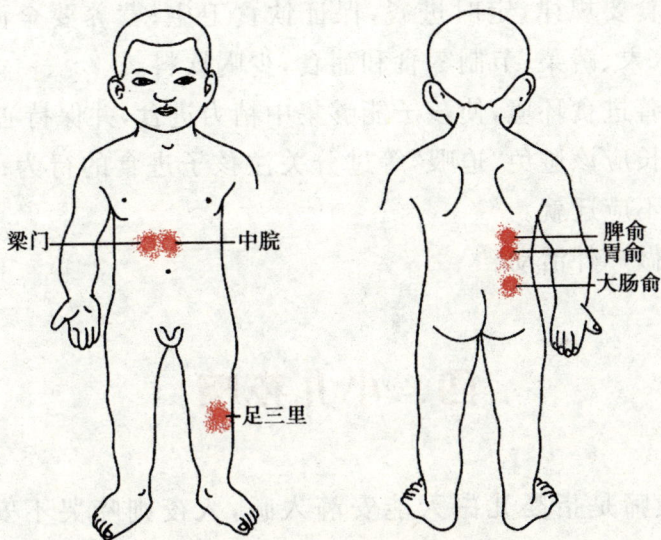

≫≪≫≪ 图7-8 小儿厌食症的刮痧部位 ≫≪≫≪

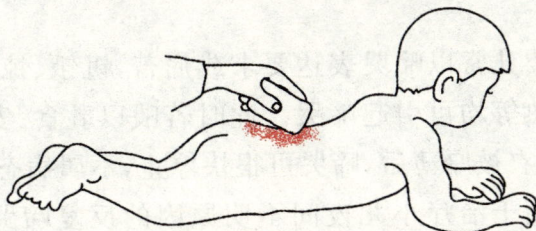

≫≪≫≪ 图7-9 刮脾俞、胃俞、大肠俞穴 ≫≪≫≪

（2）仰卧位，刮拭中脘、梁门、足三里穴各 30 次（图 7-10，图 7-4）

【注意事项】

（1）先带孩子到正规医院儿科或消化内科进行全面细致的检查，排除可能导致厌食的慢性疾病，排除缺铁、缺锌的可能性。

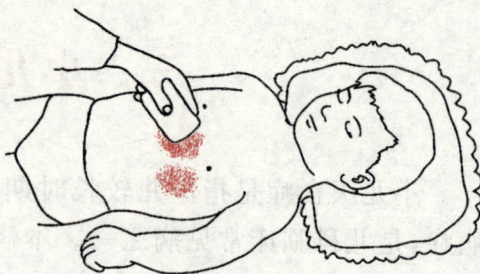

××××图 7-10 刮中脘、梁门穴××××

（2）生活规律，保证充足睡眠，养成定时排便习惯。

（3）饮食要规律，定时进餐，保证饮食卫生；营养要全面，多吃粗粮杂粮和水果、蔬菜；节制零食和甜食，少喝饮料。

（4）改善进食环境，使孩子能够集中精力进食，并保持心情舒畅。

（5）家长应该避免"迫喂"等过分关注孩子进食的行为；当孩子故意拒食时，不应迁就。

（6）多做户外活动。

四、小儿夜啼

小儿夜啼是指婴儿白天能安静入睡，入夜则啼哭不安，时哭时止，或每夜定时啼哭，甚则通宵达旦。多见于新生儿及 6 个月内的小婴儿。

新生儿及婴儿常以啼哭表达要求或痛苦，饥饿、惊恐、尿布潮湿、衣被过冷或过热等均可引起啼哭。此时若喂以乳食、安抚亲昵、更换潮湿尿布、调整衣被厚薄后，啼哭可很快停止，不属病态。

本节主要用于治疗小儿夜间不明原因的反复啼哭，由于发热或因其他疾病而引起的啼哭，则不属本证范围。

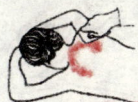

【穴位选配】身柱、夹脊、中脘、神门、内关、足三里（图 7-11）。

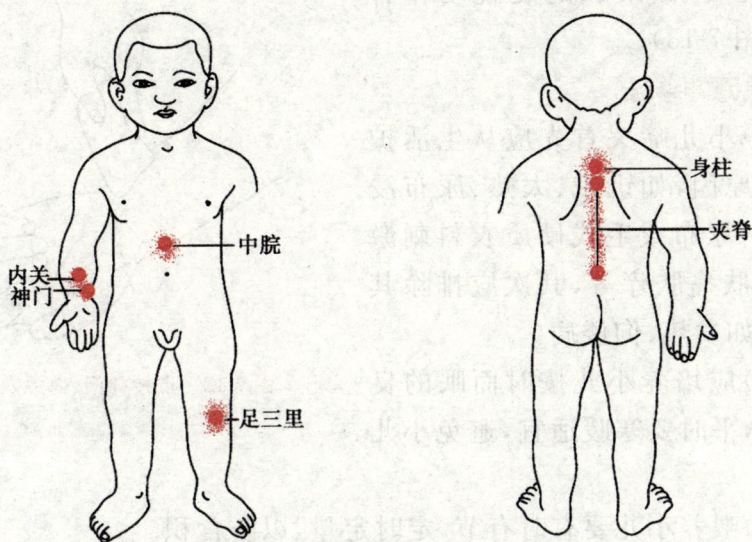

中脘

内关
神门

足三里

身柱

夹脊

><><><>< 图 7-11　小儿夜啼的刮痧部位 ><><><><

【刮拭方法】

（1）俯卧位，选择刮板的一角，刮拭身柱穴至夹脊，手法应轻柔（图 7-12）。

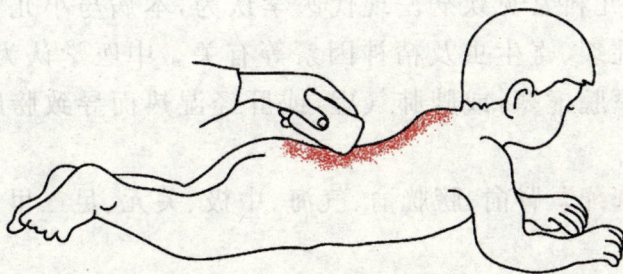

><><>< 图 7-12　刮身柱穴至夹脊 ><><><

（2）仰卧位，刮拭中脘穴，再刮拭下肢足三里穴，手法应轻柔（图 7-4，图 7-10）。

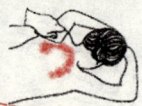

(3)选择刮板的一角,点按神门、内关穴,做柔和的旋转动作各30次(图7-13)。

【注意事项】

(1)小儿啼哭首先应从生活护理上找原因,如饥饿、太热、尿布浸渍、塑料尿布或毛线硬质衣料刺激皮肤而肤痛肤痒等,其次应排除其他疾病如发热、佝偻病。

(2)应培养小儿按时而眠的良好习惯,平时要寒暖适宜,避免小儿受凉。

≪≪≪图7-13　点按神门、内关穴≫≫≫

(3)喂养小儿要有时有节,定时定量,以防食积。

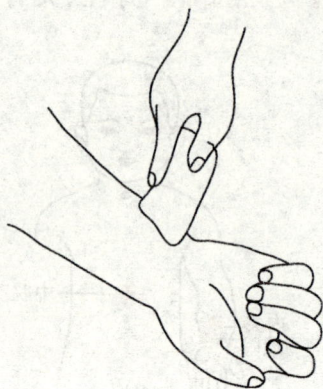

五、小儿遗尿

小儿遗尿是指满3周岁及以上的儿童不能自控排尿,睡眠中尿液自遗的一种儿科常见疾病。现代医学认为,本病与小儿大脑发育不全、隐性脊柱裂、寄生虫及精神因素等有关。中医学认为,本病多因肾气不足、下脘虚寒,或脾肺气虚,或肝经湿热而导致膀胱气化失常所致。

【穴位选配】肾俞、膀胱俞、气海、中极、关元、足三里、三阴交、尺泽(图7-4)。

【刮拭方法】

(1)刮板下缘的1/3接触皮肤,向刮拭方向倾斜45°,补法刮拭腰骶部肾俞、膀胱俞穴,以出痧为度(图7-15)。

尺泽

气海
关元
中极

足三里
三阴交

肾俞
膀胱俞

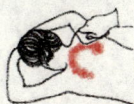

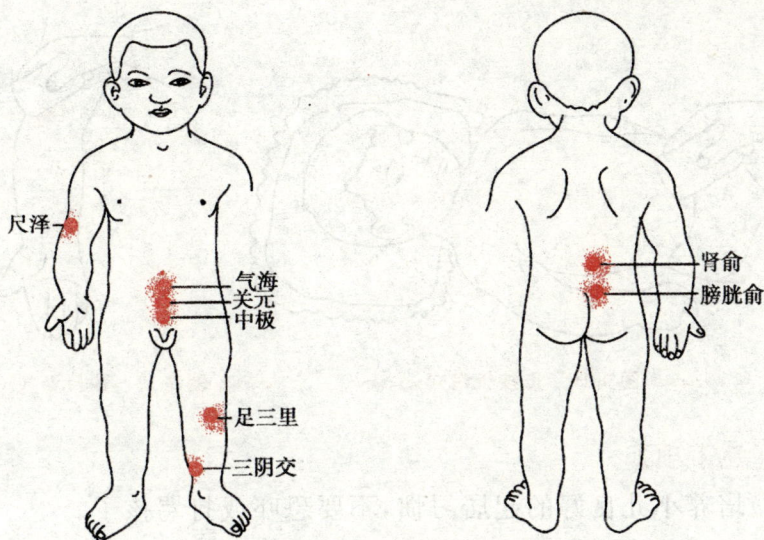

～～～图 7-14　小儿遗尿的刮痧部位～～～

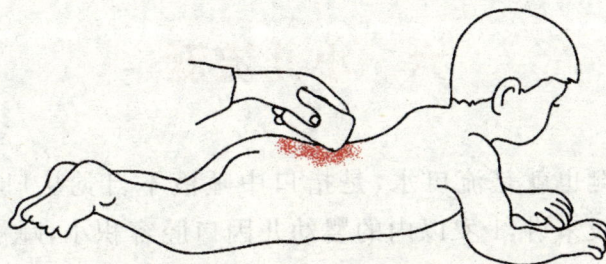

～～～图 7-15　刮肾俞、膀胱俞穴～～～

　　(2)选择刮板的一角,刮板与皮肤呈 20°倾斜,按气海、中极、关元穴,做柔和的旋转动作各 30 次(图 7-16)。

　　(3)刮板下缘的 1/3 接触皮肤,向刮拭方向倾斜 45°,刮拭足三里、三阴交穴各 30 次(图 7-4)。

　　(4)选择刮板的一角,垂直向下按压尺泽穴,逐渐加力数秒钟后迅速抬起,以有麻胀感为度(图 7-17)。

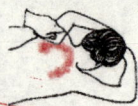

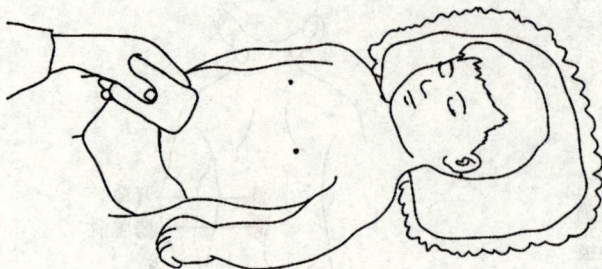

×××× 图 7-16　点按气海穴 ××××　　　×××× 图 7-17　按尺泽穴 ××××

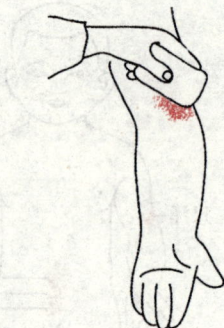

【注意事项】

(1)培养小儿良好的起居习惯,不要恐吓或打骂孩子。

(2)晚饭宜干,睡前不喝水并排尽小便。

(3)积极诊断和治疗可能引起遗尿的其他原发病症。

六、小儿流涎

　　小儿流涎也就是流口水,是指口中唾液不自觉从口内流出的一种病症。一般来讲,1岁以内的婴幼儿因口腔容积小,唾液分泌量大,加之出牙对牙龈的刺激,大多都会流口水。随着生长发育,大约在1岁左右流口水的现象就会逐渐消失。如果到了2岁以后小儿还在流口水,就可能是异常现象,如脑瘫、先天性痴呆等。另外,小儿患口腔溃疡或脾胃虚弱,也会流涎不止。

　　【穴位选配】脾俞、中脘、合谷(图7-18)。

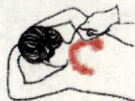

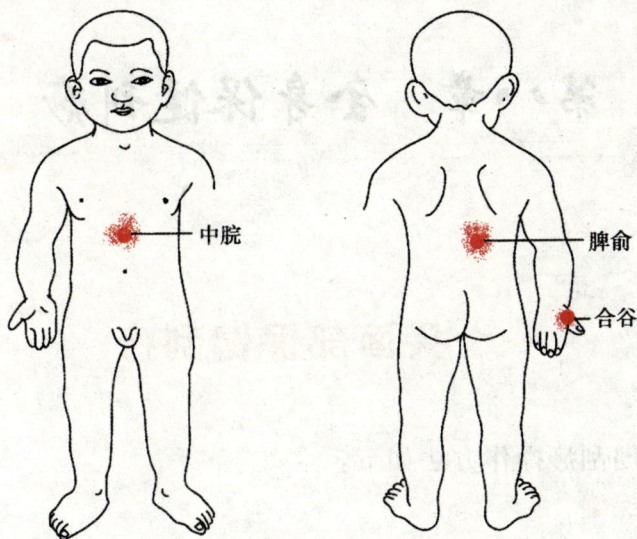

图 7-18　小儿流涎的刮痧部位

【刮拭方法】

(1)选择刮板的一角,刮拭脾俞、中脘穴,以出痧为度。

(2)点揉合谷穴(图 7-19)。

【注意事项】

(1)培养小儿良好的卫生习惯,注意清洁口腔。

(2)平时注意饮食调理,注意合理膳食,防止食积和腹部受凉。

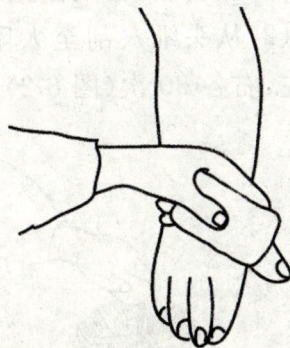

图 7-19　点揉合谷穴

第八章 全身保健刮痧

一、头面部保健刮痧

头部保健刮痧操作方法如下：

1. 头部保健

（1）以百会穴为起点，经四神聪穴分别向前、后、左、右 4 个方向各刮拭 30 次，向前从百会穴刮至神庭穴，向后从百会穴刮至风府穴，左、右方向分别从百会穴刮至左、右耳上尖，使头皮发热（图 8-1）。

（2）从头维穴刮至太阳穴，左、右各 30 次；再从百会穴刮至太阳穴，左、右各 30 次（图 8-2）。

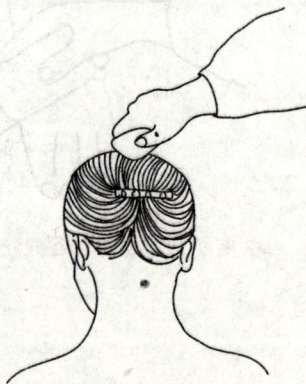

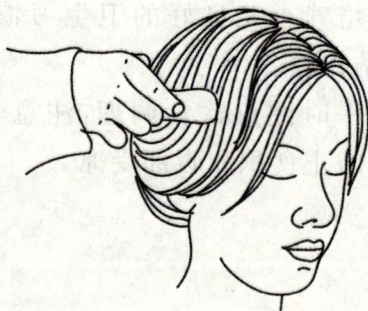

◇◇◇◇图 8-1　刮拭头部◇◇◇◇　　　◇◇◇◇图 8-2　刮头维穴至太阳穴◇◇◇◇

（3）从枕骨经风府、哑门穴刮至后发际处 30 次；再从风府穴排刮

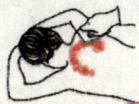

至翳风穴,左、右各 30 次(图 8-3、图 8-4)。

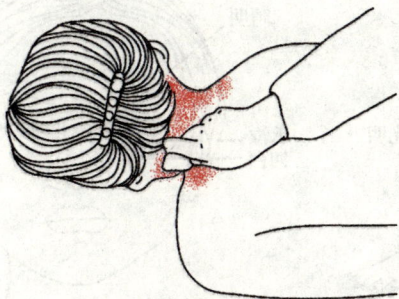

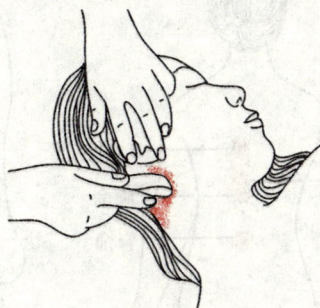

图 8-3　刮风府、哑门穴至后发际　　　　图 8-4　刮风府穴至翳风穴

(4)从头维穴沿耳郭,经耳尖、耳后刮至风池穴,左、右各 30 次(图 8-5)。

(5)从左至右排刮全头部,从前发际刮至后发际 30 次(图 8-6)。

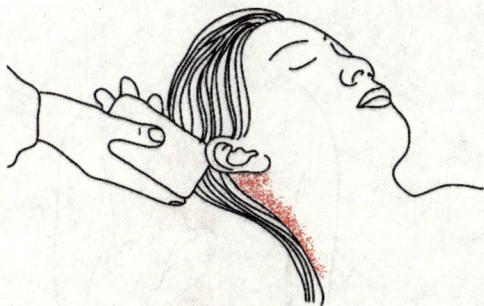

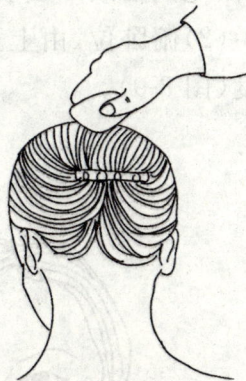

图 8-5　刮耳尖、耳后至风池穴　　　　图 8-6　刮全头部

面部保健刮痧操作方法如下:

1. 黑眼圈

【穴位选配】睛明、承泣、四白、心俞、肝俞、脾俞、肾俞、光明(图 8-7)。

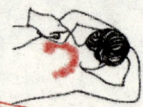
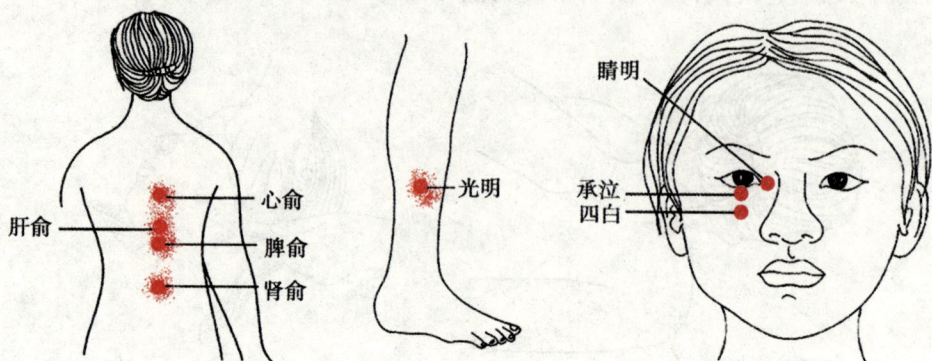

睛明

肝俞

心俞

脾俞

肾俞

光明

承泣
四白

<xxxx 图 8-7　黑眼圈的刮痧部位 xxxx>

【刮拭方法】

（1）坐位或仰卧位，在刮拭部位涂抹刮痧介质后，从里向外刮拭眼周睛明、承泣、四白穴，注意在刮眼周穴位时，应用刮板角，手法轻柔，以免刮伤眼周皮肤（图 8-8）。

（2）俯卧位，由上至下刮拭背部心俞、肝俞、脾俞、肾俞穴，以出痧为度（图 8-9）。

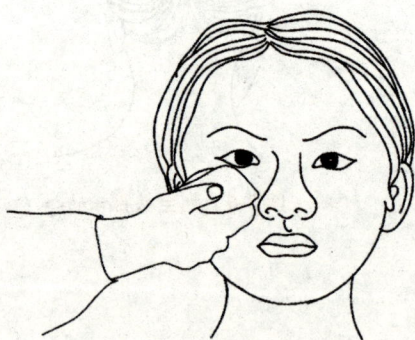

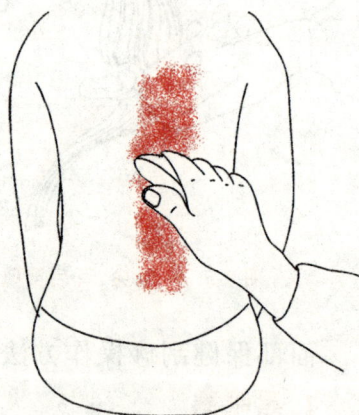

<xxxx 图 8-8　刮眼周承泣等穴位 xxxx>　　　<xxxx 图 8-9　刮背部心俞等穴位 xxxx>

（3）俯卧位，由上至下刮拭小腿光明穴，刮至皮肤出痧为度（图 8-

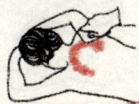

全身保健刮痧

10)。

2. 眼袋

【穴位选配】睛明、承泣、四白、
心俞、脾俞、肾俞、足三里、三阴交
(图 8-7,图 8-11)。

【刮拭方法】

(1)坐位或仰卧位,从里向外用
平补平泻法刮拭眼周睛明、承泣、四
白穴,注意在刮眼周穴位时,应用刮
板角,手法应轻柔,以免刮伤眼周皮
肤(图 8-8)。

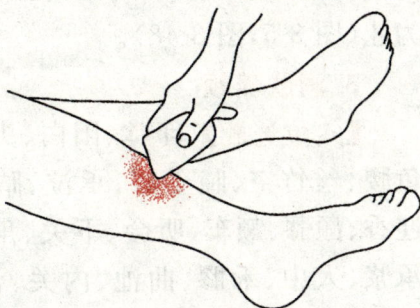

×××× **图 8-10　刮光明穴** ××××

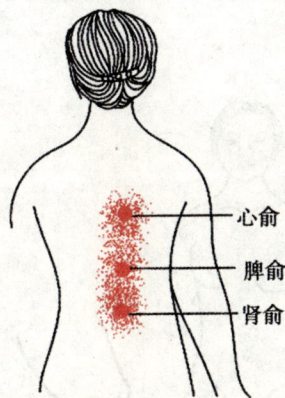

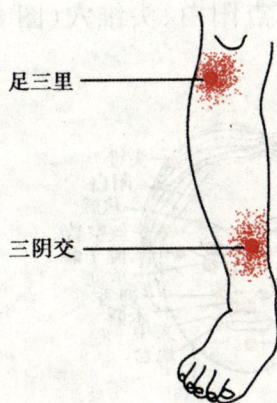

心俞
脾俞
肾俞
足三里
三阴交

×××× **图 8-11　眼袋的刮痧部位** ××××

(2)俯卧位,由上至下用平补平泻法刮拭心俞、脾俞、肾俞穴,刮
至皮肤出痧为度(图 8-9)。

(3)若患者伴有失眠,加刮拭神门穴,至局部出痧为止(图 8-12)。

219

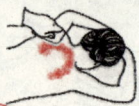

（4）坐位或仰卧位，由上至下刮足三里、三阴交穴，刮至皮肤出现紫红色痧点为止（图3-5，图3-48）。

3. 润肤养颜

【穴位选配】印堂、阳白、头维、攒竹、鱼腰、丝竹空、瞳子髎、承泣、睛明、地仓、迎香、颧髎、颊车、听会、下关、角孙、翳风、承浆、人中、禾髎、曲池、内关、合谷、足三里、三阴交（图8-13）。

【刮拭方法】

（1）前额部：以刮板的钝角轻点印堂穴，由此用刮板的厚边向前发际方向依次刮拭，再由前额中间向两边依次刮拭，点阳白、头维穴（图8-2）。

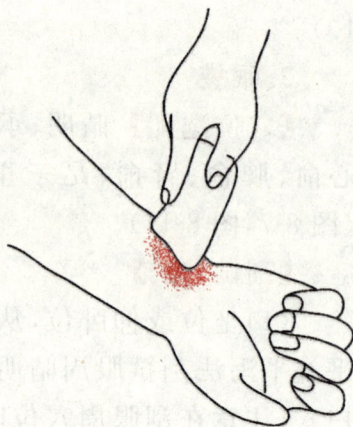

◇◇◇◇图 8-12　刮神门穴◇◇◇◇

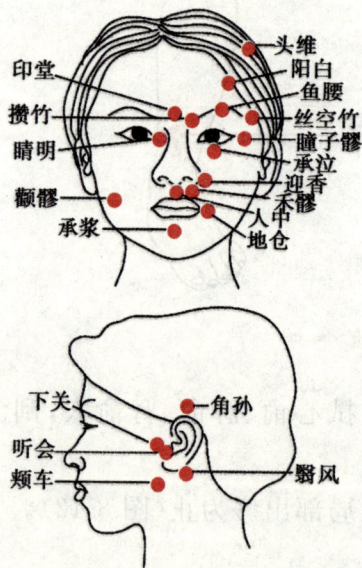

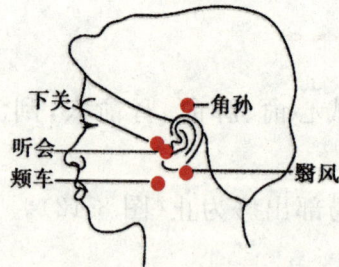

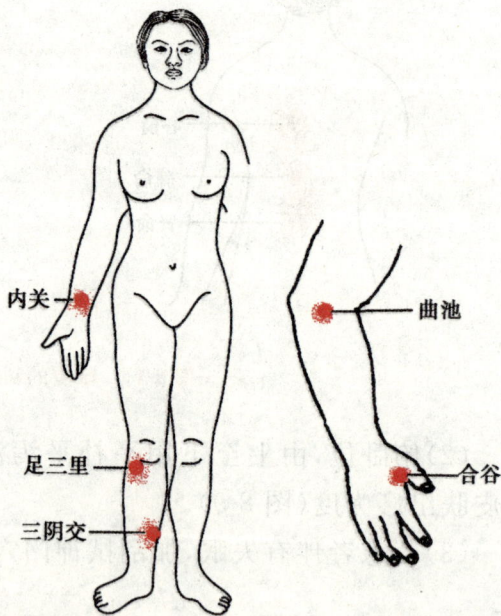

◇◇◇◇图 8-13　润肤养颜的刮痧部位◇◇◇◇

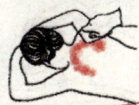

(2)眼周部：由印堂穴处开始沿眼眶边缘做"∞"的刮拭,手法宜轻柔,途经攒竹、鱼腰、丝竹空、瞳子髎、承泣、睛明等穴时稍加点按;再从太阳穴处斜向头维穴方向轻轻刮拭,点头维穴(图8-14)。

(3)面颊部：由地仓穴斜向鬓角处刮拭,以刮板在皮肤上的轻轻刮动为宜,点迎香、颧髎、颊车、听会、下关、角孙穴,并由角孙穴沿耳后呈弧形刮至耳后的翳风穴,并施用点按手法(图8-15)。

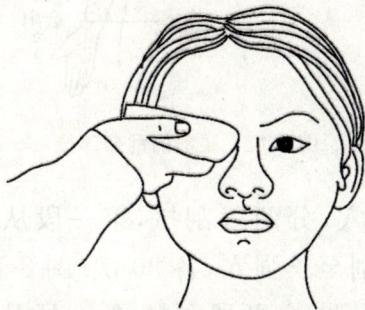

✕✕✕✕图 8-14 眼周"∞"字刮法✕✕✕✕✕　✕✕✕✕✕图 8-15 刮翳风穴✕✕✕✕

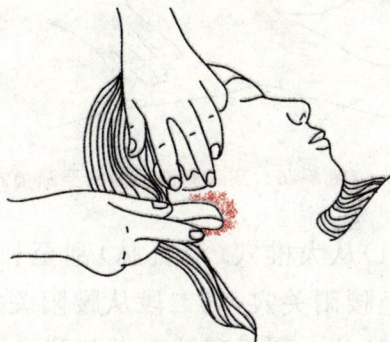

(4)口唇部：点承浆穴,由此分向两侧地仓穴处刮拭,点地仓、人中、禾髎穴(图6-15)。

(5)用刮板一角点曲池、内关、合谷、足三里、三阴交穴(图3-5,图3-48,图3-83,图3-84,图3-102)。

二、颈肩腰背部保健刮痧

1. 颈肩部保健刮痧

(1)从上向下刮拭风府、哑门、大椎、身柱、至阳穴各30次(图3-2)。

(2)从风池、天柱穴向左、右肩部刮拭肩井、肩中俞、肩外俞、秉风、臑俞穴各30次(图8-16)。

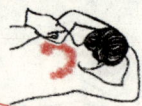

2.腰部保健刮痧（图 8-17）。

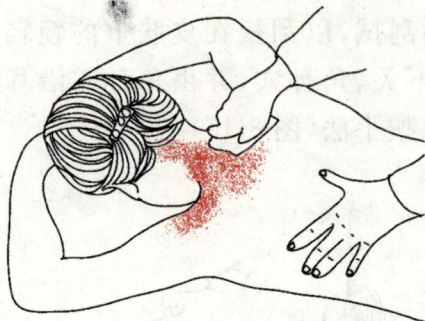

图 8-16　刮颈肩部风池穴至髃俞穴

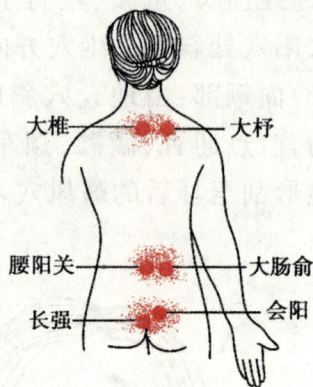

图 8-17　腰部的刮痧部位

（1）从大椎穴（沿督脉）刮至长强穴，分两段刮拭，第一段从大椎穴刮至腰阳关穴，第二段从腰阳关穴刮至长强穴，各 30 次（图 8-18）。

（2）从上到下刮拭夹脊膀胱经穴位群，分两段刮拭，第一段从大杼穴刮至大肠俞穴，第二段从大肠俞穴刮至会阳穴各 30 次（图 8-19）。

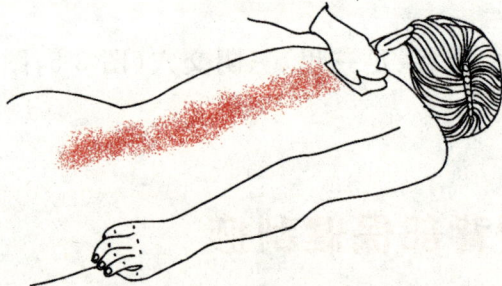

图 8-18　刮大椎穴至长强穴

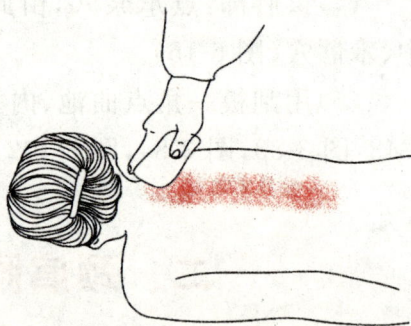

图 8-19　刮大杼穴至大肠俞穴

3. 背部保健刮痧

（1）沿脊椎从大椎穴刮至脊中穴 30 次（图 8-20）。

（2）从大杼穴刮至胆俞穴，左右各 30 次（图 8-21）。

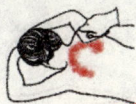

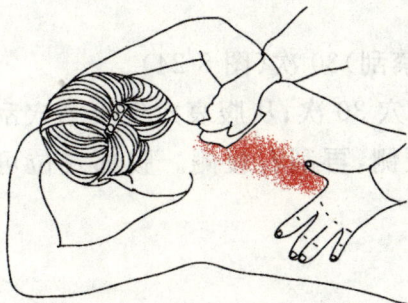

图 8-20　刮大椎穴至脊中穴　　　图 8-21　刮大杼穴至胆俞穴

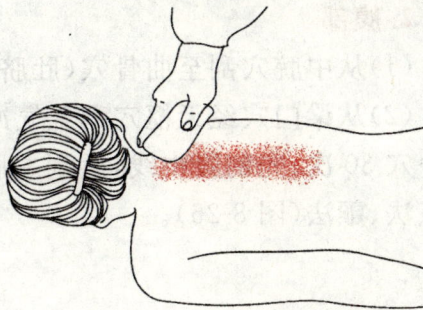

（3）向左、右两肩方向刮拭，从上到下排刮，上刮至肩井、秉风、臑俞、肩贞穴，下刮至膈关、魂门穴各刮 30 次（图 8-16）。

三、胸腹部保健刮痧

1.胸部

（1）从天突穴（沿任脉）经膻中穴刮至中脘穴 30 次（图 8-22）。

（2）以任脉为起点，沿胸肋骨间隙从内到外上方刮拭；从第一、二肋间隙逐一向下刮至第七、八肋间隙；上刮至云门、中府穴，中刮至胸乡、天溪穴（乳头处禁刮），下刮至期门、日月穴，左右两侧各 30 次（图 8-23）。

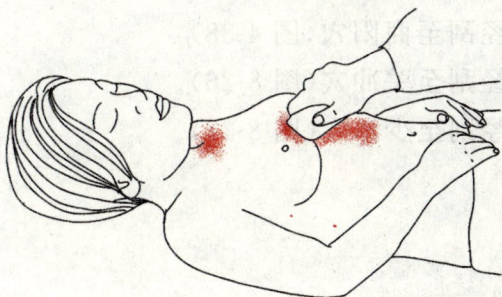

图 8-22　刮天突、膻中、中脘穴　　　图 8-23　刮拭胸部

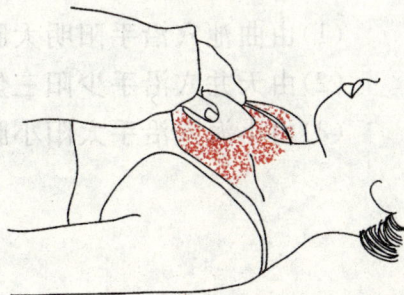

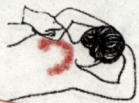

2. 腹部

（1）从中脘穴刮至曲骨穴（肚脐禁刮）30 次（图 8-24）。

（2）从梁门穴经天枢穴刮至气冲穴 30 次；从腹哀穴经腹结穴刮至府舍穴 30 次；先刮腹中线，后刮左腹侧，再刮右腹侧。腹部穴位可加用点法、颤法（图 8-25）。

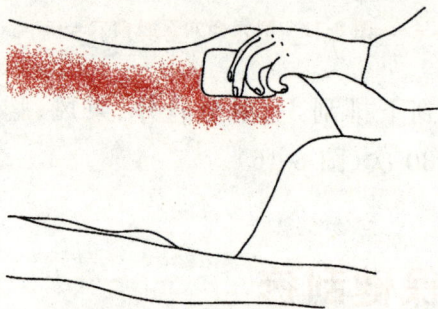

❈❈❈❈图 8-24　刮中脘穴至曲骨穴❈❈　　　　❈❈❈❈图 8-25　刮拭腹部❈❈❈❈

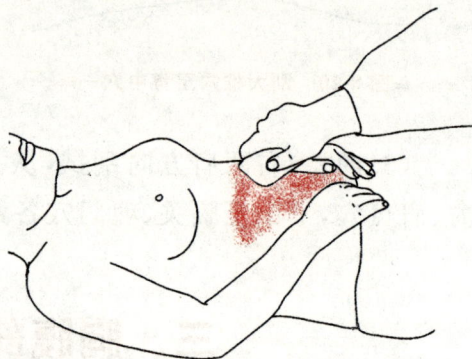

四、四肢保健刮痧

四肢保健操作方法如下：

1. 上肢外侧手三阳经

（1）由曲池穴沿手阳明大肠经刮至商阳穴（图 4-38）。

（2）由天井穴沿手少阳三焦经刮至关冲穴（图 8-26）。

（3）由小海穴沿手太阳小肠经刮至少泽穴（图 8-27）。

全身保健刮痧

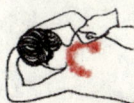

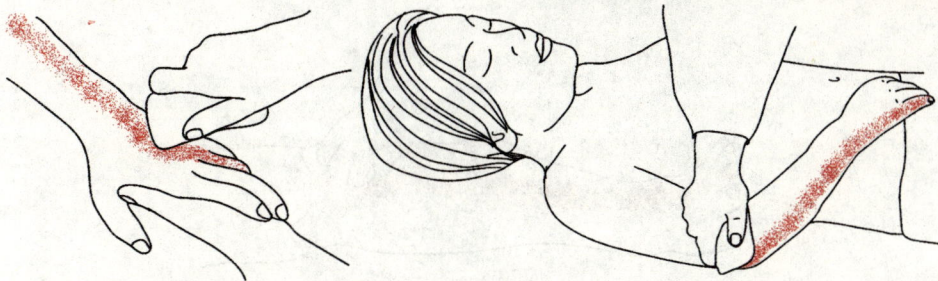

〰〰〰图8-26　刮天井穴至关冲穴〰〰〰　　〰〰〰图8-27　刮小海穴至少泽穴〰〰〰

2. 上肢内侧手三阴经

(1)由尺泽穴沿手太阴肺经刮至少商穴(图8-28)。

(2)由曲泽穴沿手厥阴心包经刮至中冲穴(图4-39)。

(3)由少海穴沿手少阴心经刮至少冲穴(图8-29)。

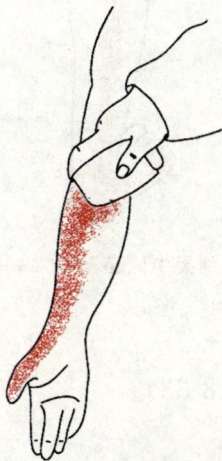

〰〰〰图8-28　刮尺泽穴至少商穴〰〰〰　　〰〰〰图8-29　刮少海穴至少冲穴〰〰〰

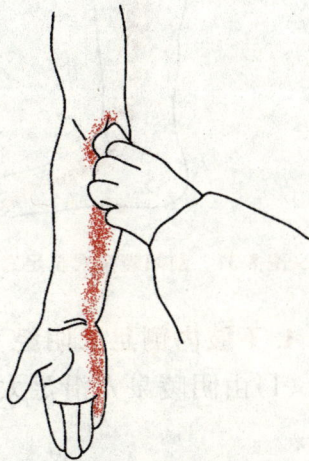

3. 下肢外后侧足三阳经

(1)由犊鼻穴沿足阳明胃经刮至厉兑穴(图8-30)。

(2)由阳陵泉穴沿足少阳胆经刮至足窍阴穴(图8-31)。

(3)由委中穴沿足太阳膀胱经刮至至阴穴(图8-32)。

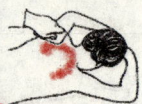

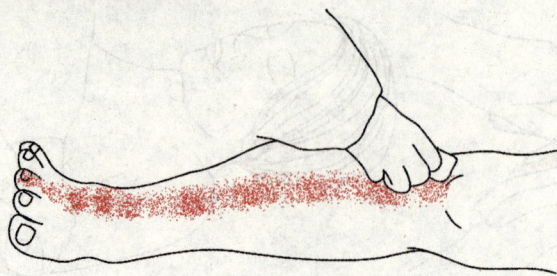

〰〰〰〰图 8-30　刮犊鼻穴至厉兑穴〰〰〰〰

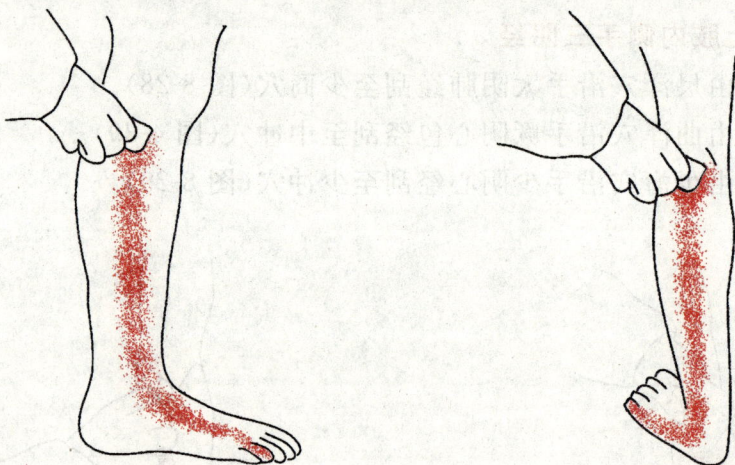

〰〰〰〰图 8-31　刮阳陵泉穴至足窍阴穴〰〰〰〰　　〰〰〰〰图 8-32　刮委中穴至至阴穴〰〰〰〰

4. 下肢内侧足三阴经

（1）由阴陵泉穴沿足太阴脾经刮至隐白穴（图 8-33）。

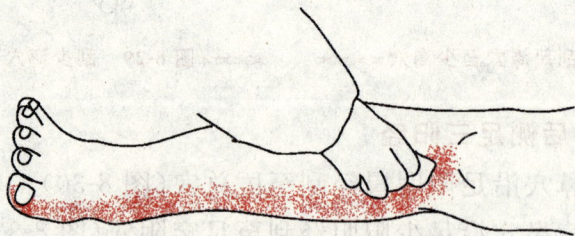

〰〰〰〰图 8-33　刮阴陵泉穴至隐白穴〰〰〰〰

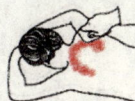

（2）由膝关穴沿足厥阴肝经刮至大敦穴（图8-34）。

（3）由阴谷穴沿足少阴肾经刮至涌泉穴（图8-35）。

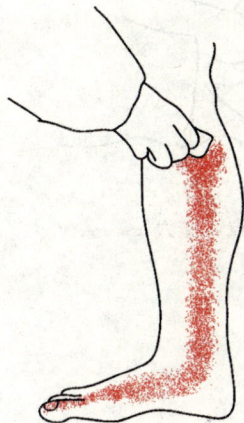

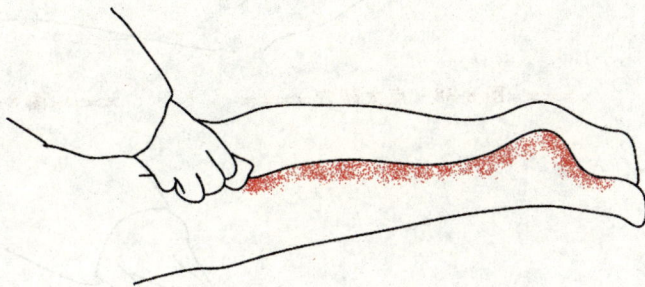

图 8-34　刮膝关穴至大敦穴　　　**图 8-35　刮阴谷穴至涌泉穴**

五、手部保健刮痧

用刮板的厚边从阳池穴依次向指尖方向刮拭 3～5 次。点合谷、劳宫、大陵、中渚、液门穴（图8-36，图8-37，图8-38，图8-39，图8-40）。

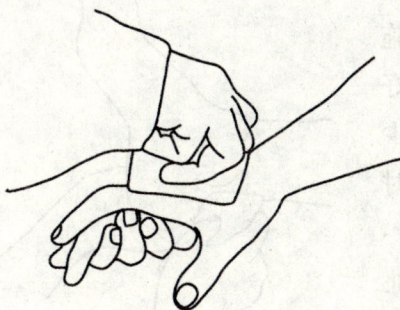

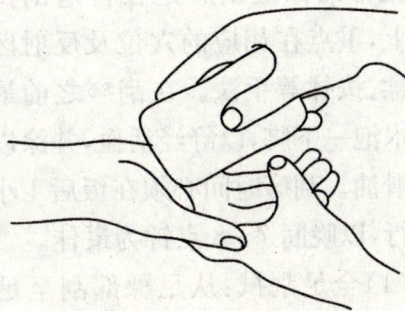

图 8-36　点合谷穴　　　　**图 8-37　点劳宫穴**

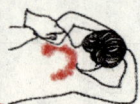

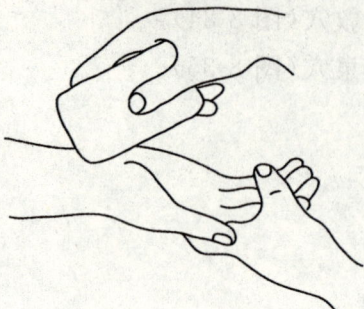

<><><>图 8-38　点大陵穴<><><>

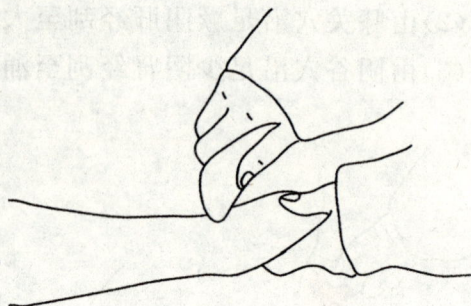

<><><>图 8-39　点中渚穴<><><>

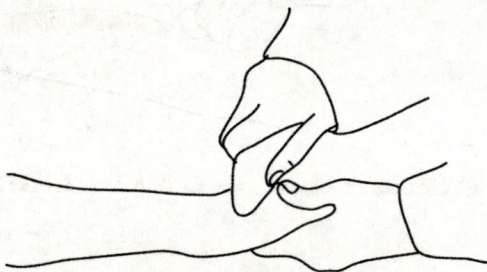

<><><>图 8-40　点液门穴<><><>

六、足部保健刮痧

　　足部的保健刮痧是在普遍刮拭的基础上,重点在相应的穴位及反射区施以点揉、按揉等手法。在刮痧之前最好用热水泡一下脚,以舒经活血,并涂以少许润滑油。刮痧时间必须在饭后 1 小时后进行,以晚间 7~8 点钟为最佳。

　　(1)全足刮拭:从足踝部刮至足趾尖,从足背刮至足底,以皮肤微红充血为度(图 8-41)。

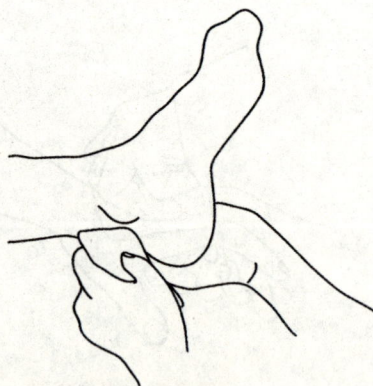

<><><>图 8-41　刮足踝至足趾尖<><><>

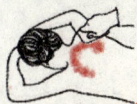

（2）点刮涌泉、太冲穴；点揉脑、脾、肠胃、心等反射区（图8-42，图8-43，图8-44）

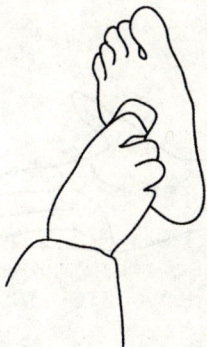

══≪══图 8-42 点刮涌泉穴══≫══   ══≪══图 8-43 点刮太冲穴══≫══

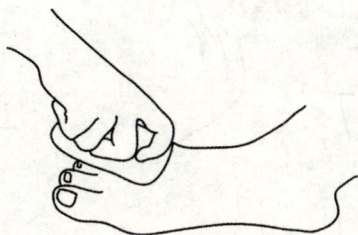

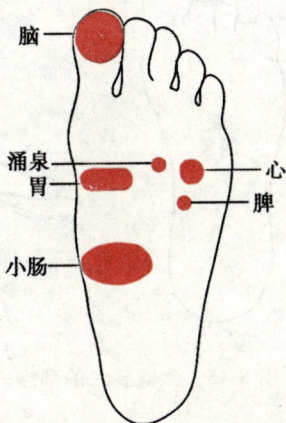

脑
涌泉
胃
心
脾
小肠

══≪══图 8-44 点揉脑、脾等足部反射区══≫══

七、几个常用的保健要穴

常用的强壮穴有百会、内关、足三里、涌泉、合谷，可每日点揉、点按这 5 个穴位，每日 1～2 次，长期坚持下去，定能强壮脏腑，扶正祛邪（图8-45，图8-46，图8-47）。

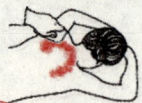

百会

内关

足三里

涌泉

合谷

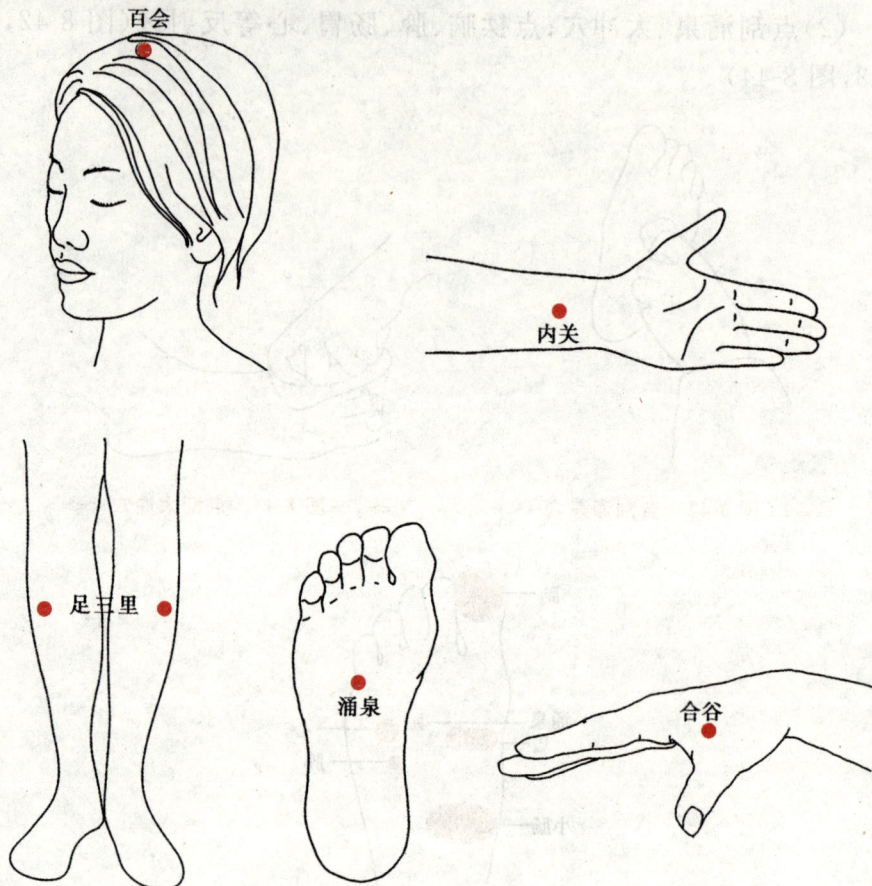

◇◇◇◇图 8-45　保健要穴的刮痧◇◇◇◇

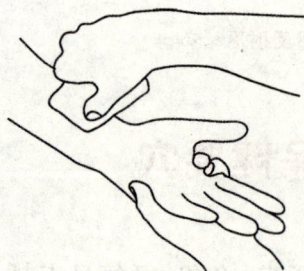

◇◇◇◇图 8-46　点揉内关穴◇◇◇◇　　　◇◇◇◇图 8-47　点揉足三里穴◇◇◇◇

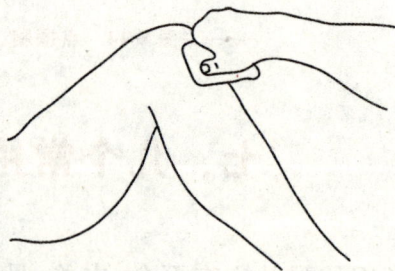

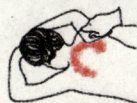

第九章　刮痧美容美体

一、美　白

　　美白是指淡化面部的色素,使皮肤从深层保湿美白,激活细胞再生能力,使弹性纤维、胶原蛋白进行重组,从而增加皮肤弹性和含水量,使皮肤润泽、亮白。

　　【穴位选配】印堂、太阳、颧髎、大迎、神庭、素髎、头维、阳白、下关、地仓、颊车、大椎、合谷、足三里(图9-1)。

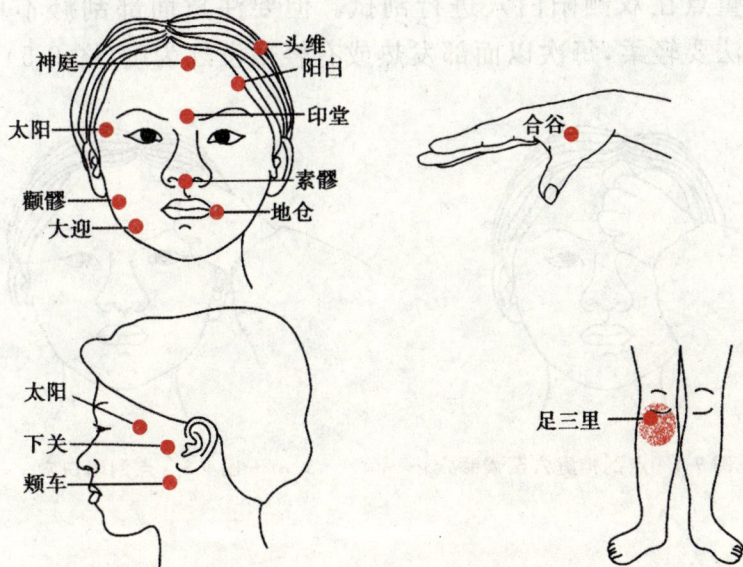

神庭　头维　阳白　印堂　太阳　素髎　颧髎　地仓　大迎　合谷　太阳　下关　颊车　足三里

<><><>图9-1　美白的刮痧部位<><><>

【刮拭方法】坐位或仰卧位,面部刮痧之前,应彻底清洁面部,不能带妆刮拭。不用或少用按摩油、刮痧油做润滑剂。分以下3个区域进行:

(1)点刮印堂、太阳、颧髎穴和大迎穴(图9-2,图9-3)。

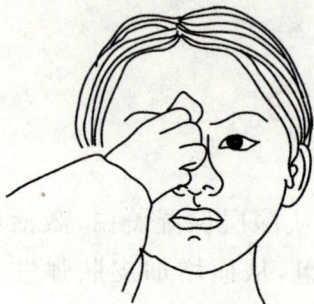

××××图9-2　点刮印堂穴××××　　　　××××图9-3　点刮太阳穴××××

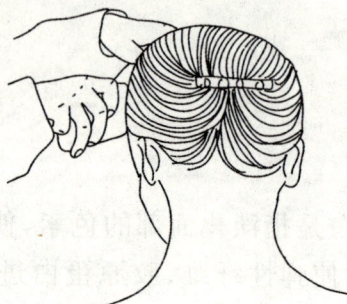

(2)由督脉神庭穴至素髎穴一线按照由上到下的顺序进行刮拭(图9-4)。

(3)重点在双侧阳白穴进行刮拭。但要注意面部刮痧不可明显出痧,手法要轻柔,每次以面部发热或有轻微发红为度(图9-5)。

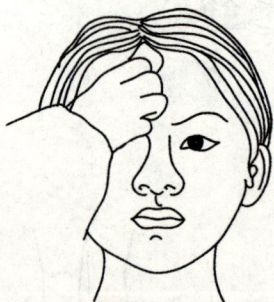

××××图9-4　点刮神庭穴至素髎穴××××　　××××图9-5　点刮阳白穴××××

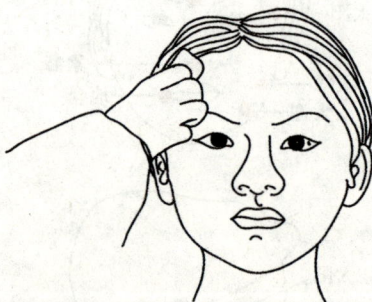

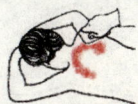

二、乌发润发

乌发润发是指改善头发干枯无泽、发黄灰白的状况，使之乌黑有光泽。在正常的生理情况下，人到四十岁以后，头发会逐渐开始斑白，但如果在刚刚进入中年，甚至是在青少年时期就出现白发，或者头发萎黄、干枯、灰白，则不正常。中医学认为，毛发早白、枯黄是由于气血亏虚，不能上荣而致；或者由于脾失健运，气血化生不足；或者后天精气过度亏耗而致。

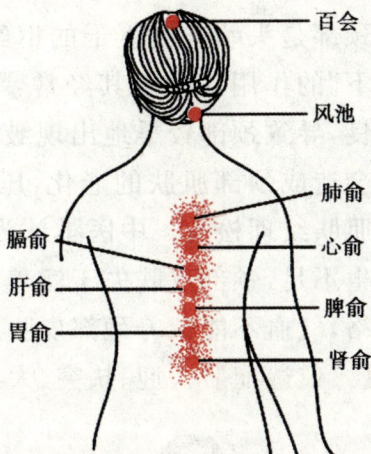

【穴位选配】百会、风池、肺俞、心俞、膈俞、肝俞、脾俞、胃俞、肾俞（图 9-6）。

【刮拭方法】

（1）从头维穴及前鬓角处开始，用刮板的角从前向后依次呈弧形刮至风池穴及后发际处，手法宜重。

（2）以百会穴为界，将头顶部分为前后两部分，先由头顶部利用刮板的角向前依次刮至前额发际处，再由头顶向后依次刮至后颈发际处，以头皮发热为度（图 8-6）。

（3）刮背部的肺俞、心俞、膈俞、肝俞、脾俞、胃俞、肾俞（图 3-13，图 3-16，图 3-34，图 3-42，图 3-43，图 3-101）。

（4）酌情选配血海、足三里、三阴交、曲池、内关等穴。足三里、三

图中标注：百会、风池、肺俞、心俞、膈俞、肝俞、胃俞、脾俞、肾俞

〰〰〰图 9-6　乌发润发的刮痧部位〰〰〰

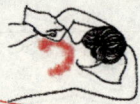

阴交穴用补法,曲池、内关穴用平补平泻法(图 3-5,图 3-29,图 3-48,图 3-89)。

三、美 颈

　　颈部是头颅连接躯干的枢纽,支撑着整个头部的重量,起着"承上启下"的作用。由于其经常暴露在外面,或人们睡觉、工作时的姿势不良,导致颈部较早地出现皱纹和脂肪沉积。此外,不当的肢体运动也会造成颈部肌肤的老化,压迫脊椎。激烈的体育运动有时也会造成肌肤纹理松弛。中医学认为,颈部皮肤老化或由于脾胃亏虚,气血化生不足,颈部皮肤失于濡养;或由于过食肥甘厚味,聚湿生痰,阻于脉络,气血不能荣养颈部皮肤,导致肌肤松弛老化。

　　【穴位选配】人迎、扶突、大椎、大杼、足三里(图 9-7)。

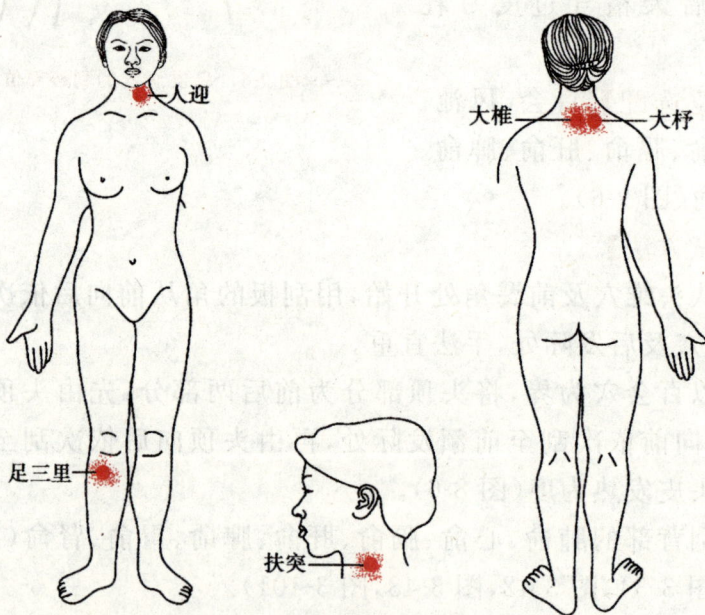

图 9-7　美颈的刮痧部位

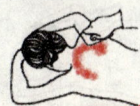

【刮拭方法】

(1)坐位或仰卧位,稍仰头,在颈部涂抹刮痧介质,然后自下而上用平补平泻法刮拭人迎、扶突穴,刮至皮肤出现痧痕为度(图9-8)。

(2)俯卧位,在背部自上而下刮拭大椎、大杼穴,刮至皮肤出现痧痕为度(图3-2)。

(3)仰卧位,在小腿刮拭足三里穴,刮至皮肤出现痧痕为度(图3-5)。

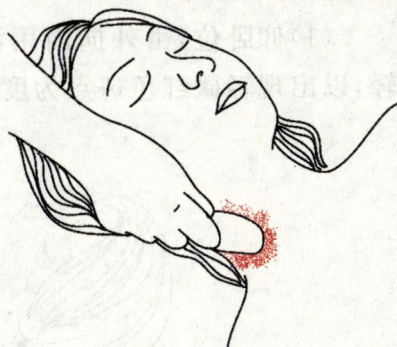

〜〜〜图9-8 刮人迎、扶突穴〜〜〜

四、丰　胸

〜〜〜图9-9 丰胸的刮痧穴位〜〜〜

丰胸是指丰满女性的乳房及增加胸部肌肉的健美。丰满的胸部是女性曲线美的重要部分,女性的乳房以丰盈而有弹性、两侧对称、大小适中为健美。中医学认为,乳头属足厥阴肝经,乳房属足阳明胃经,肝主气机疏泄,胃主运化水谷精微,所以乳房的发育、丰满与人的情志是否舒畅、气血运行是否通达有密切关系。

【穴位选配】乳四穴(以乳头为中心的垂直水平线上,分别距乳头2寸)、足三里、三阴交、太冲(图9-9)。

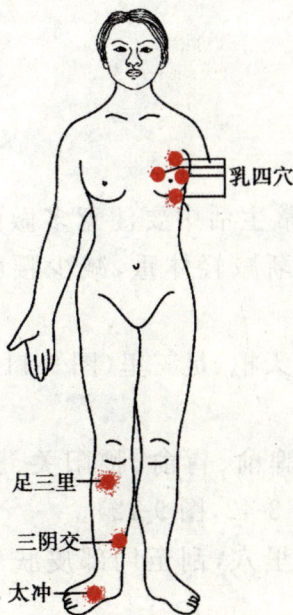

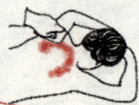

【刮拭方法】

（1）仰卧位，由外向内用泻法刮乳四穴，刮拭乳四穴时手法应稍轻，以出现轻微红色斑点为度（图9-10）。

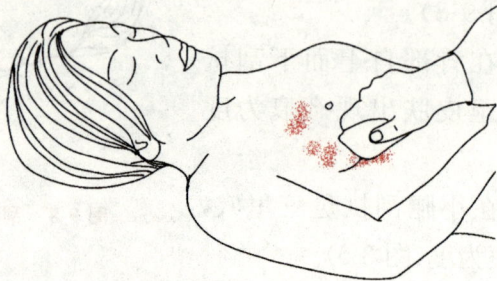

≈≈≈图9-10 刮乳四穴≈≈≈

（2）刮拭下肢足三里、三阴交和太冲穴，以局部皮肤呈现红色斑点为度（图3-5，图3-41，图3-48）。

五、纤 腰

女性腰、腹部最容易囤积脂肪，因此日常生活中要注意多做健美锻炼、控制饮食，养成良好的生活习惯，逐渐减轻体重，减少腰腹部脂肪。

【穴位选配】脾俞、胃俞、腰阳关、腰俞、天枢、足三里（图9-11）。

【刮拭方法】

（1）俯卧位，采用泻法，自上而下刮拭脾俞、胃俞、腰阳关、腰俞穴，刮至局部皮肤出现痧痕为度（图3-43，图3-42，图9-12）。

（2）仰卧位，采用泻法，刮拭天枢、足三里穴，刮至局部皮肤出现痧痕为度（图3-5，图3-37）。

天枢

足三里

脾俞
胃俞
腰阳关
腰俞

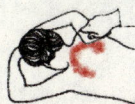

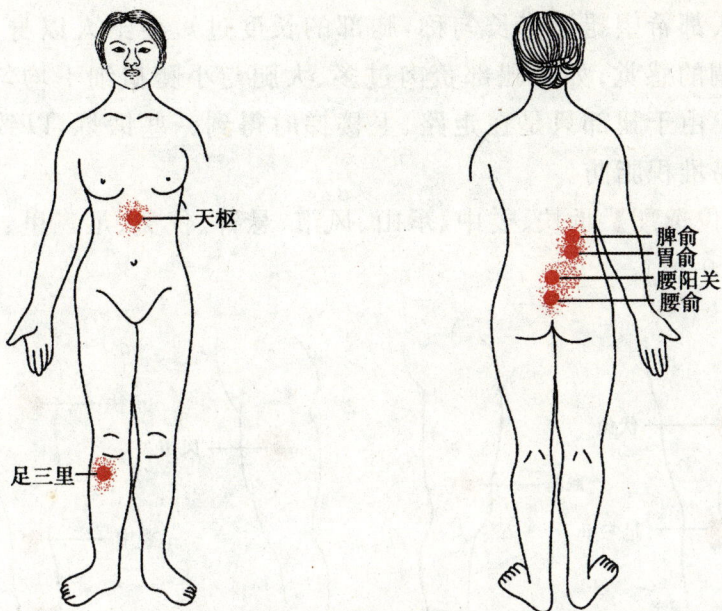

❮❮❮❮ 图 9-11　纤腰的刮痧部位 ❯❯❯❯

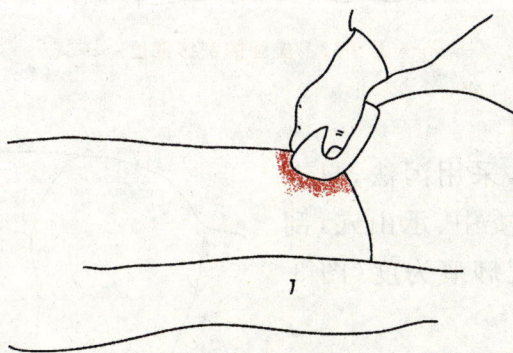

❮❮❮❮ 图 9-12　刮腰阳关穴 ❯❯❯❯

六、美　腿

　　腿部所占比例的大小及腿部的匀称性是影响整体美观的重要标

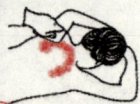

志。人人都希望腿形修长匀称,腿部的长度过短会给人以身材矮小,比例失调的感觉;如果腿部赘肉过多、大腿与小腿粗细不均匀都会影响美观。由于腿部只是在走路、上楼梯时得到一些锻炼,以致使大腿内侧容易堆积脂肪。

【穴位选配】承扶、委中、承山、风市、悬钟、伏兔、足三里、三阴交、血海(图9-13)。

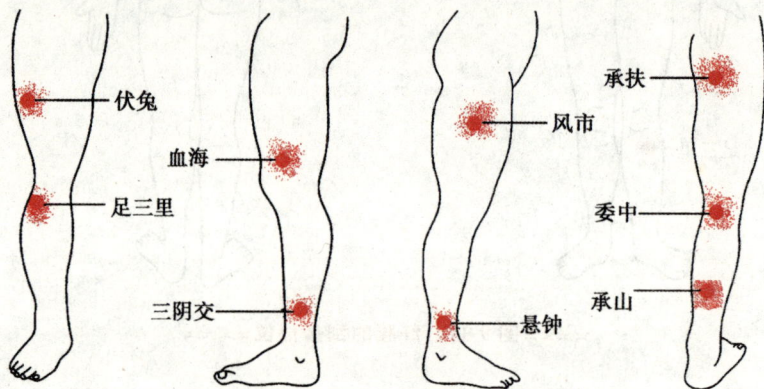

××××图 9-13 美腿的刮痧部位××××

【刮拭方法】

(1)俯卧位,采用泻法,自上而下刮拭承扶、委中、承山穴,刮至局部皮肤出现痧痕为度(图3-40,图4-26)。

(2)仰卧位,采用泻法,自上而下刮拭风市、伏兔、血海、足三里、三阴交、悬钟各穴,刮至局部皮肤出现痧痕为度(图3-5,图3-48,图3-91,图9-14)。

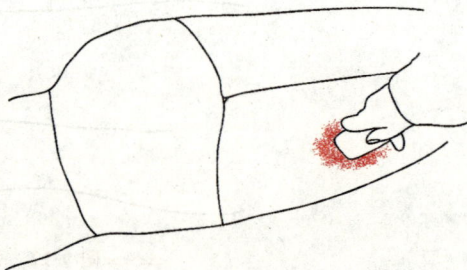

××××图 9-14 刮风市穴××××